U0152704

正念冥想

遇见更好的自己

（第3版）

[英] 沙玛什·阿里迪纳（Shamash Alidina）　著

赵经纬　译

人民邮电出版社

北　京

图书在版编目（ＣＩＰ）数据

正念冥想：遇见更好的自己 / （英）沙玛什·阿里
迪纳（Shamash Alidina）著；赵经纬译. -- 3版. --
北京：人民邮电出版社，2023.4（2024.1重印）
ISBN 978-7-115-60786-7

Ⅰ. ①正… Ⅱ. ①沙… ②赵… Ⅲ. ①精神疗法—普
及读物 Ⅳ. ①R749.055-49

中国国家版本馆CIP数据核字(2023)第001466号

版权声明

- ♦ 著　　　　[英] 沙玛什·阿里迪纳（Shamash Alidina）
  - 译　　　　赵经纬
  - 责任编辑　王海月
  - 责任印制　马振武
- ♦ 人民邮电出版社出版发行　　北京市丰台区成寿寺路 11 号
  - 邮编　100164　电子邮件　315@ptpress.com.cn
  - 网址　https://www.ptpress.com.cn
  - 大厂回族自治县聚鑫印刷有限责任公司印刷
- ♦ 开本：800×1000　1/16
  - 印张：21.75　　　　　　　2023 年 4 月第 3 版
  - 字数：438 千字　　　　　　2024 年 1 月河北第 6 次印刷
  - 著作权合同登记号　图字：01-2022-6585 号

定价：108.00 元

读者服务热线：(010)81055493　印装质量热线：(010)81055316
反盗版热线：(010)81055315
广告经营许可证：京东市监广登字 20170147 号

内容提要

本书是一本以通俗、平实的语言系统地阐述有关正念的理论体系、训练方法和生活方式的读物，分为正念概要、正念基础、正念训练、收获正念成果和十大建议5个部分。本书讲解了正念所坚持的原则，通过正式和非正式的训练方法，正念将帮助你培养仁爱、积极、理性、信任、耐心、和谐、全心全意的态度，你可以用全新的视角发现世界，用全新的态度看待周围的一切人和事，通过深度的理解，观察和感知自己和周围的世界，得到全身心的释放，并与周围的环境保持更加融洽、愉悦、和谐的关系。

在生活日益忙碌、工作日趋紧张的当下社会，培养安宁、平和、理智的心理状态，深入发现自我，体察周围世界，正显示出越来越重要的现实价值和积极的社会效益。任何希望在忙碌和焦虑的现实社会中得到心灵安宁和精神幸福的人士，都可以阅读本书。

本书原版书第1版于2010年出版，在全球一直畅销。经作者更新，第2版于2015年出版，并经译者团队于2018年完成翻译工作。在第2版中加入了应对数字时代的挑战、职场基础正念、利用正念策略管理成瘾等新的内容。

基于数年的连续畅销和读者好评，本书作者再次更新内容，在美国出版了第3版，译者于2022年完成第3版的翻译工作。第3版在第1版和第2版的基础上，加入了认识自己、为正念做准备、接纳承诺疗法（ACT）等内容，同时在正念的日常引导应用和正念练习方法的描述上，进行了更贴近读者的内容优化，使广大读者更易于阅读、理解和练习。

作者简介

从 1998 年以来，沙玛什•阿里迪纳就一直教授正念课程。他积极致力于研究开发"实践哲学"夜校课程，受邀为社会各界开设简短的正念练习课程、发现正念潜在问题、积极完善正念体系！通过正念冥想练习和日常正念练习的切身体验，他为正念给自己的心智带来的巨大改变而深感震撼。他决定毕生致力于正念研究并教授他人正念。他起初面向成年群体教授正念，此后又在伦敦的圣詹姆斯学校为儿童教授了 8 年正念课程，其间他在课程中将正念和冥想进行了融合。从 2010 年以来，他全职投入于正念领域。

沙玛什在位于英国威尔士的班戈大学正念中心接受了 3 年的正式培训，他拥有化学工程硕士学位和教育学硕士学位。

他成功地运行着培训机构，向社会公众推介正念，进行演说，开设工作坊，提供教育课程，同时也提供线上的正念教师培训。他在全球教授正念，目前，他的足迹已经遍及美国、澳大利亚、新西兰、中东和欧洲地区。沙玛什同时还是位于伦敦的世界首个"幸福博物馆"的联合创始人。

沙玛什曾被许多国家级的报纸、杂志、电台和电视台采访，并在许多媒体开设正念主题专栏，他的专栏写作主题包括正念、怜悯、智慧、幸福、积极心理学、接纳、承诺疗法。他目前居住在伦敦。

献词

本书特别献给我最欣赏的两位老师：艾杰恩·布拉姆（Ajahn Brahm）和史蒂文·海耶斯（Steven Hayes）。艾杰恩·布拉姆教给了我在练习和教授正念时保持仁爱和乐趣的重要性；史蒂文·海耶斯博士用科学的方法帮助我理解了人的心智产生痛苦的根源，同时也让我知道了如何培育和保持更好的心态，获得更健康、更幸福的人生观和世界观。

此外，本书献给每一位对正念感兴趣、希望致力于正念学习和正念教学的读者朋友。

致谢

我对 Tim Gallan 的支持表示感谢，他为本书第 3 版的出版工作做出了巨大贡献；感谢非常有耐心的 Tracy Boggier，他为本书的编辑、校正和最终出版做出了巨大贡献。

感谢为本书第 2 版编辑加工工作做出贡献的 Iona Everson，也非常感谢 Jennifer Prytherch 和 Nicole Hermitage，他们最初鼓励我完成了本书第 1 版的写作。在此我也想对 Wiley 出版集团的全体工作团队表示深深的感谢。这本书是团队集体努力创作的成果！

我也想对我的家人表示感谢，尤其是我的兄弟 Aneesh，他最初给了我 *Mindfulness For Dummies* 这个系列书籍写作的灵感；同时感谢我的父母 Manju 和 Fateh，在我的整个人生中给予我巨大的支持，以及我的家庭成员 Nirupa、Amy、Shona、Ashok、Parul、Nikhil、Amisha 给予我的巨大支持。尤其感谢我已过世的叔叔 Vijay，他之前一直对我的工作给予嘉许。

感谢我的好朋友们给予的巨大支持（这也是为什么我觉得他们如此伟大！），包括 Vicky、Kush、Yvonne、John、Harpal、Trevor、Michal、Patrycja、Maneesh、BKC、Mimi、Gioia。当然也对"幸福博物馆"的可爱的朋友们表示感谢！我没有太多机会见到你们，但是我时常想起你们。对于我忘记感谢的朋友，在此我表示歉意：这也意味着正念还没有提升我的记忆力！

特别感谢我的朋友和首席幸福官 Teresa，你只要联系我们，她就会和你进行友善的沟通，她是我工作的最长期的支持者之一。非常感谢 Diana，我们的首席技术官，她是另一位长期支持者。我们是一个伟大的团队！

感谢 UCSD（加州大学圣迭戈分校）正念中心主任 Steven Hickman，感谢他对我工作的支持，并为本书编撰了精彩的序言。

最后感谢在正念道路上通过演讲、写作等各种形式一直启发我、激励我、影响我的各位导师，包括 Matthieu Ricard、Ajahn Brahm、Jon Kabat-Zinn、Mark Williams、Paul Gilbert、Kristin Neff、Steven Hayes、Russ Harris、Ramana Maharshi 和 Nisargadatta，感谢你们用智慧不断激励他人深度探索和关切内心世界，并分享给我们所拥有的最美丽、最神秘的礼物：生命。

第3版译者序

世界上很多珍贵的事物，比如健康、平安、家庭和谐、逆境中的信心、焦虑管理等，不是我们肉眼所见、日常所想，而是来自于我们看似司空见惯、实则并未深入体会和真正感知的所在——这就好比正念，当一个人进入正念状态时，看起来像什么都没做，只是静静地坐着、躺着或者相比平时似乎没有太大变化，但是由于我们内在的情绪、认知、思维、意念等"心理能量"发生了巨大的变化，故而产生与此前完全不同的结果，比如：思维更清晰，行为更敏锐，心态更平和，表情更友善，情绪更舒缓，做事更从容，意念更专注，工作更高效等。

这就是正念带给我们的巨大力量：经过日积月累和日常情境的有效训练，从而使人的内在思维能力、心理情绪、意念认知转变到神经元燃烧重组、心理重构、思维升级、心理能量跃升等"美好的过程"。

正如法国著名雕塑艺术家奥古斯特·罗丹（Auguste Rodin）所言："世界上并不缺少美，而是缺少发现美的眼睛。"生活中的每一件事物、每一天、每时每刻都是新的，充满着生长的活力，也不乏零落的凋残，我们往往期盼创造的硕果，却也深知努力的艰辛。万事互相效力，在激变中重生，在矛盾中发展。正念带给人们更全面的认知、更宏大的视角、更理性的思考、更清晰的决策，也正是如此，正念如今正风靡全球每一个角落：从大众的市井生活到国家的政治活动，从家庭主妇的日常起居到跨国公司的商务决策，从精神患者的临床治疗到知名院校的学术研究，从企业到学校，从家庭到社会，从个人到组织，正念，正以前所未有的速度普及和向前发展，进入人们工作、生活、社交的方方面面。

今天，我们周围的世界似乎更加多变、不定、复杂、模糊（VUCA）。但是，不管世界怎样风云变幻，我们都希望追求更加"幸福"的生命状态，那么我们怎样在繁忙的工作中保持清晰的思维和高效的产出？怎样保持家庭与工作的平衡？怎样能够在压力中管理情绪、克制愤怒、平抑焦虑？怎样可以和周围的世界友好地相处，谅解他人、宽恕自己？怎样在繁杂的工作中分解出清晰的优先级，从容不迫地实现目标？怎样和家庭成员保持更融洽、更和谐、更积极的关系？怎样在不期而遇的人生逆境中仍然心态平和、不忘初心、斗志昂扬、逆势而起？……

一万年太久，只争朝夕。一生的长度，自然是一年一度的累加，也是分分秒秒的朝朝暮暮。正念，可以帮助人们重建积极、友善、进取、平和的"心理程序"，从而让我们的"人生细节"更加愉悦、美好、富足。

梅花香自苦寒来。要获得正念带给人们的甜美果实，在面临各种情况时都能随时、随地、随心地投入正念状态，就需要经过精准、系统和有效的训练。这正是本书的价值所在！本书介绍了许多实用的正念训练方法，有的非常简短，可以立即学以致用，也有的比较经典和系统，可以为专业的教练、老师和心理工作者，提供全方位、系统化指导——这也正是这本书历经多年仍然持续畅销、深受各行各业广大读者支持的原因。

自本书第 1 版和第 2 版出版以来，我们欣然地发现，本书的读者群体非常广泛，既有知名企业家、顶级科研院校教授、旅居海外的华人学者、临床心理医生、各级公务人员，又有为数众多的职场人士、全职妈妈、在校学生、普通工人……

"让生活更美好，让关系更融洽，让人生更幸福"一直是本书所坚持的理念和原则。在过去几年，作为译者，我有幸与数十位各行各业的读者通过线上、线下的深入交流，倾听他们讲述正念为自己的工作、家庭、生活、人生所带来的促进和改变。我们非常欣慰地看到，这本书正为全世界很多地方的读者，在面临焦虑、困顿、迷惘或者种种抉择时，带来了光明、能量、慰藉和指引。正是来自全球广大读者的支持，作者不辞劳苦的不断创作和更新，出版社专业、强大的宣传和发行能力，各大线上电商平台穿越时空的全球覆盖，共同让本书随着世界的变迁和岁月的冲刷，蜕变、成长、绽放为一朵美丽的"生命之花"！在此，向为本书的创作、翻译、出版、宣传、发行等做出努力的各位同人表示由衷的敬意和感谢！

欢迎来到正念世界，遇见更好的自己，成就更好的人生。

第3版中文版序

正念源自东方的冥想，其要点是觉察与接纳。近 40 年来，正念在西方流行起来，开始应用于身心医学领域，后来拓展到心理、教育、运动、军事等领域。

大量研究表明，包含正念的心理疗法或训练能够有效缓解焦虑和抑郁情绪的困扰，能够有效帮助癌症、艾滋病等严重疾病患者调节情绪和改善睡眠，辅助其康复。目前，仅美国就有数百家医院或临床心理中心，为患者提供基于正念的冥想训练或心理咨询与治疗。

最近十几年，有关正念的研究和实践在我国兴起，相关著作日渐增加。在这些著作中，既有科研院所学者的学术论文，也有介绍某种正念干预的专业书籍，还有练习者根据自身实践撰写的体会。对于广大初学者，则非常需要一本能够系统而生动地介绍正念的书籍。

本书采用平实而生动的语言，系统地介绍了正念的理论和方法、正念在人际和生活中的运用，以及正念带来诸多的收益，还介绍了正念练习中可能会遇到的困难及针对性的解决方法。本书的前两版在国内、国外都很畅销，这说明了大众的认可。第 3 版经过作者的完善，相信可以更好地让读者了解正念，掌握正念的练习方法，并从中获益。

当然，需要提醒的是，每一位正念实践者在练习过程中的体会会有差异。但是，只要能够按照本书的指导，坚持在生活、工作中使用正念，我们就能逐渐体会到它带给我们的好处，内心获得更多的平和、宁静与愉悦。

刘兴华

北京大学心理与认知科学学院副院长、博士生导师

2022 年 1 月

前言

生活可能是非常美好的：与朋友或家人共度欢乐时光，和合作伙伴进行有价值的创造、取得有意义的成果，都会让人倍感快乐。

生活也可能充满了艰辛：应对情感的破裂，面临工作的挑战，发现身体的疾病，痛失所爱之人，都会让人心生烦恼。

即便你身心健康、腰缠万贯，也难免遭遇各种挫折和痛苦。我们来到这颗星球，都拥有着心思意念，我们的思维都难免对过去充满遗憾和自责，对未来充满焦虑和疑惑。无论你面临怎样的外部环境，你的思维都可能很轻易地进入痛苦模式。

那么，既然意识到了这一点，我们应该怎样从容地面对生命中这些艰难时刻，从而进入愉悦的状态呢？"正念"是可以快速、有效、经过系统验证的良好方法。

这本书将为你介绍在生活中如何摆脱痛苦、获得快乐的有效方法。你将学习到如何用积极健康的方式，从容应对内在和外在的各种挑战的方法。通过本书，你会系统地掌握适合自己的正念练习方法，并且将这些方法应用于日常生活的各种情景；用全新且多样的正念方法，更好地帮助自己管理压力、应对不良情绪、提升内在的幸福感。你将知道如何揭开生命的神秘面纱，点燃生命的愉悦和幸福，感知生命的丰富和价值，而不是被种种烦琐、枯燥、被动的任务和日程裹挟。

关于本书

本书为你提供了一套亲身实践正念的方法，每一章都深入阐明了正念究竟是什么、如何快速简单地实践正念，以及如何深化你的体验。开始写这本书时，我把自己当作初学者，但写得越多，涉及的知识越深入，我意识到，即便经验丰富的正念实践者也会有许多全新的发现和思考。目前，有关正念的研究正迅速发展，本书中选择了最核心的正念训练理念和训练方法，它们已被多次验证，并被一致认为是十分有效的。

本书的假设

在写这本书的时候，关于你是什么样的人，我做了一些假设。

√ 你急切地想了解更多关于正念的知识，但并不能确切地知道它是什么，如何进行练习。

√ 在你不知道正念是否对你有所帮助之前，你希望尝试各种不同种类的正念练习。

√ 你对正念的各种不同的功用十分感兴趣。

√ 你对尝试正念冥想练习并不恐惧。

除此之外，我还做了很多我希望的假设。本书适用于各种年龄和性别的人，无论你的性别是男是女，无论你的年龄是 18 岁还是 88 岁，这本书都适用。

本书使用的图标

本书中，你会发现零星分布着各种不同种类的图标。这些图标的目的是吸引你的注意，将一些重要的知识、有趣的故事，以及一些你确实需要了解的方法等单独标识出来。

播放音频

这个图标是提醒你收听音频。你可以通过扫描书中相应的二维码收听音频。

记住比较好

这个图标表示你需要知道的信息，每次遇到这一图标，你需要格外关注。

小贴士大用途

这个图标表示你可以尝试一下各种不同的正念练习方法和建议。

不开玩笑！危险

注意图标旁给出的建议，这样会让你避免遇到不必要的问题——远离危险！

智慧语录

在图标旁边，你会发现一些宝贵的智慧思想和意义深刻的故事。

本书的内容架构

这本书分成了 5 个部分，每个部分都涉及不同的主题，帮助你学习和练习正念；每个部分又分成许多章节，详细阐述了各部分的知识和信息。

第一部分：正念概要

我知道你非常急切地想一头扎入正念中并开始练习，但你需要先了解一些基本概念。在本部分，你会了解正念究竟是什么、正念能够如何帮助你。只有了解了正念的整体框架，才能更好地知道怎样从正念中有所收获，以及用长远的视野去进行正念练习。

第二部分：正念基础

每个人都知道，如果想种一棵优良的植物，就需要准备好土壤，确保它成长的环境非常适宜。嗯，你猜怎样——正念也是如此。如果你在一开始就能让自己以正确的态度和动机做好准备，那么你的正念能力会迅速提升。你可以仔细阅读这部分内容，让你的正念土壤能够异常肥沃，这样就有助于让你成为一个正念巨星！

第三部分：正念训练

在这部分，你会接触一些稍微严格的正念练习，并了解正念冥想的核心，这些体系已被全球数以万计的人验证过并被证明是行之有效的。此外，你也能学到如何用正念更好地关照自己，并改善自己和他人的社交关系；同时，你还会了解到许多在日常生活中保持正念状态的方法，无论你需要应对何事，都可以更加镇定和理智。

第四部分：收获正念成果

对不同领域的人而言，正念练习可以带来很丰硕的成果。在这部分，你会了解如何使用正念减少压力、焦虑、抑郁、气愤、慢性病和其他顽疾。正念不仅能为你减少消极因素，还可以助你探索更加美妙的世界，让自己感觉更快乐，激发自己的幸福感。这部分还有一章专门介绍如何教自己的孩子练习正念，以及用正念方式进行家教的一些方法。

第五部分：十大建议

十大建议部分包括 3 章，涉及正念生活的 10 点建议、正念真正帮助你的 10 个方法、正念的 10 点误解。

从哪里读起

你可以根据自己的兴趣，随时钻进书里，随时再跳出来。我建议你好好利用目录，直接翻到你感兴趣的部分阅读。从哪里开始，一切由你掌控。如果你是一个完全不了解正念的初学者，不太确定从哪里开始读比较好，那么你可以采用传统的方式，从第一部分开始。

我希望你能好好地阅读此书，从中发现正念的魅力，挖掘正念的价值，并为你所用。祝福你拥有一个美妙和幸福的正念之旅！

目录

1

第一部分
正念概要

本部分内容包括:

了解什么是正念,正念有什么意义;

开始正念旅程,收获正念生活的成果;

发现正念广受欢迎的原因。

第1章

发现正念

正念（Mindfulness）的要义，即刻意地集中注意力，将全部精力集中于此时此地，达到充满激情、好奇和全身心接受的效果。

通过正念，你将能达到以愉悦、放松的状态生活于此刻（the Present Moment），而不是对过去之事满怀忧虑，或对未来心存迷惘。过去之事已然过去，并难以改变；未来尚未到来，我们无法预知。而我们真正拥有的时光，就是此刻，我们正身临其境。正念的旨意，乃是让你以更加和谐美满的方式生活于当下，生活于此刻。通过正念，你将发现如何使你身处的现在时光更加愉悦美妙——而此刻，也正是你得以创造、决定、倾听、思索、微笑、行动和生活的唯一所在。

你可以通过每天进行正念冥想（Mindfulness Meditation）的方式投入正念练习中，自由地选择时间长度，可以短到几分钟，也可以长到你想停下来为止。本章将向你介绍正念和正念冥想，欢迎你开启美妙的正念之旅。

理解正念的意义

正念的历史可以追溯到远古时期，无论在东方还是西方的文化中，都能发现正念的存在。正念一词由古印度巴利语 Sati 翻译而来，它包括 3 层意思：觉悟、专注和回忆。

（1）觉悟：觉悟即作为人，对过往和现在的经历进行真实的感知。如果没有觉悟，我们将无法感知万物的存在。

（2）专注：专注即聚焦于某处的觉悟；通过正念训练，你将获得一种能力，即无论身处何地、以何种方式，都能迅速聚焦和转移注意力，达到专注的目的。

（3）回忆：正念的这一要义是通过回忆时时刻刻都能专注于你的体验。在正念状态下，我们很容易遗忘。回忆（Remember）这个词最初来源于拉丁文 re（又一次）和 memorari（记住）两个词根。

试举一例：比如你想通过正念来克服压力。

在某工作场景中，考虑到马上要向上司进行汇报，你开始倍感焦虑和压力。察觉到这一点，你通过回忆，将注意力专注于你的呼吸，而不是时刻处于焦虑状态。于是，你开始感知到温暖而松弛的呼吸频率和节奏，从而帮助自己慢慢地平复焦虑的心情。想要了解更多有关正念呼吸的知识，请参见本书第 6 章。

发自内心的意念

在中文中，正念（Mindfulness）对应的文字是：念

这一文字将"思维"和"内心"集合在一起，完美地诠释了正念的要义，即它不仅仅是思维层面的意念，更是发自内心的意念。

最早将正念引入医学治疗领域的乔·卡巴特·金（Jon Kabat-Zinn）博士有一个观点："人们可以通过某种特殊的方式培养正念的能力，那就是在此刻，应尽可能地采取非反应、非判断和全心开放的方法全心投入。"

为了深入理解其含义，我将以上观点分解为以下 5 个方面进行理解。

（1）专注：进入正念状态时，无论你选择什么目标，都需要全神贯注。

（2）此刻：你生存和生活于此时此地的现实，意味着你需要以回归事物本源、感知事物此刻存在状态的方式，去感知万物的存在。唯有如此，你的体验才是有效和真实的。

（3）非反应：通常，当你经历某事时，会不自觉地根据过去的环境做出自动的反应（Reaction）。比如，当你在想"我还没有完成工作"，你会以某种形式和方式做出语言、思维或行动反应。但是，正念鼓励你对你的体验做出响应

（Response），而不是对你的思维做出反应。思维反应是自动做出的，并让你无从选择；但是，体验响应则是刻意做出的，并有很强的目的选择性（第 12 章对正念响应进行了深入的解读）。

（4）非判断：人们往往根据自己的喜好对事物做出好与坏的判断。人人都想要感受欢乐，不喜欢充满恐惧。非判断，即你不基于过去的环境和背景做出个人判断、形成过滤，这样可以让你看清事物的本源。

（5）全心开放：正念不仅关乎思维，更是内心深处的体验。全心开放，即向你的体验中注入慈爱、激情、温暖和友爱。例如，如果你发现自己在想"我在进行正念时非常不舒服"，那么，你会释放掉这一消极情绪，并自然地重新将注意力转移到正念中来。无论你在思考什么，都可以重新专注起来。要了解如何培养正念的态度，请参考本书第 4 章。

智慧语录

世界著名的正念导师阿姜布拉姆（Ajahn Brahm）提出了这样一个观点：实际上 Mindfulness（正念）这个单词并没有很好地体现出仁爱（Kindness）的含义。所以他建议使用 Kindfulness（慈念）。我完全同意这个观点！我经常对我的学生说，要练习"慈念"而不仅仅是"正念"。Kindfulness 这个单词会提醒正念练习者要时刻投入温暖、友善的意念——这也通常会让他们感到喜乐！所以，记得要练习仁爱的状态，而不仅仅是觉知的状态。

走进正念冥想

正念冥想是冥想的一种特殊形式，它已在临床医学界形成了系统的研究体系，并经过了系统的实验论证。

冥想不是什么都不思考，而是通过系统的方式，专注于任何你想专注的事情，包括自己思维的潜意识。通过倾听自己的思维，你会发现自己最习惯的模式。你的思维对你的情绪和将要做出的决定具有巨大的影响力，因此，感知它们对你十分有帮助。

在正念冥想状态下，你会专注于以下一种或几种状态。

（1）自己呼吸的感觉。

（2）自己的任何一种感觉。

（3）自己的身体。

（4）自己的思考或情绪。

（5）自己的动机。

（6）自己意识中最强烈的东西。

本书和本书包含的音频中，专门涵盖了"冥想指南"这部分内容。

记住比较好

正念冥想包括以下两种类型。

（1）正式冥想。这种形式的冥想是你在一天中抽出一段足够的时间，专门进行冥想练习。留出充足的时间可以保证你深入地进行正念训练，并怀着一种好奇和仁爱之感，忠实于自己和自己的体验，深入理解和探查你的思维和习惯性偏好，以及如何持久地进入正念状态。本书第 6 章对正式冥想进行了深入阐述。

（2）非正式冥想。这种形式的冥想则是在你进行日常活动，比如烹饪、清洁、散步、驾驶、与朋友交流等时，进入专注和冥想的状态。通过这种形式，你可以深入提升自己的正念能力，训练你的思维保持对此刻的专注力，而不是习惯性地因过去和未来之事分散注意力。非正式的正念冥想意味着你在一天中的任何时刻、任何场景，无论你在做任何事情，都可以投入正念状态中。想要了解更多非正式冥想的知识，可参阅本书第 8 章。

记住比较好

当我在提到关于冥想"训练"（Practise）一词时，我并非说这是一次排练。进行冥想"训练"即进行冥想练习——这种训练不是让你在一天之中怀着训练至完美的目标进行冥想。你无须判断你的冥想效果或者想办法让它变得完美，只需要忠实于自己的体验，那才是真实可信的。

不开玩笑！危险

正念不是要困住自己的注意力，而是培养灵巧的注意力（Flexible Attention）。灵巧的注意力是指，你可以选择让专注力聚焦于哪个目标。比如，当孩子（或者成年人）在玩游戏时，他们可能让自己完全沉浸在游戏中，而不是让注意力保持灵巧。他的注意力完全被游戏困住了，这不是正念状态。如果你能更好地保持正念，那么你可以用灵巧的方式，让注意力从一个目标转移到另一个目标。

使用正念帮助你

你知道自己是如何在思维中迷失的吗？一天中的大多数时间，当你进行日常活动时，你的思维都在被动地思考任何想到之事——因为你正在启动"自动驾驶模式"（在第 5 章中进行了全面阐释）。但是你自动做出的一些思考或许对你毫无益处，或者，你深深地陷入那些思维中，以至于不能感知到周围发生的事情。

试举一例。你在公园中散步以达到休息的目的，但是你的思维陷入对下一个事情的思考中。一开始，你难以将思维投入和聚焦于此刻；接下来，如果你的思维不那么积极，你便开始变得焦虑、沮丧和压抑（第 12 章和第 13 章对如何克服不良情绪进行了探讨）。

正念不是让你聚焦于解决问题，而是强调：首先你要全心接受，然后改变或许会、也或许不会发生。因此，如果你正处于焦虑状态，正念会告诉你，如何接受你的焦虑情绪，而不是对这种情绪进行否定或与之抗争，通过这种方法，改变会自然发生。所以我常说："你抵触一些事情，将持续感觉抵触；但当你接纳的时候，情况会发生改变。"

本部分围绕正念如何帮助你这一主题，探索和提出了各种方法。

不开玩笑！危险

在正念状态下，"接受"意味着"承认"你此刻的经历，无论它让你快乐还是难过，它们都已经发生了。所以你要和此刻的经历"和平共处"，而不是与之争战。"接受"并不意味着逃离或放弃，接受是一种积极和强大的心理状态。

留出抚慰空间

如果你遭遇身体疾病，这是一件令人极其沮丧的事情。你会感觉到疼痛，甚至感觉生命受到威胁。生命中突如其来的疾病，意味着你不能再像以前那样，去做那些理所当然能完成的事，比如轻快地窜上楼梯，或完全独立地照料自己。疾病，会给你的内心深处以致命打击。你该如何应对？你该如何凝聚自己内心深处的巨大力量，以控制即将发生的变化，不被病痛击垮和丧失希望？

高强度的压力，尤其是长时间经历高强度的压力，已被证明可以减弱你的免疫系统功能。在经历一段时间的高强度压力后，或许你会身患流感。研究证明，那些长时间经历高强度压力的人，在防御流感这样的疾病时，免疫系统功能会偏弱。

正念可以减少压力，正因为如此，正念是控制疾病的良好方法。而在减少压力的同时，你也提高了自己免疫系统的效能，这也会提高你所遭受疾病的治愈率，尤其对因压力造成的相关疾病更加有效。

记住比较好

正念也可以减少焦虑、疼痛和沮丧，并催生活力、创造力，提升人际关系的质量，全面丰富你对生命的领悟。你进行正念的频次越多，效果会越好——须知，一名僧侣终其一生进行正念实践，他对幸福的感知，比科学家对幸福设想的任何要素都要丰富和完美得多。

第 14 章对正念如何帮助我们治愈身体疾病做出了详细阐释。

更好地享受放松

正念是非常放松的体验。当你渐渐开始发现可以感知到你的呼吸和周围的声音时，你或许会感觉到开始平静下来了。

但请记住，正念的目的并不是为了放松。放松可能是正念所带来的副产品。临床对正念练习和放松练习带来的益处进行了比较，结果表明，放松练习带来的良好效果通常比正念练习带来的良好效果差得多——这也表明了放松和正念有巨大的差别。

正念是基于你内部和外部的感受演变而来的，这些感受可能是仁爱、好奇、接受等。当你投入正念练习时，你可能会感受到非常深度的松弛状态；当然，也有可能进入不了这种状态。即便不能进入，也并不意味着你的正念训练方法是错误的。

为什么放松和正念如此不同？正念是为你内心和周围的世界培育更好的感知，这是一种觉知状态，而放松关乎于睡觉、释放、降低感知度等状态。正念接纳你的不良情绪，帮助自己从困难的思维、冲动、感知中学习和领悟；而放松通常是从这些不良情绪中逃离——这意味着你从中没有任何学习和领悟。

表 1-1 展示了放松练习和正念练习的差异。

表1-1　放松练习与正念练习的差异

练　　习	目　　的	方　　法
正念	每时每刻，怀着仁爱、好奇和接受之心全神贯注于自己的体验，尽己所能	观察你的体验，如果你的思维飘忽不定，你要怀着不否定的心态将注意力转移到专注之事上
放松	缓解情绪，消除疲劳	方法多样，如放松肌肉

提高专注力

要进入正念状态，通常需要一次只做一件事情。当走路的时候，你只走路；当倾听的时候，你只倾听；当写作的时候，你只写作。在进行正式和非正式的正念冥想时，你同时也在训练你的大脑，使它达致仁爱、好奇和接受的正念态度。

所以，如果你正在写一份报告，你需要尽己所能地专注于此事，而不是让自己处于过度紧张的状态。每次当你的思维飘忽到其他事情上时，你需要专注于自己正在思考之事（好奇心），不要批评和指责（你要对自己怀有仁爱之心），然后引导自己的注意力重新回到写作上来。因此，你很快就完成了你的报告（在思考其他事情时花费更少的时间），而你的工作也可能有更高的质量（因为你全身心投入到这份报告中）。你对自己所做之事专注得越多，就能越好、越快地完成所做之事。你看，通过正念，你竟然可以提高自己的工作效率！

记住比较好

你不能突然决定将注意力转移到工作上，然后进入专注状态。专注力不是你突然做出的一种决定。你可以训练自己的专注力，这和你在健身房训练自己的肱二头肌一样。正念是思维的健身房。但是，你不能在训练时投入过猛。当你训练自己的思维保持专注的时候，要顺其自然、温和而行，否则思维的专注效果将变差。这就是正念需要仁爱之心的原因，如果你过于猛烈，你的思维就会"起义"。对自己的思维好一点，不要对抗它。

在正念状态下工作，你会感觉身心愉悦。而当你全心享受正在做的事时，你会有更好的创造力和更高的工作效率。如果你训练自己的思维，对自己的体验充满好奇而不是烦躁，那么你可以对任何所做之事充满好奇。

最终，通过正念体验，你会发现工作正在自然地进行，而不是你在做工作。你会发现自己仿佛正在喂养饥饿的孩子，并且很自然地进行。你会抛去以"我"为中心做事情的感觉，变得更加放松、更加愉悦。当这一切开始发生时，工作变得毫不费力，而且会催生高质量、高成效和彻底的欢愉之感——这其实是一种极好的专注状态，不是吗？从心理学角度而言，这种状态被称为"心流状态"，这意味着更大的幸福感和愉悦感——棒极了！（第5章探讨了心流状态的更多知识。）

培育更多的智慧

智慧是同时被东方传统和西方传统高度推崇的，在西方的经典思想中，苏格拉底和柏拉图将"哲学"（Philosophy）直白地解释为"热爱（Philo）智慧（Sophia）"。而在东方的传统思想中，智慧更是一个人为获得深度幸福所拥有的基本特质，拥有智慧，才能深切而实质地感受到内在的幸福。

通过正念，你也可以获得更多的智慧。通过系统、专业的正念学习和正念训练，你能学会如何处理自己的思维和情绪。当你有消极思想时，你会认为你的思想是不真实的。当你感觉到诸如悲伤、焦虑、失望等微妙的情绪时，你可以使用正念的方法去积极地应对它们，而不是被它所控制。

当你的情绪更加平衡、稳定时，你可以深度地倾听他人，并和他人保持完全而持久的良好关系。清晰的思维，会让你做出更好的决策；开放的胸怀，也会让你更加愉悦，更加健康。

由于你进入一种深层的意识状态中，正念会让你获得更多的智慧。你会更深入地感知到与他人、自己及你周围的整个世界保持一种怎样的关系。当进入这种深层的意识时，你会做出更好的决策与行为选择。你会深度地觉知、机智地行动，而不是像机器人一样被操控，于是你会将最好的状态呈现给每一个人，包括你自己。

你可以安静下来想想，谁在你心中是智慧的人，他们有怎样的特质？我猜想，你用这种视角去观察，会发现他们对自己的意识和行为更加觉知，他们呈现给你的状态和关系是非常愉悦、和谐和友善的，因为他们是处于正念状态中的。

自我探索之旅

通过正念训练，你会发现自己被引向一次非常有意思的个人探索旅程。"Person"（人）这个单词来源于拉丁语 persona，最初的意思是"戏剧中的人物角色"或者"面具"。而"Discover"（探索）一词的本意是"揭开面纱"（Discover 或者 Uncover）。所以从这个意义上讲，自我探索（Personal Discovery）就是揭开自己的面具。

大文豪莎士比亚曾说过："整个世界都是一个舞台，所有的男人和女人只是演员。"通过正念训练，你会逐渐认清自己的角色，洞悉你的"角色"或者你所戴的"面具"，它们都是你人生的组成部分。你仍会做此前所做的任何事情；你可以继续帮助别人，或者赚钱生存，或者做任何你喜欢做的事情，但是你深知，这些行为都是认清事情的唯一通道，是你真实、自然本源的维度之一。

你或许正戴着各种各样的"面具"，扮演着不同的角色。或许，你是父母、儿女、合作伙伴、雇员等。每一个不同的角色都需要你承担不同的责任和义务。但你或许从来也没有意识到，你可以通过正念训练，摘下所有的"面具"。

记住比较好

正念是一次探索和发现真实自己的良好机会。在正念冥想状态下，有时你会清晰地体验到自己究竟是谁；你或许会感受到一种深深的、完整的平静、安宁和镇定。有时你会感觉自己的身体坚固而真实；有时你会沉浸在自己巨大的意识背景洪流中，你会和周边的一切融为一体。

一些人会对这种体验着迷，并且不断努力重复，就像他们"越来越靠近"什么东西。但是久而久之，你会意识到，即便这种看上去非常欢愉的体验也是捉摸不定、来去匆匆的。它们来时你就尽情享受它们，它们走时让它们走就好。

通过正念训练，你会发现你只是自己生命体验的见证者。思维、情绪和身体感知在你的正念训练过程中来了又走，但你自己的一部分，也就是意识本身，一直在观察着它们来来回回、飘忽游走的过程。这不是一种通过努力获得的体验，而是一种非常简单的存在，每个人都能观察和见证。事实上，做真实的自己就是这么简单，但你很容易忽视它。

正念疗法的一项最新研究成果被称为接纳承诺疗法（ACT），就是感知超越于自己的思想、情绪、感觉、冲动之外的自我，这是正念的一个关键组成部分。发现"自我观察者"（Observer Self）这个角色，你会在心理上对生活中的各种挑战形成更高的灵活性和适应性。

根据东方的哲学理论，作为一个见证者，你是完美、完整、无瑕的，这正如你本源之所在。但你不会感觉到自己真是这样，因为你用自己的思维和情绪进行判断，而这一切都是时刻变化的。总之，你无须强迫自己做任何事来达到这一自然状态，因为你正时刻身处在这一自然状态中——就在此地、此刻。

基于这些原因，正念并不是为了提高自我。你最好的状态是在任何状态下做真实的自己，这才是真正的完美。正念练习和冥想只是帮助你训练自己的大脑，从而变得更加专注和宁静，让你的心变得更加温暖和开放。正念不是要改变你，而是让你意识到，内在的自己非常完美，你只要保持自然就好。

智慧语录

剑桥大学研究员、《新世界：灵性的觉醒》一书作者艾克哈特·托尔（Eckhart Tolle）说："我们自己'思想中的声音'并不是我们真正的自己，那么什么才是？看到这一真相的人才是！这是一个多么伟大的发现！"

一旦你发现自己是所有体验的见证者，你就不再被生活的起起伏伏所困扰。这一理解会让你进入更加幸福的生活状态，你会更容易进入当下的任何一种生活状态。你会发现，生活本身就是一场探险之旅，而不是处于一系列抗争之中。

开始正念探险

正念并不是一种可以快速学会的技巧，而是持续一生的探险之旅。你可以把正念想象成一艘在大海上航行的船，你就是探险者，你试图发现未被发现的新大陆。一路上，我会详细阐述正念是如何照亮前方的旅程的。

开始航行

现在，旅程开始，你开始起锚。你不确定会发现什么，可能也不确定你为什么要去第一个地方，但这恰是让你兴奋之处，也是探险旅程的一部分。你想，你终于在做你真正喜欢并能获得益处的一件事情，你现在已经在船上了。但同时，你对下一步会发生什么也心存忧虑："如果我做不好该怎么办？"

正念之旅开始的感觉就是这样。你或许会想："我终于找到需要做的事情了。"于是你迫不及待地想了解如何去做，你充满了无穷的好奇和美好的预期。同时，你也不太确定自己是否能去"做"正念——你怀疑自己不具备耐心、专注、自我约束、内心探问等能力。关于正念之旅，你会有各种思考。此时，你会被各种思维困扰，读过本书后，你会建立起你希望实现的明确目标，并且希望正念能帮助你实现这些目标。

记住比较好

带着一种长期性的眼光去思考你能从正念中获得什么非常有用，但是如果对未来的目标关注过多则毫无助益。说到底正念其实是一种无目标的行为，它更加强调过程的重要性，而非基于目标导向。你不会真正去到目标那里，这正是正念的要义。如果你过多地沉溺于目标，你会专注于目标的价值，而忽略过程的意义。但是，正念就是一次单纯的旅行。你不会到达将来的某个时刻，只能生存于当下的此刻；比其他任何事情都重要的是，你该如何面对此刻。如果你经过训练，使自己能够对此刻怀有开放、好奇、接受、仁爱和觉悟的态度，那么你也将顺理成章地迈向美好未来。所以，当你驾驶自己这艘船的时候，请保持觉悟，保持清醒。如果想了解更多关于正念愿景的知识，请参阅本书第 3 章。

克服挑战

你开始你的正念之旅后不久，最初的兴奋感将开始消散。你将开始经受海上的风险，甚至遭遇海盗！在一些日子里，你甚至希望自己最初没有开始这段旅行，如果待在家里安稳度日就好了。

渐渐地，正念训练开始显现出挑战性。最初的新鲜和兴奋感不再让你感觉刺激。你甚至对坐下来进行正念冥想生出一些抵触情绪，哪怕很短的时间，但你也不知道这是为什么。不要担心，这是很正常的。当你渐渐克服最初的抵触情绪，会发现正念训练并不像想象的那么糟糕。从你开始的那一刻起，你就感觉身心愉悦，并享受其中。再后来，你的感觉会变好，因为你成功克服了最初心理上的抵触情绪，你会更加体会到身体健康和心理愉悦所带来的享受感。

如果在每次进行正念冥想时，你的思维和情绪都处于挣扎或抗争的状态，那么你不会达致心灵的自然状态，并完全地接受和认可自己。如果你不接受和认可自己，那将导致你对自己和整个正念冥想的过程的否定和指责。但如果你持之以恒，就会渐渐发现接受自己思维和情绪的重要性，而且你开始全情投入、对他人和自己不横加指责。在正念状态下，首先要接受和认可，然后变化才会渐渐发生。

正念冥想过程中还有一些挑战：你需要把一些正确和有益的态度投入其中，而一些无助却常见的态度包括以下几项。

（1）我要做这件事，而且一定要把它做好。

（2）我应该100％地集中注意力。

（3）我要付出巨大的努力去练习。

当你通过一段时间的正念冥想训练后，可能会有这样一些情绪："我实在无法完全集中注意力""我的思维总是无法集中，我没法做好""这真是一段糟糕的冥想体验"。但是，随着你渐渐推进自己的冥想之旅，你的态度开始发生转变，你的情绪开始发生以下几种变化。

（1）我要保持仁爱和好奇的态度，无论我的体验怎样，我都尽可能地接纳和认可。

（2）我不会过于努力，也不会放弃，我会保持中庸状态。

（3）我的思绪肯定会四处游离，但那很正常，无所谓，因为这是冥想的一部分。

（4）根本就没有不好的冥想，每一次冥想都是学习和成长的机会。

到达彼岸

有一天，一个年轻人在外旅行，行进间，突然遇到了一条宽阔的河流挡住了去路。他花了很长的时间都没有想出穿过这条河的办法。当他正要放弃这段旅程时，他看见了河对面的老师。年轻人朝着河对岸的老师喊："你能告诉我怎样才能到达对岸吗？"

老师微笑着回答："朋友，你已经在对岸了。"

有时候你感觉自己不太对劲，必须做出改变，但事实上，你应该意识到，你没什么问题，你非常好。你努力奔跑以达目标，从而使自己获得安宁和幸福，但实际上，你正离安宁和幸福越来越远。正念就是这样一种体验，让你停止奔跑，全身心放松。你已经在河对岸了。

当你的态度逐渐开始变化，正念冥想会更加简单，因为在练习进行中和进行后，你受判断性思维的支配越来越少。即便你有一些判断性思维，你也会像对待其他的思维一样去对待它，并且尽你所能地将它释放。

探索生命之旅

经过长时间的航行之后，你最终会发现远处的一片天地，比之前所见过的任何已探索之地都美丽怡人。当你到达这里时，你决定停下来。这片天地看上去如此新奇，如此美妙，但同时，你会发现这里仿佛也非常熟悉、非常舒适。当你再靠近些，你会发现你回到了自己的家。在到访了所有已探索之地、经历了所有冒险旅程之后，你会发现，来到这个地方就像回到了家，那正是你启程离开的地方！但是，这段旅程并非无果而终。沿途你发现了许多风景，而你也必须亲历这些旅程，才能发现自己最珍贵的财富。

在正念状态下，你最终会觉悟到，你完全没必要努力去寻找什么。任何事情都像它们的本源那样自然存在、和谐自如。你已经回到家了，每一刻都是那么新奇、鲜活和充满魔力，每一刻都再也难以重复经历。你的意识一直在觉醒着，毫不费力地散发光亮，照亮自己周边所见和内心深处的整个世界。你的意识没有"开关"，它一直都在自如地醒着。虽然你会经历起起伏伏、喜怒哀乐、酸甜苦辣，但你不必坚持忍耐、艰苦挣扎，这样你也会遭遇更少的痛苦。当然，在你漫长而精彩的生命之旅中，这也不是最后的结果。生命仍按照它的节奏缓缓向前，而你已经把握了精髓，随着生命的律动静静成长。

智慧语录

先贤有言："保持身体和心灵健康的秘密不是遗憾过去、忧虑未来，或者预测烦恼，而是怀着智慧和诚恳的心态，活于当下，感受此刻。"

而正念之旅的意义，正是探寻如何以这种方式愉悦、自如地生活。

正念的味道：感知正念

你或许非常急不可耐地想感知正念。你或许经常听人说椰子的味道有多么可口，但是只有你亲自尝一口才能真正地知道椰子的味道。正念也一样。

像上面这段简单的正念练习，在很多日常生活的正念场景中都雷同。许多年前，我将从"实验哲学课堂"中学习到的一段练习技巧做了改编，现在作为礼物分享给大家。

音频 1 对本书的所有音频内容及其使用方法做了整体介绍。

音频 1

下面这段练习应配合音频 2 一起做，会达到更好的效果。

首先，为你自己找到一个舒服的姿势。你可以坐在一把普通的椅子或长椅上，也可以躺在一个垫子上——不管哪里，只要你喜欢就好。首先，注意进入你视野中的色彩，仔细观察色调、阴影和颜色。欣赏一下进入你眼帘的视野奇迹，许多人其实是看不到你所欣赏到

音频 2

的一切的，或者就算看到也不如你更懂得欣赏。然后，缓缓地闭上眼睛，感知触摸的感觉。感受你的身体自然而自动地呼吸。感知压力和放松的部位。接下来，感知气味，将意识移动到嘴巴任何有味觉的位置。接着，感知声音，近处和远处的声音，听一下声音本身，而不是你思维中认为的声音。倾听时放松自己——让声音自然地进入你的耳朵。最后，让意识进入你自己的观察者——就是让你产生感觉的意识。专注到背景意识中，无论它对你意味着什么。感知存在（being），将平时我们认为习以为常的感知专注到以"我"为中心的意识上。释放掉做任何事情的任何努力，自然地让一切发生……当你准备好以后，结束这段正念练习，如果你愿意，拉伸一下自己的身体。思考以下问题。

这段练习对你的身体和意识产生了什么影响？你发现了什么？

如果你想提高自己的正念心流，你可以在一天中进行几次练习。这种练习非常简单，但是效果非常明显，当你渐渐规律性地练习后，你会发现许多事情都会有很好的转变。

第2章

享受正念之乐

人们通过正念获得的愉悦感，有点类似于通过舞蹈所获得的愉悦感。你跳舞的时候，是为了保持心脑血管健康，还是随着欢快的音乐节拍享受大脑所带来的美妙律动？当你在潜意识里怀着某种目标或动机去跳舞的时候，那将非常扫兴，对吧？而若是为了跳舞去跳舞则非常有意思。简而言之，当你为了享受舞蹈之乐而翩翩起舞时，那完全不会减少你身心的愉悦感，你还会有更多奇妙的发现。

同样，我们也应该为了进入正念状态去正念。正念就是将你的各种体验相连，让你保持强烈的好奇心，探索人类思维的内在工作机理。如果你过多地关注于收获正念冥想所带来的成果，那将非常扫兴。正念之旅不是为了实现某种目标——正念之旅根本就没有什么目标可言。当你读到本章描述的正念所带来的各种好处时，需要谨记这一点，并尽情跳好你的正念之舞。事实上，正念所带来的——放松、更好的心理平衡和健康情绪、更好地与自己和他人相处等，都是额外收获而已。因此，你可以仔细阅读本章，了解正念可以如何帮助你。

放松身体

我们的身体和心灵基本上是一个整体。如果你的精神因焦虑情绪处于紧张状态，那么你的身体也将不自觉地紧张起来。它们共融共生，相互渗透。

当你处于高度压力的状态下时，为什么身体会感觉到紧张？因为人体是一个高度组织化和系统化的结构。当你感觉到压力时，身体里会触发一系列连锁反应，你的整个身体系统开始去反抗或者逃脱这一状态。一时间，大量的能量从你的身体里激发出来，这些能量不规则游动，不知去向哪里，所以你会感觉无比紧张。

正念的目的不是让你更加放松。如果你努力想放松下来，反而会变得更加紧张。正念的内涵远比此丰富精深。正念是一种意识觉醒的状态，你充分感受并接受自己每时每刻的体验。

因此，如果你处于焦虑状态，你的正念体验就是对压力的感知。你身体的哪一部分正感觉到紧张？它的形状、颜色和结构是怎样的？对压力的反应和感受是怎样的？正念就是将你的好奇心注入自己的体验。然后，把气息吸入自己身体的紧张部位，投入仁爱之情，并全身心接受自己的体验——不要试图改变或消除压力。就这么做，你肯定会慢慢地放松，获得身心的放松和愉悦，但是请记住，放松并非目标。你可以参阅本书第 12 章，了解更多减压的方法。

回归身体抚触

当你还是婴儿时，可能经常会抚摸自己的身体，你会注意到很微妙的情感变化，也可能对自己周围世界感到好奇和有各种不同的感受。但是，当你渐渐长大，你开始更多地使用自己的头脑，而对身体的使用越来越少。你不再像小时候那样经常去抚摸自己的身体，你也很难观察到身体带给你精神的微妙信息。我确信，现在有许多人只是把身体当成一种工具，他携带着自己的大脑从一个会议奔向另一个会议。

事实上，你的身体和思维之间传递信息的过程是一个双向的过程。你的思维向你的身体发出信号，你的身体同时也在向你的思维发出信号。当你在想"我喜欢读这本书"时，你的身体也会做出相应的反应。当你感觉饥饿时，你的身体会向你的大脑发出信号：吃饭的时间到了。当有焦虑的情绪时应该怎么办？如果你注意到你的肩部很紧张，眼角紧张地抽动，或者你的心跳加速，你的身体同样在向你的大脑发出指令。

不开玩笑！危险

但是，如果你的思维太忙，以至于无法向身体发出信号该怎么办？这时候，你不再抚触或照料自己的身体。无论是饥饿还是口渴、疲惫还是紧张——你都难以听清楚你本能发出的信号。这将导致你的身体和思维的信号沟通的停滞，因此，事情将变得更糟，而压力和焦虑情绪会失控，并迅速蔓延。

正念强调对自己身体的感知。正念冥想的一种重要方法是"身体扫描"（第 6 章中有详细描述）。在正念冥想状态下，你会花费 30 分钟左右的时间引导自己专注于身体的不同部位，从底部的脚趾头到头顶进行一次全方位扫描和探索。一些人的反应是："啊！我从来没有如此专注于我的身体，这太有趣了！"或者，"我现在感觉我重新回到了对身体的感知和抚慰，太棒了！"

记住比较好

"身体扫描冥想"是一种非常好的抚慰体验。有时候你会发现好像自己一度压抑了某种体验，或许是因为太年轻，这种情绪很难释放出来。有些人或许遭受了某种身体顽疾好多年，医生却解释不出病因。但是，通过冥想和身体抚慰，那些压抑的情绪被感知，并被完全释放出来；于是，身体的紧张感或难以解释的病症随着情绪的释放开始渐渐消散，这是另一个解释身体和情绪如何连接互动的例子，通过重回身体抚触，人们获得了很多益处。第 14 章对如何通过正念治愈身体疾病进行了详细的阐述。

破损的水罐

从前有个挑水工，每天都挑着两个水罐为自己的老师送水。每天他都会走到最近的小溪旁，将两个水罐盛满水，用肩上的扁担一头挑一个水罐，步行回来。可是有一天，一个水罐破了，挑水工挑水回到老师家里的时候，发现那个破水罐只能盛半罐水。光阴荏苒，他用一个完好的和另一个破损的水罐，就这么挑水挑了两年。

外观完好的水罐对自己的表现非常得意，而破损的水罐则有些伤悲，因为它只完成了应该完成工作量的一半。有一天，破损的水罐告诉挑水工："我感觉很羞愧和失落，因为我是不完美的，我不能装满水。我对别人还有什么用啊？"

于是，挑水工挑着破损的水罐让它看一眼脚下的土地。它发现，在道路的两边长满了美丽的野花和繁茂的植被。挑水工解释说："当我发现你破了的时候，我就决定在路的两侧撒些种子。当我每天挑着你的时候，虽然你在漏水，却浇灌了路两边的花草植被。如果你当初没有破损，那么这些漂亮的花草不可能生长出来，让人们欣赏和享受。"

有时你或许会认为自己不完美，或者你的正念练习是不完美的，但你怎么知道事实真是这样呢？这个故事告诉我们，即便是破损的水罐也可以是完美的，就像它所表现的那样。你也一样，你有自己的完美之处，尽管会有一点点瑕疵——而这正是你的独特之处。

触发免疫系统

当你的身体出现不适，通常你的免疫系统会开始工作，去应对各种疾病。但不幸的是，有时候你的免疫系统并未完全发挥效力，于是会造成一定压力。当身体受到威胁时，威胁因素日渐强大，吸收和免疫的能量可能临时处于关闭状态。

记住比较好

压力对你而言并非总是坏事。如果你的承压能力过低，你就不能积极有效地应对，而且很容易感觉厌倦。但是，如果你长时间处于高压状态，你身体的自然免疫系统会停止工作。

最新研究表明，如果你对于压力有一个积极的态度，把压力视作获取能量和提升自我的表现，那么压力对你身体的消极影响会渐渐减弱。所以你对压力的态度，对压力的管理都有一定的作用。

正念可以使你观察到自己身体的细微变化。当你感觉到压力过大时，可以把正念意念带入其中，并观察如何驱散压力而不是放大压力。当你进入正念状态时，你要记得，观察压力所带来的积极和充满能量的益处，而不是消极因素。采用这种方法，正念可以真正地助益你的免疫系统。

减少痛苦

我们对那些坚持了 8 周正念练习的人进行了研究，结果令人惊讶：正念可以切实减少人们的压力。我就遇到过这样一些学员，他们找不到任何办法去处理和应对自己的痛苦，但当他们发现并开始练习正念冥想之后，他们彻底改变了看法。

当你感觉到疼痛时，可能很自然地想阻止疼痛。于是，你开始紧绷起疼痛区的肌肉，努力让自己分散注意力。你可能也会采用另一种方法，你想让疼痛停止，于是用一种愤怒的态度去对待疼痛；但这会使你更紧张，不仅仅是增加了疼痛区的紧张程度，而且也带动了身体其他部位的紧张感。有时，你会感觉你在和疼痛做抗争，这会在你和疼痛之间建立一种对偶性（Duality），你不断燃烧自己的能量，和疼痛战斗。或者你干脆放弃战斗，消极应对——因为疼痛已经彻底压倒了你，你深感无助。

小贴士大用途

正念则让你采用完全不同的另一种方式去应对疼痛。在正念状态下，我们鼓励你专注于自己疼痛的感觉，而且要尽全力去感知。比如，你的膝盖正遭受疼痛，你不应该让自己从疼痛感中转移注意力，或者用其他方式被动应对，而是要用觉醒的意念全力专注于身体的疼痛之处。也就是说，你要把仁爱、好奇、接受的态度带入自己的疼痛区，并且尽力而为、尽己所能。这并不容易，但是这样做之后你会感觉好很多。

你会考虑，身体自身的疼痛感和你因疼痛所产生的其他感觉之间到底有什么不同？于是，你会渐渐理解身体疼痛和精神疼痛的差异和奥秘。身体疼痛是你身体中实实在在的直观感受，但是精神疼痛则是随之产生的压力、焦虑和沮丧情绪。通过正念，你会渐渐驱散精神疼痛，剩下的只有身体疼痛。而随着精神疼痛渐渐消散，身体疼痛区原本紧张的肌肉也会开始松弛，从而进一步降低你对疼痛的感知。于是，你开始能够接受疼痛在此刻的自然感觉。阅读本书第 14 章，可以详细了解正念抚触和身体抚触方面的知识。

减缓衰老进程

你是否想过，为什么人们会死于衰老？到底是什么导致了人的衰老？科学家发现，衰老是细胞自然发生的过程。科学家伊丽莎白·布莱克本（Elizabeth Blackburn）和她的同事在 2009 年发现了这一秘密，而且获得了当年的诺贝尔医学奖！

你身体的所有细胞都有 DNA，DNA 含有复制和再生每一个细胞的信息。批量的 DNA 组合在一起，被称为"端粒"的小帽子保护起来，这就像我们鞋带末端的保护装置一样。这些"小帽子"保护着 DNA 链防止摩擦破损。

你的年龄越大，这些"小帽子"就会越短。最后它们会完全消失，你的细胞也会停止再生。这就是衰老的过程。

DNA 集群末端的端粒体直接和老年疾病相关，比如癌症、心脏病、糖尿病、风湿病等。此前，科学家认为端粒体的缩短是不可避免的。

但是，好消息是，你的压力程度越低，端粒体磨损的速度会越慢。科学家对练习正念冥想的人群进行分析发现，他们的端粒体确实变长了。这是一个异乎寻常的发现。正念的心理引导影响了他们身体中微小基因的生长，而且有效地降低了他们的压力程度。而感受到最积极效果的那些正念冥想练习者，其端粒体增加的长度也最长。

所以，根本不用肉毒素、抗皱霜、整容手术这些方法延缓衰老。正念冥想是很合适的一种方式，而且可以让你更加美丽，活出幸福和成熟的年龄。

不要过于急切

一个正学习武术的学生走到老师面前，急切地说："我正在学习你的武术体系，我掌握它需要花多长时间？"老师随口回答："十年。"学生有点不太耐烦，回答道："但是我想尽快地掌握它，我可以非常努力地学习。我每天都练习，如果可以，我每天练 10 小时以上。这样，我可以多久掌握？"

老师思考了一会儿，回答道："二十年。"

这个故事给你什么启示？对我而言，它的启示在于，努力工作和实现目标并非相伴而生。有时候，当我们在从事某事，特别是像练习正念时，需要遵照事物自身的发展规律。如果心态过于急切，你就不能很好地理解它的精髓。

安定思绪

你的思维就像大海，时而狂躁，时而安宁。有时，你的思绪会无休无止地不断变换；而其他时候，你的思绪又会平静下来，空间广阔，极度安宁。

正念的意图，不是让你改变思维的节奏，而是让你注意到思绪是如何从最初的地方缓缓升起。通过回到思绪的起点，你会悬停在海浪之尖。海浪仍在那里，但你能更容易地观察到整个过程的起伏，而不是被思绪本身轻易地控制。

记住比较好

把你的思维想象成你的一个好朋友。如果你想邀请朋友来你家，你会怎么对待她？你会强迫她喝咖啡，吃 3 块巧克力点心，还是让她听你谈你一天是怎么度过的，即便她不想听？她可能喜欢喝茶，吃普通的饼干，想谈谈她自己这一天是怎么度过的。你问她喜欢什么，而且用一种友善的态度问。同样，像对待朋友一样对待你的思维。邀请你的思维，关注自己的呼吸或者你正在进行的工作。当你注意到你的思绪有点不耐烦了，承认这一点。微笑一下，缓慢地让你的思绪重新聚焦。和缓是唯一的方式，然后你的思维会自然地回到自我清晰的状态中。

倾听你的思考

你周边任何人为制造的事物都源于某人的一个意念。许多人认为，一个人的思维是无所不能的。你所有的语言、行动和活动——任何事情都是由思维驱动的。因此，彻底研究透彻思维是一件十分有意义的事情。

你可曾注意过，你的大脑中是怎样一遍又一遍地不断出现重复的思维？当你的思绪在大脑中奔走穿梭时，你的大脑很容易进入习惯性模式。当神经元开始一起燃烧时，它们会紧紧地连在一起。每次当你产生一种特别的思维，或者决定采取某项行动时，你会不自主地重复那种思维。通过不断地重复思考或行动，神经元之间的连接也在加强。如果你没有意识到这些思考和行动，你就可能产生各种消极、虚幻、无助的情绪或行为，这无疑会为你的生活带来消极影响；你完全无法感知自己的思维，更无法质疑各种思维的真实性和可行性。

举个例子，一个客户对你做的工作给了一个消极的反馈，"你的工作做得不够好""那个人太傻了"，这样的思维情绪会不断地在你头脑中重复闪现。你感觉很恼怒，睡眠也受到影响，你完全不能将精力聚焦在今天的工作任务上。这当然不是一种好的方式。但是别担心：正念是一种好的解药！

正念鼓励你观察自己的思维、情绪和行为，然后你便能更好地注意到消极思维的出现，并对它们的真实性进行质疑。此外，带着一种温暖的感觉，用正念感知思维和情绪，也会自然地冲淡各种不良情绪，疑问会渐渐消散。你可以参阅本书第6章，详细了解关于"坐姿冥想"等相关知识。

你的大脑在讲述自己的故事

科学家对于如何在大脑中产生自我感知非常感兴趣。你知道你活着，但是你是怎么知道的呢？这正是一些科学家研究的对象。

研究者发现，你的大脑在不停地讲自己的故事。比如你是谁、你和他人的关系是怎样的、你要去哪里、你这周要做什么等。我们把这称为自我讲故事模式。但是如果你对自己讲消极的故事呢？比如你多么不好、你没有资格获得幸福和成功，这会真正消耗能量。

幸运的是，我有一个"好消息"要告诉你，自我讲故事模式也不总是有效的。还有现实此刻的自我模式，当你大脑中的这种模式启动时，你会感受到现实此刻的自己，让自己的感觉相连。进行正念练习的人会增加现实此刻的自我模式的时间，而且这能让他们变成更加幸福的人！

所以注意你正在对自己讲什么故事，尤其是在讲消极的故事时，你可以微笑，让注意力放到其中的一种感觉上。微笑可以帮助你看到状态的积极面，而不是让你处于思维的斗争模式中。和自己的感觉相连，可以帮助你结束大脑冥思苦想的讲故事模式。

做出更好的决定

每一天，甚至每一时每一刻，无论你是否意识到，你都在做决定。你做出一个决定，来阅读这一章节，有时你也决定停下来，做点其他的事情。当你做出一个意义重大的决定时，它无疑会有极大的影响力；而做出"好的"决定更是我们每个人所企盼的事情。你现在所做之事和拥有之物，可能就是过去所做出的某个决定的结果。

记住比较好

你的身体感知可以帮助自己做出更好的决定，这种感知有时被称为直觉，是来自你脑部的信号，告诉你该做什么。实验证明，这种方法比我们的逻辑思考更加快速和准确。

维珍集团（Virgin Group）的创始人理查德·布兰森（Richard Branson）表示，他做的大多数决定都是基于自己的直觉。如果他完全参考逻辑思考，倾听顾问的意见，那么他不会创办维珍航空公司、维珍银河公司及集团下的其他公司。他依靠自己的感觉，而不是完全的理性，成为亿万富翁和伟大的慈善家。

为什么直觉这么有效？其实，你的潜意识思维比你的意识思维包含更多的信息。

例如，迪士尼公司前 CEO 迈克尔·艾斯纳（Michael Eisner）就曾表示，他的大部分决定都是由他基于直觉做出的。其实，你的无意识的思维要比有意识的思维包含更多的信息，从而帮助你更好地应对挑战。采用潜意识思维要比采用逻辑性思维效果更好。正念正是帮助你深入挖掘自己的思维深度，并力图为你植入直觉性、潜意识的思维模式。基于逻辑性意识思维做决定，会迷失大脑潜意识的巨大空间。正念会帮助你深化意识的层次，开启自己的直觉和大脑的潜意识。

全力感知

进入正念状态或安定情绪的一个重要方法就是全力感知——听觉、触觉、嗅觉、视觉、味觉。下面来看这几个表达："它是可以感知的""我感觉有点儿不对劲""她恢复了知觉"。人们习惯于使用"感知"（Sense）这样一个词汇表明人们极度期望并高度认同应充分调动起各种感知器官。如果你想做出一个感知性的决定，你就会本能地连通你的感知系统。

那么，全力地感知会带来哪些益处呢？如果你没有感知到引起你 5 种感觉的刺激因素，那么你仅仅是专注于你的思维和情绪。你不会感知到任何其他事物。你的思维主要基于过去的经验和过去的记忆而产生。你或许会产生某些新的想象，但总体而言，你的思维也只是对过去的经验进行重复的映射，或者，基于你过去的经验对未来做出思维映射。你的情绪会受到思维的诸多影响。因此，如果你不专注于自己的感知，那么你会被自己过去而非此刻的思维和情绪困扰和束缚。

如果你全力地对各种感觉进行感知，例如触觉感知，那么你的情绪会渐渐安定下来。在投入正念状态时，你可以从专注于自己的呼吸开始。你可以专注于自己的腹部拉伸，或胸部扩张，或气息从你身体进进出出的活动状态。通过专注于某种特别的感知，例如触觉感知，你的注意力会高度集中，你的思维不会随意地游走，而会集中于某一点，比如你的呼吸。这就和你训练一条小狗沿着某条道路奔跑，而不是让它到处乱跑是一个道理，如果你的注意力分散了，赶紧把它唤回，就如同你把训练好的小狗唤回到设定好的道路上一样。你会慢慢学会如何更自然、友善地和自己相处，同时集中注意力。参阅本书第 6 章，你可以了解如何进行短时间的正念呼吸冥想。

通过全力进行正念感知，你将能够做到以下 5 点。

（1）训练自己集中注意力。

（2）当你的思维开始游离时，对自己好一点儿。

（3）意识到你有充足的机会，全力专注于将要专注之事。

（4）明白自己可以刻意地将自己的注意力从思维转移到感知上。

（5）安定自己的情绪。

聚焦注意力

注意力是成就任何事情的基本要素。如果你不能集中注意力，那么你不可能把工作做好，无论什么工作。正念就是要通过把你的注意力聚焦于某一事物上，或者随时改变自己的注意力类型，来训练你的注意力。

丹尼尔·戈尔曼（Daniel Goleman）是《情商：为什么情商比智商更重要》一书的作者，在他的另一本著作《专注》（Focus：the Hidden Driver of Excellence）中，他阐述了专注在我们生活中的每一个领域有多重要。他还提到了一项研究，描述了人们的大脑如何通过正念呼吸训练得到卓著的改变（你可以在第 6 章详细了解）。研究者发现，当进行以下不同的心理活动时，大脑会进入 4 个不同的阶段。

（1）专注于呼吸。大脑聚焦的部分会被激活。

（2）注意你的大脑在思考。你的注意力游离到一系列其他思维上——大脑的这部分会被激活。

（3）释放其他思维。让你释放掉思维的这部分大脑会被激活。

（4）重新专注于呼吸。重新聚焦到你希望关注的对象上的这部分大脑会被重新激活。

通过重复的正念练习，大脑中负责相应过程的部分会不断得到加强。

如果你有规律地进行练习，那么你会渐渐培养起专注到任何你需要专注的事情上的能力——无论是写一封邮件、听一首喜欢的歌曲，还是看夕阳西下。

你的注意力会以不同的方式进行聚焦（如图 2-1 所示）。

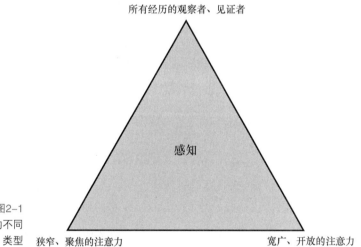

图2-1
注意力的不同
类型

（1）狭窄注意力：就像一束激光，汇聚而尖锐。当你在切菜或写信时，你可以使用这种类型的注意力。

（2）宽广注意力：就像探照灯，更加开放和宽阔。当你在开车时，理想状态下，你的注意力会非常宽广，你会注意到是否有其他车从你的车旁穿过，或者在你的车的前方是否有小孩在玩耍。

（3）外在注意力：是自己对外部世界的感知。

（4）内在注意力：是你对自己思想和感觉的感知。

（5）观察者或见证者觉知（Witness Awareness）：是知道你正在使用的注意力类型的一种能力。例如，当你正在画画时，你意识到你的注意力是狭窄的；当你正在穿越村庄时，你意识到你的注意力是宽广的。如果想了解更多见证者觉知的知识，请参阅后面的"认识你自己"部分。

空杯为净

从前，一位教授去拜访一位正念老师。教授是一位全球正念领域知名的学者，曾经研习了有关正念的所有理论、方法和技巧；在这一领域，无论是东方经文还是西方科学，他都了如指掌；对于正念领域的任何问题，他都能对答如流，并且甚为自豪。

老师问教授，是否想喝一杯茶，教授说可以。老师开始向杯里倒水，直到杯子满了他还在继续倒。水开始溢出来，老师还在继续倒。教授有点焦急地喊道："你在做什么，杯子已经满了。"

"你就像这个杯子一样。"老师镇定地说道，"如果你不把自己倒干净，我怎么能教给你真正有价值的东西呢？"

如果你想从正念中有所收获，你需要把你有关正念的任何想法都放到一边，特别是当你自以为知道正念是什么的时候更应如此。任何观点、思想和信念，都会对正念的美妙和简单构成障碍。

本书中你所阅读到的所有不同的正念冥想方法，都是为了训练你的思维和心态，让自己聚焦和保持注意力。具体而言，实现它的路径就是以上 5 种方法。

记住比较好

正念的目的是培育一种灵活的注意力，而不是单单聚焦于一个事物上的专注力。所以要去尝试不同类型的正念练习，训练自己的思维能够保持狭窄和宽广的专注力，并且可以自如地进行模式转换。

安抚你的情绪

情绪会极大地影响你的行为和思想。如果你感觉不太好，你就不会愿意和朋友一起出去散步，或者讲个笑话、开个玩笑，或者有太多的工作热情。如果你感觉很好，你就会对任何事情都充满热情，任何困难都变得十分简单，人际关系也变得十分融洽。

那么，你应该如何应对自己的情绪呢？你会任它们自由地倾泻，还是希望能以最好的方式应对？正念能帮助你安抚自己的情绪，从情绪的起伏中安定下来。

理解你的情绪

情绪究竟是什么？是一种感觉还是一种心情？

人们之所以会有各种各样的情绪，是源于生存的需要。当你面对一头愤怒的公牛时，如果你不感到害怕，那么你马上会有很大的麻烦。其他的情绪，例如幸福感，会让你很好地和周边的人相处，并增加自己的安全感。即便是沮丧的情绪，也被认为是由你的保护心理、减弱的动力演化而来的，你之所以会感受到破坏性力量和能量浪费，是源于你自己想达到一个理想的目标。

Emotion（情绪）一词来自拉丁文，意思是"move out"（迁出）。当你观察自己的情绪时，你会发现它有几个重要特征。

（1）情绪总是在变化。在你的一生中，面对同样的情形，你的情绪也会不尽相同。

（2）情绪往往会带动明显的身体反应。如果你感觉焦虑，那么你的肚子会有刺痛感；如果你感到生气，你的呼吸节奏和心跳频率会加速。

（3）你可以观察自己的情绪。你能体会到自己和自己的情绪之间的差异性。你不是你的情绪，而只是自己情绪的观察者。

（4）情绪对你的思维产生巨大的影响。当你感到情绪低落时，会对自己及其他人进行消极性的预估；当你感到高兴时，会以积极的思维去思考，做出积极的判断，对过去之事怀有积极的态度。

（5）情绪有高兴、沮丧、中立之分。

差异化地管理你的感受

首先，花几分钟考虑以下几种感受，并考虑如何应对它们。

（1）生气。

（2）焦虑。

（3）害怕。

（4）沮丧。

你的应对方法可能是尽量避免这些情绪产生或假装它们不存在，或者向你附近的每一个人去倾诉。正念则为你提供了另一种方法——让你以完全不同的方式去面对这些情绪。正念的方法是去承认和接纳它，并以专注的注意力去应对不同的感受，而不是回避或者消极地处理。令人吃惊的是，这样往往会驱散以上不良情绪及其所带来的苦恼。参阅本书第 6 章、第 12 章、第 13 章，可以了解应对各种情绪的方法。

个人的第一次正念体验让我非常兴奋，因为我的情绪状态很快就转变为平静和愉悦。事实上，我甚至都不知道自己之前处于巨大的压力中！以为压力的感觉只是我的一种自然的精神状态。这样一种简短的正念练习可以产生如此巨大的效果，让我有些惊喜！所以我怀着一种即刻的热望，把这一全新发现分享给其他人。

客栈

著名诗人鲁米（Rumi，1207—1273 年）有一首驰名中外的诗《客栈》，诗中描述了你该如何用正念的态度去应对自己的情绪。

每个人就像一家客栈。

每个早晨，总有新的客人光顾。

喜悦、沮丧、卑劣，每个瞬间的觉知，都像是陌生来客。

欢迎和招待每一位客人！

即使他们满怀悲伤，即使他们来扫荡你的客房，将家具一扫而光，但是请和善对待每一位宾客。

因为他们可能会为你开启一片崭新的天空，洗涤你的心灵以容纳新的欢愉。

即使是阴暗的思想、羞辱和恶毒光临，你也要在门口笑脸相迎，邀请他们进来。

无论谁来，都要心存感激。

因为每一位客人都是来自未知世界的向导。

提升灵性认知

或许你只是为了自己的身体和思维去练习正念，这没问题。但是你可能更有兴趣了解正念可以为自己的生命带来什么，或者和自己的灵性感知有什么关系。如果你对这一话题充满兴趣，那么这部分内容适合你。

每个人对灵性有不同的定义，我尊重每一种定义方法。对我而言，人的灵性意味着你对自己及某种所在产生一种深入的关联感知。这种关联可能是你和自然的连接，也可能是和自己的爱人、朋友、家人的连接，也可能是和造物主（如果这是你的信仰）的连接。

正念可以让你深化和自己及任何你认为最有价值的事物的连接感：这种连接来自于你的思维和心灵。对人生意义产生一种深入的感知确实非常重要，而且意义非凡。

维克多·E·弗兰克尔（Victor.E.Frankl）在他所写的《活出生命的意义》一书中描述了一个人拥有生命的意义，可以怎样帮助他在"纳粹集中营"地狱般的试炼中生存下来。作为一名心理医生，他发现集中营的许多人都因为怀着生命的意义，而坚强地活下来：他们拥有所渴慕的某种深入的追寻，或许是自己所爱的人，或许是比自己更重要的某种事物。后来，他创立了一个全新的心理治疗体系，帮助人们发现人生的更大意义。

小贴士大用途

你可以花一点时间思考或者写出来，什么对你是最重要的。是你的朋友、家人、爱人？你是否愿意花更多的时间陪伴他们？你对自己的生命有某种价值观认知吗？或许你相信世界上有造物主存在？或许你是电影《星球大战》的粉丝，想成为"星际战队"的一员？

无论你发现生命中最有意义的是什么，通过开始进行正念练习，都会深化你的关联认知。随着你对人生意义和关联认知的理解，你会对生命中遇到的各种挑战形成更好的适应性和稳定性。

这是一种健康的态势，我希望你能探索和欣赏正念练习带给你的种种奇妙感知和发现。

认识你自己：发现自己的内在观察者

在我认识到真正的自己之前，我常常认为自己只是渺小、独立和孤独的人，生活在一个叫作地球的星球的某个城市一隅。但是，通过正念，我开始以一种全新和愉悦的视角去认识自己，这种视角一度被我们所忽视。了解自己的本性，可以让你用一种完全不同的视角去审视万物。而拥有了这种更深层次的理解，你在面临纷繁复杂的各种挑战时，就会以更宏大的胸怀去面对，从而形成更加丰富和多样的应对之策。试想，如果你是大海，那么不时袭来的海浪又算得了什么。

正念练习的旅程，正是从深入地认识你自己开始。在古希腊德尔菲（Delphi）遗址的阿波罗神庙上镌刻着这样几个字："认识你自己。"这也是古希腊哲学家苏格拉底终其一生都在探寻的重要思想。但是，即便在 21 世纪，自我认知和自我反思仍没有得到足够的重视。

你究竟是谁？生命究竟是怎样与众不同的一种存在？我们该何去何从？这些问题一直让我纠结，并促我思考。

工作赚钱、和朋友相处都令人愉悦，但是似乎缺少了某种深入的意义。我自己的生活也很有乐趣，但是我总会发现缺少了某种追求。我在正念课堂上发现了生命的意义。如果人生没有意义或追求，那么将毫无生气。

狮子和羊

正念自然会导向自我反省之路；而自我反省也是进行正念的第一步。下面这则故事或许可以更好地展示其中的深意。

一只幼狮在出行时，不小心和它的妈妈走散了，并落入了羊群中。幼狮和其他羊一起长大，和羊吃同样的东西，行为举止也和羊十分相似。当狮子渐渐长大一点后，它的行为也和此前如出一辙，它会因为一些细微的声音而感到害怕。但是，有时它也感觉好像有些不对劲。

有一天，它望着平静的池塘，非常清晰地看到了自己的倒影。它是一头狮子，不是羊！过去，它认为自己和其他羊一样，因此它的行为和思想也和羊没有差别。但现在，它看到了真实的自己，任何事情都随之改变。它恢复了作为一头狮子的自信，它认识了自己作为狮子的本性，由此重获新生。

正念可以帮助你正确地看待问题。可能你已经习惯于按照设定好的计划行事，仓促地完成任务，但当你完成任务时，你已筋疲力尽，只能无奈地瘫坐在电视机前；在这种状态下，你可能很难清楚地认识真实的自己。如果你花一些时间进行冥想，你会让自己停下来，观察不断变化的思想和情绪，你会渐渐发现真实的自己。你会渐渐感受到平静、愉悦、完整的自我。

本书介绍了一套系统的方法，让你可以发现真实的自己，而这一点我已通过训练感觉到它所带给自己的解脱和愉悦。自我发现是一次奇妙的个人之旅，你会用一种全新的视角，深入发现内在的自己。

小贴士大用途

你可以尽量慢地阅读下面每一段文字。在阅读时，你可以观察自己在同意或者不同意一些陈述时的判断和意愿。不要做任何事情，只是阅读和反思。

（1）你只是你的身体吗？你的身体由几亿个细胞组成，细胞每时每刻都在死亡和重构。细胞由原子组成，这些原子似乎没什么区别。当你呼吸、进食和排泄时，原子之间互相交流。现在，你正在消化食物，你的指甲和头发正在生长，你的免疫系统正在体内对抗各种疾病。一切都在自然地发生——你并没有刻意去做。即便你的身体彻底垮掉了，但你对自己的感觉仍存在于此刻。当你习惯性地说"我的身体"的时候，事实是，你只是"拥有"你的身体，它却不是真实的、内在的自己。

（2）你只是你的思想吗？无论你花多少精力去冥想，你的思想一直在变。你可以意识到你的思想，因此，你不是你的思想。如果你是你的思想，你也不会感觉到它。你可以观察到你的思想这样一个事实，也就意味着它们是相互独立的，在你和你的思想之间存在着一定的空间。在冥想状态下，你可以时不时地回到你的思维中，但你不能控制你的思维。你知道自己在接下来的几秒里会去思考什么吗？不。但是你能意识到自己的思维吗？是的。

（3）你只是你的情绪吗？就像你可以观察自己的思维一样，你也同样可以观察自己的情绪。情绪渐渐地出现，最终渐渐消失。如果你是你的情绪，那么你的情绪不会给你带来任何麻烦。你可以控制自己的情绪，不去选择消极的感觉。

记住比较好

那么，你究竟是什么？还剩下些什么？你真实的身份究竟是什么？我把它叫作"观察者"或者"见证者"。如果你是观察者，你就不可能是那个观察到的自己。你是意识、存在和生命本身。你最基础的本质是存在或意识。思维、思想、情绪、印象、愿望、恐惧和行动从你的内心涌起，你意识到了所有这一切。你意识到一切的存在。任何事情都是从意识和存在中涌起的，那就是真实的自己。你不是诸如"我是 Shamash"或"我是 Jane"这样的思维本身，而是囊括了你所有经验、基于已有存在的感知。现在，你正在消化食物，你的心脏正在跳动，你正在阅读——所有这一切都在你的意识中。当这一切正在发生的时候，你只是在观察。

下面有几个关于意识的关键特征。

（1）你时刻都有意识。有时意识可能湮没在思维或梦里，有时意识和感觉相关。

（2）意识是自己到来的。意识不同于注意力。注意力或意识是经过刻意地培养和训练而来的，这也是本书主要讲的内容，但是单纯的意识就是内在的自己。要感知到意识毫不费力。你无须刻意地触发意识，当你阅读的时候，意识便毫不费力地到来。你不可能把意识关停或从中逃脱！

（3）意识产生于思维之前。当你还是婴儿的时候，尽管你不会说话、没有思维，但是你已经有了意识。思维和概念是在意识到来之后才产生的东西。

（4）在有意识状态下，你是"0"也是"全部"。如果没有意识，那么你不会感知到任何事情的存在；在有意识的状态下，你是任何事物的一个部分。这听起来有些自相矛盾，但是你可以深思，问一下自己，如果没有意识，那么你的日常生活会怎样。

在读了以上几个关于意识的特征后，你的反应如何？你是否认为这些观点并不重要——重要的是你要亲身去检验和探究这些观点。正如苏格拉底所言："未经检验的人生毫无价值"。从我自身的实践而言，我感觉深入探寻真实的自己是极具变革性和解脱性的——正念的自我探索是排解人生旅途中各种困难的有效良方。

小贴士大用途

花几分钟时间，作为时时刻刻体验的观察者，这被证明是一种非常平静的体验，是一种内在的冥想。无须对你的思维、情绪或任何感觉做出反应，只是不断地观察体验的升起和落下。只要做一个观察者就好。如果你发现自己做得有些费力，不要忘记微笑！这会提醒你，这不是一件需要专门去做的事情，或者需要付出很大努力去做的事情。要深入地体验这一过程，可以参阅第6章"坐姿冥想"，它被称作"开放的意识"。

石匠的故事

很久很久以前，有一位石匠，干活累了，于是停下来，在巨量的石堆旁边休息几分钟。他看到一位贵族和他的仆人们从周边的树荫下缓步穿过。

石匠看到这位贵族穿着奢华、生活优裕，他突然感觉自己的工作异常艰辛。"啊，要是我能成为一个富人就好了。"他期盼道，"那样我就满足了！"突然，山谷里传来一个声音回答道："你的梦想会变为现实，你很快会成为一个富人！"

当石匠回到家时，他吃惊地发现，自己过去破旧的房子变成了一个富丽堂皇的宫殿。石匠喜出望外，不久，他彻底忘记了自己过去的生活。有一天，当他在市场闲逛的时候，一束阳光照到了脸上，他感到十分舒服，于是他期望自己能变成太阳。于是，他立刻变成了太阳。

变成太阳后，他感觉自己拥有了无穷的能量，他照亮了整个世界，他的光线照耀到了高贵的国王，也照耀到了贫穷的鞋匠。但过了不久，一朵云彩挡在了他的面前，并遮住了他的光线。"这是什么？"他疑惑道，"做一朵云彩比太阳更好啊！哦，如果我能成为云彩就好了。"

他又如愿地变成了一朵云。他遮住了太阳的光线，连续几周他倾倒瓢泼大雨，于是河水溢出了河岸，庄稼和稻田全都浸泡在水里，城市和村庄在雨水的巨大威力面前满目疮痍，但他发现，只有山坡上巨大的石头岿然不动。"这是什么？"他惊叹道，"做一个石头要比我现在更好啊！哦，我要是变成石头就好了。"

于是他真的变成了石头，他因为自己的巨大能量而深深自豪。他骄傲地站立着，无论是太阳的热量还是大雨的威力都不能令他动容。"这才是最好的自己！"他对自己说。但很快他听到自己脚下传来一个奇怪的声响，当他低头看时，他发现一个石匠正在一下一下地劈他！然后他生气地尖叫道："啊，我要是一个石匠就好了！"

很快，他又一次变成了石匠，并且在余生里他都对此相当满足。

第二部分
正念基础

2

---

doing

毫无休止、不满足、概念化、聚焦于外部世界、避免消极体验、目标导向。

---

being

在 doing 模式下，你的内心一直有包容、接受、平和、镇定、静默的意识。

本部分内容包括:

为每天进行正念练习打下坚实的基础;

了解正念动机和承诺如何提升你的生活;

学习如何进入心流模式。

第3章

让正念成为日常习惯

为了激发你的正念潜能，最好的一种方式就是每天练习正念冥想。培养每天练习冥想的习惯并不容易，但极有价值。如果你能清晰地理解习惯将为工作带来怎样的改变，那么你将能规律地进行正念练习。一旦你形成了每天进行正念练习的习惯，那么这一日常行为将和洗澡一样自然：这样，你就形成了每天净化自己思维的生活方式，而不仅仅是净化身体。

本章将探讨怎样最有效地改变你的习惯，探索习惯的科学成因，揭秘正念动机，以及培育长期的日常正念练习的方法。

发现变化的秘密

每年有数百万人都会制定新年目标："我要一周健身几次！""我决定不再吃巧克力蛋糕了！"但是，仅仅过了几周，多数人发现自己不能坚持预定的目标，从而放弃。你有过这样的经历吗？我有！

制定新年目标，实际上就是试图去改变自己的行为。人们不能成功地实现目标，是因为他们不知道怎样改变自己的行为。改变行为是通过训练方法养成的，而不是人天生就有这样的能力。好消息是，你可以学习怎样改变习惯。有了这样的训练方法，你可以为生活带来更积极的改变，训练方法之一就是每天进行正念练习！

可能很多人认为改变自己的日常行为是很困难的，但其实这没有你想象得那么难：你需要掌握训练方法。学习改变日常行为，就像学习游泳一样：一开始可能有些困难，但是一旦你了解了方法，就会越来越轻松！渐渐把这些方法用于工作，你会发现令人兴奋的结果！

通过阅读本部分内容，你将学习改变自己日常行为的正念训练方法，每天你可以选择一种或几种不同的训练方法，让行为渐渐改变。

用正念设计你的人生

随着你对本书的阅读渐渐深入，我猜想你会对正念的强大力量充满了好奇，并且迫不及待地想将其应用于自己的日常生活。

如果不经设计规划就草率地进行，你可能不会取得正念练习的长效成果。为什么？因为你需要仰赖自己的动机。你的动机不会一直保持在高位，它们时常处于波动状态（如图 3-1 所示）。

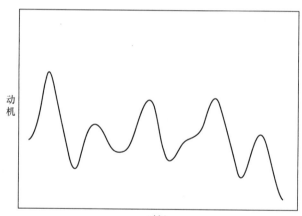

图3-1
动机的波动状态

举个例子，在阅读了本书的几章内容之后，你每天练习正念的动机会非常强烈。你会对自己说："这是一件很棒的事情！我要一天抽出半小时进行正念练习！这是我的一个新习惯！我可以做到！"

这是大多数人的行为。他们使用决心和纯粹的意念为生活带来改变。开始的几天还好，你记得每天进行正念练习，而且自我感觉良好。但是几天之后，你起床时感觉有点头疼。这种状态下，好像不太可能去练习正念，也似乎没有太大的练习动机，你宁愿躺在床上，多睡一会儿。于是第二天你开始起晚了，动机再次下降。再过一天你渐渐忘记练习了。几天之后，你发现自己不再练习正念了，于是完全放弃。

你感觉如何？或许感觉不太舒服。或许你会认为自己是一个失败者，一个不能坚持新习惯的失败者。当下次你意识到要再培育一个新习惯时，你可能不会很积极，因为你怕再次失败，你不想让自己再次成为失败者。所以这个时候，大部分人都会抱怨、责怪自己。你会想："如果我能再努力一点儿，或者如果我再自律一点儿就好了！"

其实责怪自己毫无益处，当然，放弃也没有帮助。那么应该怎么办呢？

从细节开始：培育新习惯的秘密

既然人类的动机总是波动的，改变习惯意味着巨大的决心和意志，那为什么不从细节——极小的事情开始呢？比如，我们是否可以尝试从 30 秒的正念练习开始？

如果从小的事情开始，那么你无须太大的动机，去培养一个新习惯。即便你从头疼中醒来，或者睡过头了，或者有任何理由，你都可以进行 30 秒的正念练习。每次你都会培育起成功驾驭简短的正念练习的感觉。

这样你成功练习正念的感觉会越来越好。一周之后，你可以逐渐加长每次练习正念的时间。

随着时间的延长，你便无须担忧动机问题，因为正念练习渐渐变成了自己的一种习惯。既然一种行为变成了一种日常生活习惯，那么高要求的动机就不是必要的。而新的行为习惯的养成几乎是自动进行的，就像刷牙、洗澡一样。你很聪明地规避了动机问题。

记住比较好

正念是有意识而非自发性的过程。所以让正念成为自发养成的习惯，听上去好像有点反常，但真相恰好相反。如果你不把正念作为自己日常生活的一部分，你就不太可能记得练习正念。所以，让正念成为一种日常习惯，开启有意义的正念生活！

为了培育一种全新的习惯，可以每天采用以下步骤来进行正念练习。

（1）你来决定进行哪些日常正念练习，不一定非要 30 秒。

（2）找一个合适的地方，进行日常简短的正念练习。

（3）给自己练习正念的奖励。

下面将详细阐述以上 3 个步骤的练习方法。

（1）选择日常正念练习的方法。

你可以进行自己喜欢的任何正念练习。为了帮助你做决定，我介绍几种选择：

① 正念呼吸（参考第 11 章）；

② 在地板上进行正念行走；

③ 喝一杯茶或咖啡；

④ 正念拉伸；

⑤ 回顾让自己感激的 3 件事情（参考第 11 章）。

上面是我的一些建议，你可以用其中一种方法；如果你想用自己喜欢的其他练习方法，大胆去试就好！

我建议你每天进行一次简短的正念练习，而不是几天或者一周进行一次，因为每天进行一次更容易培养习惯。每天进行简短的练习，要比不规律地进行长期练习更好！

不要想太多，选择一种方式，先练起来，看看情况怎样。你就是自己的试验者。如果奏效，很好；如果不奏效，也没问题。这是一种反馈的结果，换一种不同的方式去练习。如果你怀着一种作为实验者的态度去尝试新事物，那么你不会害怕失败。你会把正念练习看成认识自己的整个过程的一部分。

① 挑选一个你想做的事情，而不是你不得不去做的事情。

② 记得让正念练习进行 30 秒左右，可能你会觉得时间有点短，你想尝试更长时间的练习。但是，我们在开始的时候过于雄心勃勃，往往会无果而终。慢一点、稳一点，才会赢得比赛！坚持 30 秒的练习是合理的。如果比 30 秒长一点或短一点，也没关系。你没必要使用计时器来练习。

（2）选择一个进行日常正念练习的合适场所。

接下来就要选择一个合适的地方，让正念练习逐步深入。

为什么需要一个合适的场所，而不是随机地练习？要了解这一点，你需要知道习惯的运作模式。要形成一种习惯，你需要一个开始的暗示（线索）：告诉自己的大脑要形成某种习惯的"触发器"。例如，如果你看到了一块巧克力，那么这可能是你想获得一块巧克力的暗示；突然响起的闹铃声，也往往是起床（或者按下闹铃继续睡觉）的暗示。感觉也可能成为线索，劳累的感觉，可能会是上床睡觉或者再喝一杯咖啡的暗示。我们的生命中充满了各种习惯的暗示和线索，所以留心找到它们。

同样，如果你想养成每天进行正念练习的习惯，你需要一个可靠的暗示和线索。形成一种日常习惯的理想线索是让其成为你已经进行的日常习惯的一部分，比如你可能每天都进行仰卧起坐，那么仰卧起坐就会成为提醒你进行正念练习的线索（我就是这样）。或者，如果你以清晨洗澡开始新的一天，那么穿好衣服之后，你就可以进行正念练习。

一小步的巨大威力——简单直白

这是一个从美国到爱尔兰都在不断重复进行的实验！研究者随机地选择了两组职场人士，他们的健身运动都不太规律。第一组是这样：他们获得了购买运动鞋、运动衣的礼品券，并且获得了6个月免费进入健身房的机会，他们在健身房里拥有开始健身的一切条件。第二组：他们只是说："星期一，爬一层台阶；星期二，继续爬，再加一层台阶；星期三，再加一层台阶。保持这样的节奏，每天加一层台阶。"

那么3年后，你认为哪一组人会更健康、更开心，拥有更好的血压？当然是爬楼梯的一组。

这个实验表明了简单直白的一小步的巨大威力！每天迈出一小步，坚持不懈地进行，就会发生巨大的改变！

（3）给自己练习正念的奖励。

要完成习惯的闭环，你需要给自己奖励。没有奖励，你不会养成习惯。奖励会告诉你的大脑，再次去做会是一个值得的愉悦经历。

下面介绍养成习惯所需的3个步骤。

线索：是你进行正念练习的提示。比如，早上响起的闹钟，或者穿好衣服后坐在床上，都属于线索。

行动：进行正念练习。比如，感受10次正念呼吸，或者对周围的环境进行正念倾听。

奖励：一次积极的经历。例如，感到充实或在心里对自己说积极的话。

你可以参考图3-2所示的CRR循环模式，提醒自己通过3个步骤养成新的习惯。

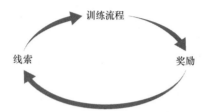

图3-2
CRR循环模式

回到上面巧克力的例子，奖励的感觉很明显是甜美的。

其实，在正念练习中，奖励可以是多种多样的。例如，如果有人联系你，当你看手机时，也会获得一种奖励的感觉。

下面介绍3种激励自己的方法，增加自己进行正念练习的次数、培育日常习惯的驱动力：

① 尽情享受正念练习的过程；

② 在正念练习的末尾，保持微笑；

③ 在正念练习结束时，给自己一个庆祝仪式，可以说"太棒了！""棒极了！"或者"真棒！我又一次成功地完成了30秒的正念练习，我做得真棒！"

如果你能更多地庆祝自己完成简短、新的正念练习，那么你一次又一次从练习中得到的愉悦感会增强，日积月累，你就会养成一种新的习惯，并成为日常生活的一个组成部分。

对你的新习惯保持平和

一种新的习惯刚刚培育起来，可能不那么牢固。没关系！其实这很正常。我们可以怀着实验的心态，在不同的生活场景中去校正和发现，什么样的正念练习更适合自己。

举个例子，当早上起床的铃声响起时，你计划开始正念练习，可是你实在太困了，那么你可以在下班回家后再进行，但是又发现孩子们太容易让自己分心了，于是你可以在早上穿好衣服后尝试进行正念冥想练习，你发现这个时间是最好的。当你感觉日渐更新后，那么你会渐渐爱上正念。

当然，你的正念习惯不一定是冥想的形式。可以是日常正念练习，比如正念喝茶、微笑着做 10 次正念呼吸，或者发现 5 种你看到、听到、闻到、尝到、碰到的新的感觉。任何一种能让你从自动思维模式中脱离的行为，都可以让你回到此刻中。

浇灌正念习惯的种子

怎样让自己的正念习惯日渐牢固呢？秘密就是不要快速地让它增长。

我想起了一个孩子种种子的故事。这个孩子每天都浇灌种子，很热切地想看种子长得怎么样，他希望种子能快快地破土而出。两天后，孩子决定把种子挖出来，看看长势如何。当然，孩子破坏了种子生长的过程。如果他能耐心一点，那么会得到一颗美丽的植物作为奖赏。

同样，如果你发现了一种培养日常正念练习的方法，一点一点地坚持去做。不必把练习时间加长，保持 30 秒的正念练习，直到它成为你的一种日常习惯。

一周左右，可以逐渐增加练习的时间，可以延长到 45 秒或 1 分钟。坚持练习，逐步延长练习时间，这样你会发现在毫不费力的情况下已经培养了新的习惯。一个月或两个月后，你会发现自己可以进行 10 分钟的正念练习，它已成为自己的一种日常习惯（如果这是你的目标）。所以，你可以自己决定你的生活方式。

把正念的种子撒向一天

当你慢慢形成了第一种正念习惯后，你可以尝试一下正念冥想，你也可以在一天中使用一些"线索"，提醒自己练习正念。

一天中可以使用的线索如下。

（1）电话铃声或社交短消息的铃声。

（2）乘坐某种公共交通工具。

（3）早上在户外散步。

（4）门铃声。

（5）翻开日记。

下面是提醒自己进行简短正念练习时可以使用的一些线索示例。

（1）做几次深入、觉知的呼吸。

（2）保持轻柔的微笑。

（3）检视一下你的身体和思维感觉。

（4）注意一下你头脑中正产生怎样的思维，想象把它们放在意识天空的云彩上。

（5）问自己："我现在怎么可以最好地对待自己。"

记住比较好

当你每次练习正念时，你会培养自己更深入地进入正念状态，因为无论你投入精神还是身体的某项练习中，你都在大脑中创造了一条新的链路。这就像你穿越森林、开辟新路一样。刚开始，穿越茂密的丛林可能有些难，你需要推开路上乱长的各种枝杈，小心翼翼地踩过脚下的草地。但是，如果你一直在这条路上走，那么走得会越来越容易。当你走得足够久后，你就会毫不费力，也不必想下一条路该怎么走，道路会越来越清晰。其实人脑中的路径也是如此，不断开辟新的链路：更好地进入正念、觉知、活力的链路。

自己去做更重要

我发现，每次我抽出时间交流、写作、教授正念时，对我的正念状态提升并没有直接的作用。加深我的正念状态的唯一方式，就是自己规律地进行正念冥想，形式可以是正念行走、正念身体扫描或者正念坐姿冥想。

你可能会花很多时间去阅读、研究和谈论有关正念的知识，但可能不会亲自练习。就像你描述杧果的口味和亲自尝一下它是不同的，阅读正念的知识和练习正念也是完全不同的。阅读和谈论有关正念的知识，看起来比练习更舒服和简单，但是对你的身体和思想没有太大功效。所以我建议你每天去做"未做"的事情，无论你想多长时间、以什么方式，对自己有效果就好。

探索你的意图

Intention（意图）一词来源于拉丁文 intendere，意思是引导注意力。意图即目的，就是你希望通过某种行为来实现的目标。当你开车去上班时，如果你的意图是无论发生什么情况都要准时到达单位，那么你可能会漫不经心甚至危险地驾驶。同样是开车去上班，如果你的意图是安全地到达单位，那么你的注意力会非常集中，并以安全和合理的速度驾驶。这里还有一个更加极端的例子——设想有个人要拿着一把刀刺向你，比如可能是一个外科医生，他要向你的腹部插入一刀。因为医生的意图是帮助你恢复健康，所以大多数人会乐意接受这一看似令人恐惧的过程。但是，如果换作一个杀人凶手，他同样用这把刀，但意图极其险恶，那么你绝不希望这件事情发生！

意图构成了整个行为本身的基础，尽管行为表现可能是相同的（比如上面的例子），但不同的意图深刻地影响着人们每时每刻的经历和心理状态。正是因为如此，正确的意图对于冥想而言是至关重要的。因此，可以说，意图的本质对你的冥想练习有了深刻的影响。

净化正念的意图

圣克拉拉大学的 Shauna Shapiro 博士和他的同事研究出一个非常有价值的模型，揭示了正念的工作机理。他们定义了三大要素：意图、注意力和态度。当你进入正念状态时，三大要素互相依存，互为补充。三大要素基于正念中最常使用的概念，又紧密地连接在一起，即以某种特殊的方式刻意为之、基于此刻、不加以判断地集中注意力。把它们分解后，你会得到以下解释。

（1）怀着某种目的——意图。

（2）专注于某事——注意力。

（3）采用某种方法——态度。

这三大要素无缝地协同工作，构建起每时每刻的正念体验。图 3-3 展示了正念三大要素的协同工作机理。

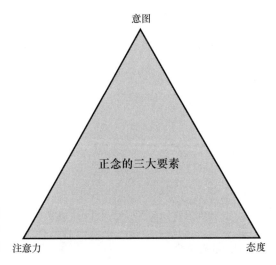

图3-3
正念三大要素的
协同工作机理

当人们想进行正念练习时，往往会因为意图而迷失其中，但它真的很重要。意图为将要进行的正念活动设定了特殊的目标。

意图也会进化。一项研究表明，人们的正念意图经常是为了减少压力，渐渐进化为对自己的思维和情绪形成深入的理解，最终进化为强烈的同理心。例如，你开始进行冥想的目的是减轻焦虑感，当焦虑感渐渐减少时，你开始练习对自己的情绪进行更好的控制，最终你会成为一个对家人和朋友更加同情和仁慈的人。你的意图是什么呢？

记住比较好

正念练习的目的，首先是减轻人们在各种不同状态下的痛苦，从饮食习惯紊乱到怀孕造成的焦虑，从减轻学生的压力到加速牛皮癣的治愈过程，其目的莫不如此。正念的功效十分丰富，但请记住，正念最初的目的和愿景是减轻各种痛苦，包括你自己也包括其他人，并培养一种强烈的同理心和仁爱心。正是在这样一种美好和积极的愿景下，人们在遭受各种痛苦困扰时，尝试进行各种形式的正念练习，得到启发和提升；同时，他们又通过自己的切身实践和直观感知对正念的内涵和功用进行丰富和延展。

确立你的动机

当你在进行正念练习时，"正念观想"（Mindful Visualisation）是一种非常有帮助的训练方法，它可以让你清晰地看到内心深处真实而深刻的动机。当我第一次采用这种方法冥想时，我被自己所看到的内心深处的动机而深深地震撼和吸引。

然后，你可以进行下一部分的协作练习。

播放音频

1. 发现你的动机：正念观想

这一练习最好能配合音频 3 一起来做。找一个椅子或沙发，选一个舒服的位置坐下或躺下。保持让你感觉舒适的姿势，闭上眼睛。

音频 3

想象一个场景：你安坐在一片美丽、宽阔的水域旁边，面对一个湖面或一片安静、怡人的海面。这个地方可以是你以前看到过、来过的；也可以是凭你的想象完全创造出来的，这都无所谓。找一个可以让你平静和放松的地方，这片湖水环绕着挺拔的大树，远处矗立着壮美的大山，气度恰到好处，徐徐吹来的微风令你神清气爽，一群鸟儿从地平线飞起，你能嗅到空气中弥漫的阵阵清新，你的身体顿感松弛、心情顿感愉悦。

你低头看，发现一块鹅卵石。你捡起来注视着它，上面镌刻着一行字："我为什么想做正念训练？"你仔细地看着这个问题，并把鹅卵石轻轻地攥在手里。

然后，你向水里投掷这颗鹅卵石。你看着鹅卵石在空中划过一道弧线，最后落在水面上，水面上泛起圆形的涟漪。当鹅卵石落到水面的一刹那，你又一次思考这个问题："我为什么想进行正念训练？"

鹅卵石开始沉入水底。当鹅卵石下沉得越来越深时，你仍能看到它。当鹅卵石继续向深处下沉时，你看着它，继续想这一问题："我为什么想进行正念训练？"在鹅卵石下沉的过程中，你一直盯着它，并一直思考着这一问题。

最后，鹅卵石轻轻地沉入湖底，并停在那里。"我为什么想进行正念训练"这一问题仍然清晰可见。抽出一段时间，好好思考这个问题。

现在，暂时结束"冥想可视化"训练。观察你的身体知觉，做一次深呼吸，当你准备好了，慢慢睁开眼睛。如果你在这一过程中有什么发现和思考，在日记本上记录下你的所思所得。当你记录的时候，你的视野会更加清晰明朗。

在进行这种"有意图的"冥想时，没有正确或错误的答案。一些人在进行正念训练时希望有所收获，并且得到了明确的答案；也有些人一直在思考这个问题，但无功而返。一些人发现，当鹅卵石接触湖水表面时，他们获得了答案，并且十分清晰、直白；但随着鹅卵石深入下沉，他们从正念中获得的答案又进一步明晰并随之深入。如果冥想对你有帮助，那么非常好；如果对你没有帮助，那么也不用担心，因为你还有其他训练方式，本章后面的部分将会讲到。

2. 观察你的动机：完成例句

拿出一张纸或你的日记本，针对以下问题，不要思考太久，在 1 分钟内，尽可能多地写下答案。

（1）我想进行训练是因为……

（2）我希望正念能够帮助我……

（3）如果我能更好地投入正念状态，那么我将……

（4）我想进行正念训练的真正原因是……

（5）最终，正念能够给我……

（6）正念是……

完成例句的练习将帮助你明晰你进行正念训练的动机和意图。

现在，通读并思考你的答案。答案中有什么让你吃惊的地方吗？为什么会感到吃惊？当你努力激发自己进行冥想时，你可以回顾这些答案。通读这些答案能使你获得冥想训练的动力和能量。

培养愿景

愿景就是长期的愿望，它是你为之努力的方向。拥有明确的愿景，可以让你坚定前进的方向。无论你做何事，都要明晰愿景，你需要明确两件事：你现在在哪里？你要到达哪里？

正念是全身心投入于此刻，并放下目标。为什么要思考愿景和意图？为什么不活在此时此刻并忘记愿景？因为愿景能给你的冥想训练过程注入能量、动力和力量，尤其是在你对某个练习有点儿排斥时，更有助益。

例如，有时你会因为某些情绪、思维或观点而陷入焦虑和急躁中难以平复。你的愿景是希望成为一个镇定自若、处变不惊的人，不会因为某事而焦虑，其他人也乐于向你求助，倾听你的观点。意识到这一点，这就是你的训练目标，也是你要坚持长期训练的目的。这并不是说，你每次进行冥想的目标就是镇定下来，而是说，如果你不镇定下来，你就已经失败了，这是一个更大的愿景。你要坚守一个长远的目标，而非短期的目标。

小贴士大用途

如果你不太清楚自己的愿景是什么，那么你可以在进行一些正念练习或浏览了本书其他部分内容后，重新回顾这一部分，这样你会对自己的愿景有更加清晰的了解。当你开始练习冥想并体会它所带来的益处时，你就会渐渐培养起清晰的愿景。

你可以试着进行以下两项练习，让自己的愿景更加清晰。

1. 给未来的自己写一封信

这种方法可以让你通过正念培养长期的愿景，帮助你实现目标。

你可以思考，未来 5 ～ 10 年你会是什么样子。这是一个让你释放情绪、梦想未来的极好机会。你感觉怎么样？你希望成为什么样的人？你怎样应对生活中的挑战？

你可以围绕类似的问题给自己写一封信。如果你的脑海中闪现了很多场景，而恰巧你会画画，那么也可以试着画下来。这些场景刺激你的大脑生成为之努力的方向，并让你坚定信念，勇敢探索未来之路。

你可以把这封信钉在家里的墙上，或者让一个好朋友在将来的某一天邮寄给你。大多数人在收到写给自己的信件时会感觉很神奇，而当这样的自我对话和自我反思在你人生的某一天突然到来时，它永远都切合时宜。

小贴士大用途 你甚至可以给未来的自己发一封邮件。

2. 参加自己的葬礼

在做这一练习时，你要努力克服抵触情绪，因为它所带来的体验会令你充满感动，并且为你带来巨大的力量。

想象一下，你已经走进了自己的葬礼仪式。你感知到亲人和朋友环绕着你。想象来到葬礼的每一个人，你希望他们说什么，他们每一个人会怎么说。他们谈起你的为人处事，对你的一生大加赞扬。

他们对你评价如何？你希望他们谈论你的哪些品格和特点？他们在哪些方面对你非常嘉许？做完练习后，你再深入思考。你的感觉怎么样？人们对你做了什么评价？

这项练习将你置入某种特定的环境中，并全面净化你的价值观，这对你而言是至关重要的。那么，你应该如何利用所听到的其他人对你的评价，去创造一种愿景，让自己成为那种理想之人呢？这一愿景又将怎样强化你进行冥想训练的动机呢？

在接下来的几周，你可以问自己一个问题："如果今天是我生命中的最后一天，我是否想做我今天将要做的事情？"如果一连几天，无论何时你的答案都是"不"，你就应知道你必须做出改变。即便你不会直接去问这个问题，但在你的人生价值体系中，又多了一个考量的维度，那就是对死亡的考量，它会让你从看似平淡的现实中立刻苏醒，全力聚焦于生命中最重要的事。

为每个人的益处练习正念

如果你非常清楚地知道正念会给自己带来什么益处，那么你会为了自己的利益练习正念，这是很好的。但是，你也可以为了别人投入正念练习。转移注意力会让你的练习更加愉悦，正如你做一些志愿者工作的同时，也会帮助他人一样，你同样也可以怀着服务他人的态度，练习正念冥想。

那么，正念怎样才能对他人有益呢？你练习正念的次数越多，就越可能让自己更加友善、专注和为他人带来益处，也会减少烦躁和恼怒，更好地控制自己的脾气，并且有精力和意愿去帮助他人克服困难。所有这些品质不仅对你是好的，同样对你接触的任何人都有助益。

下面这些是你能想到的从正念训练中可以获益的人。

（1）你的合作伙伴或亲密的家人。

（2）你的朋友。

（3）你工作中的同事。

（4）你所居住的乡村、城镇或城市中的人。

选择一个和你产生共鸣的群体，尝试帮助这个特定人群练习正念，提升正念意识和友善的态度，看能否对这群人产生助益。

这种方式适用于所有活动。例如，当我意识到我写这本书是为了给你带来益处时，我就感觉动力更强。我想尽力把这本书写好，以帮助你更加健康、快乐、平和地生活。这种感觉棒极了！但是如果我写书时一直在想怎样让我出名或变得富有，那么就会缺少很多乐趣。

为正念做好准备

怀着积极的态度练习正念是十分有助益的。或许你是练习正念的新手，所以你不知道怎样练习才能对你适用。但是，怀着开放的心态接纳你从正念中可能发现的价值会很有帮助，这正如我们学习任何一种新技能，比如高尔夫、法语或花艺。

在正念练习遇到阻力时，如果你总是想"它不太可能帮助我"，那么你最终会证明你是对的、它真的不行，那么你马上就会放弃。

正如亨利·福特所言："不管你认为自己能行，还是不能行——你都是对的。"

小贴士大用途

所以要认为自己能行！听亨利·福特的话是有价值的：他革新了汽车产业。你或许不能认同福特的发明，但是他取得了许多人认为不可能的成就。如果你拥有正确的态度，正念会给你的生活带来同样的革新。怀着开放和好奇的态度，你的生活会充满更多的觉知、仁爱和智慧。

当你渐渐培养了一种长期练习正念的习惯时，你会想知道为什么需要练习正念。保持自然状态，进行长期练习就好。当你练习正念时，使投入到此刻中，不要过多地思考你是否在靠近自己的目标，要相信正念冥想的训练价值，因为有数百万人都进行了训练，相关的科研论文也达到数千份之多，所以你抽出时间练习正念，就会把自己照料得很好，尽量不要去质疑它的价值。

不仅仅是解决问题

正念是不能一蹴而就的。不仅在顺利和挫折时需要训练正念，当你感觉状态良好或感觉焦虑、沮丧和失望时，也需要正念来帮助你。以放松和平稳地方式去练习，正念习惯才能以最好的方式被培养起来。日复一日，持久练习。当你遭遇困难或挑战时，你能够回忆起正念方法，使用正念理念，让自己专注于呼吸，放松自己。

智慧语录

有规律地进行正念冥想练习，就像坐车时系安全带一样。每次你开车外出时都会系上安全带，以防发生事故。你不会在发生事故后系安全带，那时已经晚了。在开车时系不系安全带似乎差别不大，但差别就在于在发生事故前所做的准备不同。正念这条"安全带"可以让你的心情变得轻松、和缓，你可以欣赏人生之美，特别是当你遭遇挑战时，它可以让你安全地停下来。

克服练习的阻力

训练不久后，你或许会有一种练习正念的抵触情绪。不要担心，你并不孤独。人们经常当面或通过社交媒体问我，怎样克服练习正念的阻力。他们知道正念对他们有利，但是由于某些原因他们很难让自己坐下来进行冥想。我想这对很多人都是一种常见的经历。

我的建议如下。

（1）平静地对待阻力。如果你实在是不喜欢冥想，没关系。你没有必要和自己斗争，放松一下。释放掉练习的内在对抗情绪。当你完全准备好的时候再去练习。

（2）感受阻力。你注意一下什么时候会感觉到身体内的阻力。这种感觉是在你的肚子里、胸腔里还是其他地方？和呼吸一起感受一下这种感觉。现在你已经在不知不觉中练习正念——悄无声息，但是非常酷！

（3）激发非正式的正念练习。这意味着你要对日常所做的任何事情都更加觉知。

如果你要走到汽车站，你可以感受一下脚上的感觉，以及清风拂过你皮肤的感觉。当你在晾衣绳上晾衣服时，你可以多抽出一点时间，注意一下衣服的香气，感受一下你挂衣服时身体拉伸的感觉。从常规的思维中解放出来，给你的思维一个休息的空间。

驴和井

从前，一个农夫的驴不慎掉到了井里。农夫尝试了各种方法，试图把驴救出来，但未能奏效。最后，他遗憾地放弃了解救它的念头。无论如何，井都需要填埋，于是他决定把驴也一起埋了。他确信，驴不会幸免于难了。他开始向井里铲土。起初，驴非常害怕，不断地号叫，但是很快就平静下来了。农夫铲了一会儿土，决定近距离地向井里看看。他拿起手电筒往里看，发现驴竟然还活着，并且离井口更近了。它抖掉背上的土，并把新土踩到脚下。就这样，不久后，驴从井里走了出来，重归安全，就好像什么事都没发生过。

驴是被求生的欲望所激发。如果驴有思维，它会想："哦不，我没希望了，我肯定会死"，然后驴就真的会被埋葬。如果你对成功地进行正念拥有强大的驱动力和坚定的信念，那么无论这一过程中遇到什么挑战，你都会用简单、高效并且创造性的方法自如地应对。

第4章

培养健康的态度

正念的三大关键要素是意图、态度和注意力（第3章已有全面解释）。本章将关注"态度"。

态度会影响你的生活。即便你现在拥有完美的生活，但是如果你总是怀着不满足的心态，那么事实会真的如你所愿。反过来说，如果你的生活仅仅能够解决温饱问题，但是你全身心专注于所拥有的，那么生活会充满喜乐。

每当谈到态度，你就拥有选择的机会。如果你能意识到自己的愿景，就可以选择更好地做出改变。你的态度与你生命中真正发生了什么、你有多成功，甚至你感觉如何等都不相关。你可能感到有点儿失望，但你可以想："嘿！至少我感觉到了"，或者"这只是一种感觉"，或者"这是我理解失望这种感觉的一次机会。"

改变自己的态度尽管很困难，但绝对是可行的。针对你时时刻刻的外在体验和内在感知，选择式地注入正念态度，可以让你形成自我控制的意念和信念，以更高的灵活性和舒适性从容地生活。

以唱歌为例。你唱歌的态度是什么？或许你非常喜欢唱歌，甚至急不可耐地想跳上舞台。如果你能做到，不在乎其他人会怎么看你，或者把自己当作一个明星，那尽情尽兴地高歌一曲完全不是问题。但是，如果你觉得必须唱出最好的状态，或者担心看你的眼光，你就会非常不愿意唱下去，这会严重影响你的感觉和情绪，而你唱歌的效果也会大打折扣。

在任何情境中选择做出某种动作比控制自己的态度更加容易。所以在上面的例子中，即便你的思维告诉你不能唱歌、你感到很焦虑，你仍然可以继续唱歌。这样久而久之，你会发现自己的态度、思维和感觉也开始出现变化。所以，如果你感觉自己被某种消极的情绪所干扰，没关系，你可以试着做出一些细微、积极的行动，比如散步或给朋友发信息等。

态度如何影响结果

智慧语录

曾经有一所学校，根据学生的成绩分了 6 个不同能力等级的班级。每年的教学模式都是同样等级的数学老师教授相应数学成绩的班级。这一年，教学主任决定尝试一个新的实验。她随机地挑选一位老师，这位被挑选者是排名倒数第二的老师。教学主任告诉她，她有多么优秀，明年将会让她带数学成绩最好的班级。当这位老师接手新的班级后，她对这个班级的态度和预期完全改观。她知道，最优秀的班级就应该获得最好的成绩，就像他们一直所表现的那样。于是，她完全调整了教学思路，用最好的方法和她所能达到的状态去教学，毋庸置疑，这个班级最后取得了 A 级的成绩。但令人难以置信的是，这个班级其实不是最优秀的班级，而是过去排名倒数第二的其中一个班级。但由于老师改变了她对这个班级的态度和预期，学生也根据其表现得到了彻底的提升，并获得了优秀的成绩。这一实验体现了态度的力量。

态度如何影响正念冥想的质量呢？如果你的态度是"冥想简直太难了"，那么你会费很大力气做好某个姿势。但如果你的态度是"冥想其实很简单"，然后努力去做，那么你开始会非常失望。如果你的态度是"我也不知道冥想到底会怎样，我只需要顺其自然地去做，观察到底会发生什么"，那么接下来无论发生什么，你都做好了充分的准备，轻松应对。

记住比较好

态度，是使你的正念训练这棵大树变得更高更壮的土壤。一片肥沃、养料充足的土壤会滋润正念这粒种子，并促使它好好成长。你每次在进行正念训练时，都要浇灌这粒种子，给它精心的关怀和照料。但是，如果这片土壤由于负面的态度而变坏，那么这粒幼小的种子会日渐凋零。一棵植物需要经过规律的浇灌方能成长——如果缺乏相应的关怀和照料，那么其结果将是枯萎、凋落。

观察你的正念态度

态度会成为习惯，当然，习惯也分好的习惯和坏的习惯。另外，态度就像习惯一样，也非常不容易被改变。你需要努力改善你的态度。你可以先从观察自己当前的态度开始，比如在进入冥想、安静、沉寂、静默这些状态时，你的态度是怎样的？然后，你试着去理解和领悟，渐渐地，你会培养起有利于进行规律性正念训练的态度。

小贴士大用途

拿出纸和笔，回答以下 10 个问题，这样可以帮助你发现自己在进行正念冥想时的态度。

（1）你希望从正念训练中获得什么？

（2）你为什么进行正念训练？

（3）你认为正念训练会带你体验什么样的经历？

（4）你认为从开始到体会出冥想真正为你带来益处需要多长时间？

（5）在你进行冥想时或冥想之后，你期望自己有怎样的身体感觉？

（6）你过去的冥想体验是怎样的？你希望继续保持，还是将它们遗忘？

（7）你打算付出多少精力用于正念训练？你希望一天进行几次，是一天一次，还是一周一次，或者，无论你何时想练习你都能投入进去？

（8）当你听到"冥想"或"正念"这样的词汇时，会激发什么样的思想和感觉？

（9）你如何知道自己正在以正确的方式进行冥想？

（10）冥想最大的好处是什么？

现在，看看你的答案。你发现了什么门道吗？你对冥想带来的潜在好处的态度是积极的还是消极的？或者你还是比较冷漠，在自己的意念中你就像一个科学家一样，只是想试验一下？

不管怎样，不要对你的答案做出判断，按照事情本来的面目去观察它们。如果你控制不住地去想，"这样很好"，或者"哦，这是一种不好的态度，我到底哪儿出了问题？"你的意念中会形成一些自然的判断。

培养有益的态度

本节将探讨一系列关键和重要的态度，它们为强有力的正念训练构筑了坚实的基础。这些态度会帮助你脱离困难的状态，消除消极的感觉和懒散的情绪，并激发行动的强大能量。如果没有这些态度，你的训练会非常迟滞，你的动力和专注于此刻的能量也会被大大削弱。通过持之以恒的训练，你会渐渐获得其中关键的态度，而另外的态度，从你一开始训练时便能获得。

你可以把这些关键态度想象为草莓的种子。如果你想尝到甘甜可口的草莓，就需要播撒种子，并规律地浇灌它们。同样，你也需要规律地浇灌你的态度，对其投入正念意念。这样你就可以享用努力付出后得到的果实：一颗颗甘甜可口的草莓。

本章定义的态度不是孤立地叙述和讲解，它们之间相互补充、互相滋长。它们中的任何一个在成长与强健的过程中，都为其他态度提供了支持和补充。

小贴士大用途

还有一种非常有效的方法，叫作"事实好像法则"（Acting as if Principle）。或许你不喜欢改变自己的态度，或许你在练习正念时感觉很困难，或许你感觉很愤怒、悲伤、生气。这时你能做什么呢？这是一种通过使用你的面部表情或身体行为来改变态度的强大方法。你可以感觉"事实好像"你感觉认同、平静、快乐。比如，许多研究表明，面部保持微笑或走路时感觉充满律动，可以在一分钟内改善你的情绪、改变你的态度。正如莎士比亚所说："如果你没有某种美德，就假装你有。"

"接受"的内涵

"接受"（Acceptance）是正念最有助益的态度之一。接受意味着你要领悟并承认自己的经历，而不是对其进行好与坏的价值判断。对一些人而言，"接受"这个词就是推脱，或者如果你愿意，可以用另一个词——"承认"（Acknowledgement）来代替。

不开玩笑！危险

谈到"接受"，我指的不是"逃避"。我的意思不是："嘿，如果你认为你做不成这件事情，那么接受它吧。"这是放弃而不是接受。我说的"接受"是你每时每刻的一种体验。

例如，当你感觉疼痛时，无论是像肩膀疼痛这样的身体疼痛，还是像焦虑、沮丧这样的精神疼痛，你最自然的反应就是尽量去消除疼痛的感觉。乍看上去，这是合情合理的，因为无论是身体还是精神上的疼痛，都令人难受。于是你努力去忽略它，转移注意力，甚至去服用一些消遣性的药物或喝酒，以麻痹这种疼痛感。这种逃避在短时间内的确会奏效，但过不了多久，这种逃避会在精神和情绪上失效。

对抗疼痛，仍会让你感觉疼痛，更重要的是，你感觉到了情绪疼痛并再去对抗这种疼痛。佛学将其称为"第二支箭"。如果一名战士被一支箭射伤后，产生这样的情绪："为什么会发生在我身上？"或"如果我以后走不了路了怎么办呢？"这就是"第二支箭"！每次当你感到一定程度的疼痛，或者哪怕有一点点不舒适时，你都和自己抗争，而不是坦然接受既成事实，并考虑应对之策。回避或逃脱，都是"第二支箭"的组成部分，并和痛苦糅杂交汇。"接受"则意味着停止与自己每时每刻的体验进行抗争。彻底抛除责备、批评、否定的情绪，接受这"第二支箭"。

请记住一个实用的公式：

$$痛苦 = 疼痛 \times 抵制$$

你越是抵制正在遭受的疼痛，你的痛苦就会越深。疼痛已经产生了，抵制疼痛会增加疼痛的感觉。接受会让你释放抵制情绪，因此会减缓你的痛苦。

当你处于正念状态时，或许会感觉思维不时地变化、捉摸不定。如果你不接受你的思维非常喜欢思考这样一个事实，那么你会对自己越来越失望，会感到不安和愤怒。你想全神贯注于冥想，但你就是做不到。

在上面这个例子中：

（1）"第一支箭"：是在你进行冥想的过程中进入你思维的各种思想；

（2）"第二支箭"：你难以接受那些在冥想过程中产生的思绪，并且因为如此众多的思绪而责备自己；

（3）解决方案：你要承认和接受，思绪只是冥想的一部分。你可以善意地对自己说"思考正在发生"，或"思考是很自然的事情"，或你可以在头脑中打上标签："思考……思考"。

如果你承认这种思想、感觉或感受，并且投入其中，那么体验也会随之改变。即便在身体疼痛的状态下，你也可以试验性地去感受和体会。

但是请记住，这不是让你承认放弃这种感觉。那不是接受。你需要在不改变其原貌的情况下，努力去承认这种思想、感觉或感受。你只需单纯地接受，保持其原本的状态。

甚至，你可以在不适得到放松。在不适中得到放松的一种方法是勇敢地面对不适的感觉，同时去体会自己的呼吸。每次你呼出气息时，你要进一步感受其中的感觉，同时缓解由不适带来的压力。

在应对疼痛的过程中，如果采用的所有接受和承认的方法都不奏效，那么你可以试着去投入这样一种感觉，渐渐地向它靠近。向接受的感觉靠近，哪怕是很小的一步，都会引发一系列连锁反应，触发全面的改变。要知道，任何有关接受的微小一步，都比什么都不做要好。

关于接受的另一个关键要素是你要清楚地知道自己当前的状态。例如，你迷路了，即便你有一张指明想要去往日的地的地图，如果你不知道起点在哪里，那么同样不太可能到达目的地。在你开始明白如何到达想要去的地方之前，要明白并且接受你目前所处的位置。而有趣的是，接受恰是改变的第一步。如果你不承认目前所在的位置，以及当前所处的状态，那么你也不太可能从这个起点继续前进。

使用下面几种方法，可以培养接受的能力。

（1）你可以把自己难以接受的某种体验在脑海中打上标签。例如，如果你不能接受你非常生气，你可以在脑海中打上标签："此刻我感觉很生气……我感觉很生气"。用这种方式，你会开始承认自己的感受。

（2）观察你身体的哪个部分感觉紧张，想象你的气息正从紧张的部位呼入呼出。当你呼入和呼出气息时，可以对自己说："好了，就是这里……就是这里。"让感觉周围的肌肉尽量地软化和放松。

（3）考虑一下，如果把你当前的思维、感觉、感受按程度分为 1 ~ 10 级，那么你接受或承认的程度是几级？问问自己，如果要把自己的接受程度提高 1 级，你需要怎么做？然后，你要努力地去做。

（4）你要真正对自己的体验充满好奇。思考这种感觉从哪里来、我从哪里感觉到的、我真正感兴趣的是什么？采用这种方法，好奇心会驱动你培养更强的接受力。

记住比较好

在情感的天地，从 A 到达 B 的最快方法不是努力强迫自己到达 B，而是接受 A，全心地接受将导向自然的改变。

解析"耐心"

美国著名的聋哑作家海伦·凯勒有句名言:"如果世上只有喜悦,那么我们永远学不会勇敢和耐心"。如果你每次进行冥想时都充满了欢乐和平静,你就不需要耐心这种良好的态度。现实情况是,在我们进行冥想时,就像我们做任何活动一样,一些极富挑战性的思想和情绪会不时地浮现。重要的是你如何面对并迎接这些挑战。

虽然经过短时间的训练,你会体验到正念的益处,但是研究发现,你越多地投入到正念情绪的培养中,结果就会越有效。正念冥想是对思维的训练过程,这种训练是要花费时间的。

如果你天生是一个没有耐心的人,那么正念冥想对你而言是最好的训练方法。耐心,就像本章中谈到的所有态度一样,是你通过有规律的训练可以达到的一种状态。态度就是你在精神健身房里训练出来的肌肉。

你可以通过以下几种方法培养自己的耐心。

(1)在任何场景中,当你感觉有点不耐烦时,你要把它看作让思维进行正念训练的机会。也就是说,你会被脑海中产生的一系列思绪所吸引:它们都是真实的吗?在你的情感深处,这些思维有什么影响?这些思绪都是有关什么内容的?

(2)下次当你驾车遇到黄灯亮起时,你要尽量安全地停下来,而不是加速穿越。观察那一刻你自己的感受。你可以多重复几次,并观察让自己耐心起来是更容易还是更困难。

(3)当你在超市排队结账时,不要急切地选择最短的队列,而是选择最近的队列。如果感觉不耐烦,那是很正常的。当你感觉不耐烦时,不要急于立刻做出反应,而是将好奇心带入这种体验,慢慢释放掉焦急的情绪。

(4)当和某人谈话时,你要花更多的时间用于倾听,而不是说话。驱赶你开始急于说话时的急切感,更多地去倾听。倾听可以给你带来巨大的力量,而且是培养耐心最好的训练方法。每次当你练习时,你都要训练自己的大脑渐渐地有耐心。

全新地"看"

全新地"看"通常被看作初学者的思维,并首次被禅宗大师 Suzuki Roshi 所使用。他曾说："在初心思维（Beginer's mind）状态下有许多可能性，但在专家的思维里几乎没有。"这句话的意思是什么？

比如一个年幼的小孩。如果他足够幸运，无忧无虑、活泼自由地成长起来，他会是世界上最伟大的正念教师！他会被最简单的事情所吸引。如果你给他一串钥匙，他会全神贯注地注视，观察映入他脑海的各种不同的颜色，他晃动钥匙，倾听它们发出的奇妙声响——或许，他还会咯咯地傻笑。然后，他会去尝尝钥匙的味道！

孩子是初心思维最好的缩影。他们看待世间万物，就像第一次看到一样充满好奇，因为他们的脑海里从不被任何判断占据，他们不会去想事情的对错，不会被这样的思维、概念、信念或思绪所影响。一个婴儿还没有经过知识的启蒙，他会把自己感知到的最原始和本真状态的信息输入自己的思维，并且投入满心的热爱。如果一个年幼的孩子天真无邪地成长起来，那么他天然就处于正念状态，而且，正念对他而言是一种真正的快乐。

当你投入初学者的思维状态时，你会生活在一个被吸引力、好奇心、创造力、专注力和乐趣包围的世界，你会用一双孩子的眼睛观察和审视外面的世界，你在一个"不知道"的思想世界里。当你在想"我知道正在发生什么"或"我知道通过呼吸感觉到什么"时，你就会停止观察。如果你不知道将要发生什么，你就会好奇地思考未来之事。每一刻都是崭新而奇妙的；每一刻都是迥然不同和独一无二的；每一刻都是你所拥有的唯一时刻。

如果你是正念的初学者，那么你正扮演最令人羡慕的角色。你真正处于初学者的思想状态！但是，当你第二次进行冥想训练时，你或许会不自然地和第一次的经历进行比对——"上次感觉更好一点"，或者"为什么我现在不能集中精力呢？"或者"对了，非常好，我做到了！"你开始针对新的体验去比较、定义或者责怪自己。当这些思维到来时，你要努力驱赶它们，尽你所能将自己的注意力重新拉回到此时此地，就好像你第一次投入这种状态一样。这不是说初学者思维是一种容易获得的，而是说，它是维系长期冥想自律或冥想规则的基础。

小贴士大用途

正念生活是用全新的视野去生活。这样做的一种很酷的方式是，降低你做事的计划性。抽出几天时间，不去做计划，这样你做事时会感到新鲜而兴奋。在大部分时间里，我们的生活都是没有计划性的，不要费很大的心力去规划时间。甚至在工作中，你偶尔也可以不去做计划。当我不按照规划去讲话时，我不知道将要讲什么，这对我的听众和我而言都是更有趣味的。我被迫处于当下状态，并做出反应，正念会自发地出现。

臻于"信任"

如果没有一定程度的信任，那么正念冥想会充满挑战。当你在冥想过程中感觉不到发生任何事情，或者感觉有些事情"不太对劲"时，信任可以带给你对冥想的持久信念。例如，当你正在进行冥想时，突然感觉很厌倦，那么你需要信任，这只是另外一种感觉，通过持续地冥想练习，那种感觉会渐渐消失。如果你没有信任，这种感觉就不会消失；或者，你在冥想最后阶段的感受会比你刚开始时更糟糕。如果没有信任，那么你不会看清一个事实——任何体验只是暂时的一种经历，就像所有的体验一样，任何体验都不会永远持续存在。

记住比较好

在人与人的交往中，信任的培养是需要时间的。你不可能见到一个人就立刻信任他，你需要观察他如何处世、如何说话、如何对待你和其他人。随着时间的流逝，彼此付出耐心，信任就渐渐形成了。信任的增加使得人际关系更加密切和成熟，也更有意义。缺乏信任关系则缺乏美感。拥有了信任，也就拥有了温情、友谊和彼此交融之感。在信任关系下，你会感觉更舒适、更放松。

你和正念的关系也是如此。刚开始训练时，你可能对整个过程并不信任。但随着耐心地付出、全情地投入、规律地练习，你会渐渐信任它。你越信任冥想可以让你安抚和平静下来，越会更加放松地投入其中，从某种意义上而言，你会让冥想自然而然地来到你身边，而不是刻意地去"做"到冥想状态。事实上，冥想是"不做"的一种行为，或者说是一种存在和体会，它是从信任的安全感中自然升华起来的。

小贴士大用途

以下几种方法可以帮助你培养自己的信任感。

（1）计划你将花多长时间尝试冥想练习或者坚持训练。比如，你想抽出4周的时间来练习冥想，每天花20分钟，那就这么做。找一些自己感觉比较困难而不是比较舒服的日子去练习，试着对整个过程充满信任。

（2）如果你按照科学的方法进入正念状态，那么你可以在本书中或通过其他渠道查阅关于正念和冥想的研究资料，这会为你坚持冥想的训练规律提供良好参照。

（3）如果你认识其他正在规律地练习冥想的朋友，可以和他交流一下，如何参与冥想。你可以考虑和他一起进行冥想，并让他帮助你。

（4）给冥想练习多留一些时间，尽你所能地耐心对待它。随着时间的流逝，你会自然而然地信任它。

（5）努力去信任自己在此时此地的体验，你的直觉正在告诉你什么？

训练"好奇心"

爱因斯坦是好奇心大师。他认为，好奇心是一个人完整一生最基本的组成部分。

好奇心是习得所有真知灼见的基础。如果你充满好奇，就会想了解更多新鲜的事情，获得更新的知识。如果你充满好奇，就会专注而认真地观察周边的世界，尽力观察以前你不曾看到的新鲜事物。你不断追问关于你自己和其他人的各种问题，这些问题诸如："为什么天空是蓝色的？""为什么那个影子稍显稀疏，而这个影子浓密厚重？"你也可能会追问许多关于你自己的问题，比如，"我想知道为什么我在吃了 ×× 之后会感觉不舒服？""思维是怎么产生的？""如果我试着在身体里体会失望的感觉，并通过呼吸把它呼入呼出，那么这种失望感会有什么变化？"等。

将好奇心带入你的正念练习中是极有助益的一种方法。事实上，当你充满好奇时，你会自然而然地进入正念状态，你会很自然地开始专注起来，怀着洞察一切的感觉，观察正在发生着的一切。以思维为例，在 10 分钟内，如果你对其间所产生的各种思想充满好奇，那么你会全神贯注、尽你所能地去观察自己意念中的思维。如果你的好奇心真实而坦诚，那么你会持续地观察这些思维，直到好奇心得到满足为止。

小贴士大用途

在冥想中如何培养自己的好奇心呢？我来告诉你，可以通过问问题的方法实现。下面给出了一些问题，你在开始冥想前，可以先问自己。然后，试着去激发自己的好奇心，你自己的好奇心比任何我给予你的都要有力量。

（1）如果我连续 4 个星期每天冥想 20 分钟，那么会怎么样？我会不会喜欢这样做？

（2）如果我付出许多努力进行冥想，效果会怎样？如果我少付出一点儿努力，效果又会怎样？

（3）即使在我非常想走动的情况下，我仍然静静地坐着或躺着，那会怎么样？过一段时间后，又会怎么样？

（4）我身体的哪些部位会感觉到积极的情绪？哪些部位又会感觉到消极的情绪？如果有这些情绪，它们究竟有怎样的形态和色彩？

（5）在冥想练习的过程中，如果有一个善意而轻柔的微笑，那么会产生怎样的效果？

我可以这样继续问上千个要问的问题。你可以用自己的方式去问，你自己的好奇心要比任何我能给你的都更加强大。

你可以问自己一个问题，然后去追踪调查。你要培养并安抚自己的好奇心，看看你能观察和体会到什么。你要让自己的好奇心从冥想训练开始，影响和延伸到自己的日常生活。你要时刻对自己的思维、情感和身体感知充满好奇，而不是忽视它们的存在，或者让其频繁地变化。

用不同的方式去做事，对于提升你的好奇心和改善正念状态是一个很好的方法。例如，今天我在想："我怎样用不同的方式去刷牙呢？为了有趣。"答案随即出现：用一只脚站着刷。然后我用一只脚保持平衡去刷牙，我很吃惊地发现我比以前更好地处于正念状态。打破了以往很随意的刷牙方式、并让自己的思维游离，我会高度感知如何保持身体平衡。你或许觉得我疯了，也许你是对的！但重要的是，我用这种方式尝试了完全不同的做事方法，并且立刻让生活的琐事充满了乐趣，我也能更好地进入正念状态。那么你今天可以做什么不同的事情呢？

记住比较好

冥想就像一个实验室，你可以在其中激发各种思想，观察、凝望和审视其中发生的点点滴滴，最后也可以下结论。你可以一直问自己一些问题，一直去做实验。冥想为你了解自己、洞悉自己的思维及心理活动规律提供了良好的机会。当你认识了这一切，你不仅认识了你自己，还认识了其他人，因为从基础规律而言，每个人都拥有相同的运行机理。人类的相似之处要远比我们能认识到的多得多。

"释放"的力量

设想一下，我让你握住一个装满水的水杯，并保持水面完全静止。同时我告诉你，如果你能保持水面完全静止，我会给你任何你想要的东西，那么你会非常努力地去这么做，水面看起来也是静止的。但是如果你或其他任何人仔细看看水面，就会发现水面仍在晃动。你越是努力地保持水面静止，水杯越会不自然地晃动，为了保持水面100%的静止，你会越来越感觉紧张和焦虑。对你而言，保持水面静止的最好方法就是"释放"——把水杯放在一个固定的桌面上，水自然就会停止晃动了。

大自然中有许多关于"释放"的绝佳例子。苹果树需要"释放"掉它们的果实，这样苹果里面的种子才有发芽的机会；动物也需要"释放"它们的幼仔，以让它们学会谋生之道；雏鸟在第一次跳出巢穴时，也需要"释放"掉自己的恐惧和害怕，才能学会飞翔；人类也需要"释放"每一口气息，为下一次呼吸新鲜空气留出空间。最后一个例子很好地说明了我们天生就知道如何时刻"释放"。所以，当你下一次感觉释放有点费力时，你可以回忆这个例子。

释放正是冥想的基础要义。我们的思维、情感、心绪、观点、信念、认知都是经过观察、探索之后，才能得到释放的。如果你正挣扎着去理解或练习冥想，那么试着去释放。你可以尽力轻柔地去练习，看看会发现什么？你会回到正确的轨道。

那么，你该如何释放呢？设想，你的手正握着一个网球，然后你问我如何释放。释放不是让你去做什么，而是让你停止去做什么。释放某物，就好比你不再握住网球一样。你首先要意识到，你在最初的地方握着某个物体。当你握着网球随意漫步时，如果你不知道球在你手里，就不会释放它，一旦你知道球在你手里，感觉到了手里的压力，你自然就会释放它。

播放音频

下面是一个基于"释放"的简短练习，你可以做一下，看看能感觉到什么。如果你愿意，那么可以跟随指导音频（音频4）来练习。

音频 4

（1）让自己处于一种舒服的姿势。如果你不愿意，甚至不用闭上自己的眼睛。

（2）现在，观察你身体各部位的活动。你感到身体有什么压力吗？感到哪些部位比较温暖，哪些部位比较寒冷吗？压力有什么形状、色彩和质地吗？感知它们是什么。当你感知到压力和紧张以后，它们会有什么变化？是被释放了还是仍然停在那里？

（3）感知现在这一刻你的任何情绪。当你观察到它们时，有什么情况？体会这些情绪有多强烈。不要付出太多努力去释放它们，因为你太费力地释放反而会激发更大的压力。你要去感知这些情绪，让它们按照自己的规律和喜好随意去流动。如果这些感觉一直存在，你能和它们很好地共存和相处，顺其自然地去接受它们吗？

（4）在这一简短的正念练习的最后，看看你是否愿意释放任何你获得的东西、现在拥有的东西，你是否相信你已经认识了所有想知道的东西。

培养"友善"情绪

友善是你为正念练习注入的最重要的态度之一。你对呼吸、身体、声音或任何你所关注事物的感知，都有相应的品质。这种品质可以是冷漠、苛刻、尖酸刻薄，也可以是温暖、仁慈、友善、谅解、关怀、温柔——换言之，爱。如果在你的体验中加入友善的感知，那么这种体验无论是开心、烦恼，还是中性的，都将随之改变。

友善是一种非常重要的态度，我会在下一部分详细介绍其细节。

图 4-1 是正念大树。正念大树的生长代表了你内心所激发出的正念热望和动力。对树根的浇灌代表了你为培养正念态度和进行正念训练所付出的努力。树梢上的果实则代表你从正念训练的努力中所获得的自然成果。"耕种的同时，你也在收获"这是正念的精髓——这就是你自己这棵正念大树的果实和树根完全相同的根本原因。

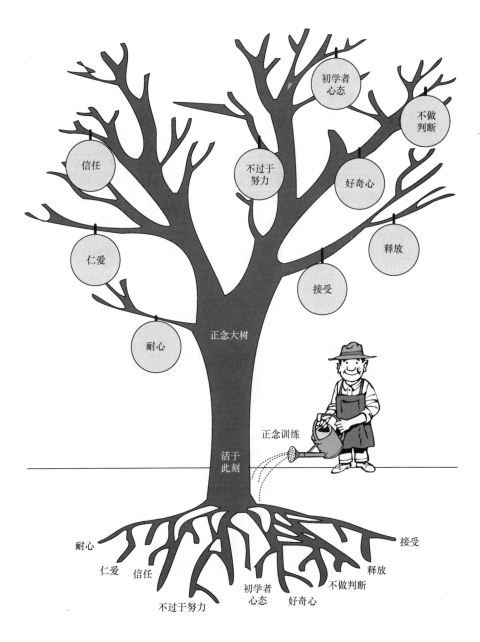

图4-1
正念大树

无论何时，当你持续关照你的正念大树时，这棵大树就会不断强壮、日渐成熟。根深深扎入地下，树坚定地站立在地表之上，为它所覆盖的一切提供自然的荫蔽。当你勤恳而热切地训练正念时，正念大树也在你内心深处坚定地生长。

全心全意

仅有专注力是不够的。在强大的专注力之下，一个狙击手可以杀死一个敌人；一个劫匪可以策划一起抢劫案。但这不是真正的正念，正念不能仅有单纯的专注力。与西方语言不同，在东方语言中，"Mind"和"Heart"都有"心"的含义，可以用一个新的英文单词"Heartfulness"（全心全意）来替代。本书中正念所谈及的"Mindfulness"也完全可以用"Heartfulness"来替代。"全心全意"就是怀着温暖和友善之心对任何事物投入专注力，这样可以避免自责、沮丧等消极情绪的产生。

小贴士大用途

下面专门介绍激发温暖和友善之感，同时投入专注力的方法。针对每一项练习，你要抽出至少5分钟的时间，这样可以获得最好的效果。试着去激发一种意图而不是一种感觉。

（1）看着你面前的东西，就好比你看着一朵美丽的花。将一种喜爱之情带入你见到的一切，不管它们是什么，保持几分钟。注意一下，发生了什么。

（2）播放一段能让自己放松的音乐，可以是古典音乐、新时代音乐，或自然之声，比如鸟叫或者风吹树林的声音，好好听一下。

（3）闻一闻屋里的香气，或者盘中的美食，就好像你在闻一款名贵香水散发的怡人的香气。

（4）当你下次吃饭时，花几分钟感受自己的气息。你或许会发现这么做比较困难，因为你习惯了大口咀嚼和吞咽，但如果可以，你要阻止自己像以前一样那么做。现在你要知道，你能尽情地去吃完这些食物已经十分幸运，你要细细地咀嚼和体会每一口食物所带来的美感，好好享受这道盛宴。

（5）当你从一个地方移动到另一个地方时，你要感受一下触碰的感觉。尽可能地慢下来，感受脚上的感觉。每当你迈出一步时，你都要想象，你的脚正"亲吻"大地。想象一下，你正在美丽的大地上行走，你完全沉浸在美妙绝伦的触碰感觉中。

（6）当你走路时，注意其他人，希望他们快乐。脑海中想象"希望你快乐"，看看你是否能让自己的愿望成真。请发自肺腑地去做。

（7）倾听自己的消极思维或情绪。或许你因为怀有消极情绪，而习惯于批评自己，那么你现在要用完全不同的方法对待这个问题：善待这些消极情绪。面对气愤、猜疑、沮丧等消极情绪，你要把温暖和友善之感引入其中，你要满怀同情心和同理心来倾听自己的内心，就像你对待一位好朋友一样，给予朋友关怀和理解，这时情况会怎样？

培养感激的态度

在一些人看来，感激之情是所有情绪中可以被培养起来的最好的态度。最新研究表明，感激和幸福有独特的关系，并且和幸福指数高度相关，这有别于其他性格因素。而感激的态度时刻与正念有密切的关系。

当你意识到你拥有某物而不是失去某物的时候，你就会充满感激之情。这给你的启示是，你需要敞开胸怀，面对一切。当你意识到你有一种开放的心态，那么你会投入更深入的正念模式中。

小贴士大用途

感激是你可以培养起来的一种技能。如果你不擅长打网球或弹钢琴，那么通过练习你便可以学会。培育感激的态度也是如此。通过重复性的努力和训练，你也可以培养、强化感激的态度。你可以通过训练来柔韧自己的感激肌肉，这样可以确保你更好地投入感激的状态。

（1）设想一件你不太感激的事情。比如，自己的工作、社交关系或住所。

（2）现在，想象所有与它们相关的好的方面。抽出 2 分钟时间，尽可能多地想象好事情。比如，如果你对自己的工作不太满意，那你可以想：它会付给我钱吗？我有时间放松和休息吗？有没有与此相关的财务补贴或医疗保障计划？有没有你喜欢的同事？你有假期吗？你是不是感觉回到家会更舒服？总之，你要尽可能多地想象积极的方面。你要加大训练的负荷量，而不是只是去想，可以把它写下来。你要知道，必须克服这样做的阻力，尤其是当你确实对某种场景极不感激时，更应如此。

（3）你可以试着把这种训练应用于其他生活场景，看看会有什么效果和影响。同样，记住，你需要付出一定的努力去进行训练，但是随时给自己一些奖励，这样会让训练过程中付出的努力更有价值。

（4）在接下来的一周或一个月内，坚持每天做这种训练，你发现自己会自然而然地对其他各种事情充满感激之情，包括冥想。

通过谅解释放情绪

在生活中我们总会遇到困难。你会被别人伤害，通常你认为他们是错误的。当你怀着这种态度时，危险就来了。如果你不能释放情感的疼痛，下次它还会伤害你，痛苦会不断增多。如果这样持续几年，累积的痛苦会让你感觉好像走到哪里都背着一个沉重的包袱。你的肩膀会感觉紧张，你的脸会感觉紧绷，整个身体会充满压力和紧张。

你需要对这些消极的心理状态施以谅解，为自己带来更大的幸福感和更少的痛苦。其实，如果你被其他人激怒，那是伤害自己而不是伤害别人。设想，在一种被仇恨的状态下，你也希望听到别人谅解的声音，但是当别人让你也这么做的时候，你会感觉有点难为情。你发现自己被气愤、失望或仇恨的情绪包围。许多研究表明，如果你施以谅解，释放和抛开过去的伤害，那么你将获得更加长久和幸福的美好生活。

谅解并不是说别人对你做的是正确的或还可以的，它意味着你乐意释放这种情绪，让一切继续，并迎来更加愉悦的生活。谅解是一种对自己友善的行为，通过对自己友善，你会很自然地成为一个能与别人更好地相处的人。

小贴士大用途

你可以试试下面的方法，让自己进入谅解的状态。

（1）试着去理解别人，仇恨某人完全不会真正伤害到这个人。

（2）把这个场景中浮现出的所有有益的事情都列出来，用一个完全不同的视角重新去审视这个情景。如果你愿意，那么可以让一个值得信赖的朋友帮助你。

（3）对自己宽容和同情一点。如果你一直在为过去的某个问题而自责和反思，或许现在就是释放它的时候。你完全不应该去承受那些事所带来的伤害。

（4）你要理解，你对自己所讲的故事只是故事。在这个故事里，疼痛和伤害会一直在你的脑海里重复。你要试着去释放这个故事，或者站在其他人的立场上去看这个故事。那么，情况会慢慢改变，你会渐渐原谅自己。

（5）你要希望那个人好。如果某人伤害了你，你要用友善和善意的正念态度去抵消消极情绪。你要期望这个人会慢慢变好，就像你期望自己或你的朋友会慢慢变好一样。你要用本书中讲到的友善和善意的正念态度来帮助自己。

播放音频

你可以做下面的正念谅解练习。你可以收听本书附带的指导（音频 5），步骤如下。

（1）选择一个放松和舒服的姿势坐下来。如果你愿意，把眼睛闭上，将自己的呼吸调整到自然的节奏。

音频 5

（2）想象或感受呼吸正进入自己的心里。接下来，感觉一下，由于缺乏对自己或别人的谅解，而在自己的心里造成的某种拥塞感。然后，将正念的态度注入其中。

（3）现在，你请求别人的谅解。告诉你自己："现在，我感知到由于我的害怕、疼痛或生气，有意或无意给别人带来的疼痛和伤害。"在意念中想象每个人由于你的语言或行为给他们带来的难过和悲伤。最后，通过请求谅解的方式，释放这些悲伤、难过和疼痛的情绪。在你想象和感受每个人存在的同时，对他们说："我请求你的谅解，原谅我吧。"尽可能多地以你感觉合适的方式，慢慢重复以上练习，你要发自内心地去做。

（4）现在，试着去谅解自己。在许多思考、语言或行为状态下，你可能以各种方式伤害了自己。当然，你可能出于有意或无意，甚至在什么都不知道的情况下伤害了自己。现在，你试着将正念的心态导入那些不悦和忧伤中。试着去感受你给自己带来的种种伤害，并释放它们，告诉自己："因为我的思维、语言或行为而带来各种有意或无意的伤害，现在，我原谅我自己，尽我所能地谅解我自己。"

（5）现在，原谅其他伤害过你的人。你曾经也许被许多人有意或无意地伤害过，他们给你带来了不同程度的伤害。想象一下他们给你带来伤害的情况，感觉一下别人带给你的悲伤，让自己释放这些悲伤情绪，发自内心地对自己说："由于别人的疼痛、难过、气愤或误解，我被他们以各种方式伤害过许多次，我已经承受这种伤害太长时间了。现在，我已经准备好，完全谅解他们。对那些曾经伤害过我的人，我原谅你们。"如果你愿意，那么可以多次重复这些话。

随着时间的流逝，训练增多，你会感觉自己的内心产生了一些变化，你能够学会谅解。如果没有发生什么变化，你要观察自己的感觉，尽可能友善和仁慈地对待自己。要做到让你的谅解是一种真情的流露。谅解需要时间，所以要有耐心，并且要规律地练习冥想。在规律性的承诺和温柔的谅解下，你能够从一直以来背负的悲伤与难过中释放自己。

克服消极态度

在正念训练中，你可以培养一些积极、有帮助的态度，同样，也有一些消极、无益的态度，你最好能够扔下它们。比如，如果你有点儿完美主义，并且担心会在冥想中睡着，那么你在挣扎着保持清醒的时候，无须感觉痛苦或担忧。你只需要保持清醒的意识，知道自己是一个完美主义者，并且尽可能地让消极和无益的思想消失。

记住比较好

你在进行正念时最无助的事情就是不去做训练。一旦你开始了有规律的训练，无论你往前走多小一步，都会发现自己从冥想中培养了什么态度，以及哪些是无益的态度。

避免"速成"方案

如果你想有一个针对所有问题的"速成"解决方案，你就陷入了误区。正念很简单，但是又很不容易被掌握。你需要花费一段时间，投入一定的努力和精力，并且要自律，才能慢慢培养出强有力的正念习惯。说到"速成"，你会在电视广告、户外宣传、互联网推广上看到各种以"速成"为特征的巧言令色。但不幸的是，以我有限的短暂快乐经历来看，其真相是：快乐来得快，去得也快。

你可以在很短的时间内将正念训练融入自己的日常生活。在练习时，你无须保持散盘坐姿坐几小时。如果每一天你都能抽出1分钟，完全专注于自己的呼吸，那么你会发现自己有一些改变。你投入得越多，释放得就越多。当然，5分钟比1分钟效果要更好。你要决定，到底练习多长时间适合自己，要相信自己，做出选择，并在接下来的一段时间内，坚持这个选择。

记住比较好

正念冥想不是你能安静地坐多久。如果真是这样，那么呆坐的鸡就是禅师了。所以真正重要的是你的意图、专注力和态度。

克服完美主义情绪

"我把生活的一切料理妥当后就开始冥想""当所有的计划都走上轨道时我就开始训练""当我的生活没有什么问题时，我就开始练习正念"，这些理由都很普遍，但总体而言，都是缺乏建设性的。

某些时候，在你开始掌握一项像正念这样的新的技能以前，你确实需要将生活的一些大事安排妥当。但是，你不能坐等生活变得完美，你没有时间去浪费。如果你发现了一种系统和彻底的方法，可以为自己的生活注入健康的活力和幸福的基因，那为什么不迈出第一步呢？是的，你可能会走错或犯错，但是，不完美、错误和曲折正是获得新知的必经之路。没有哪个小孩不经历跌倒就能学会走路。道理都是相同的，所以今天，你要迈出第一步。

从失败中发现

"失败是通向成功之路的指示牌"。

——刘易斯

记住比较好

其实不存在什么坏的正念练习习惯，在正念中没有失败。如果有所谓成功的和失败的正念练习，那么正念就像生活中的其他活动一样了。正念是不同的，这也正是它的魅力所在。下面列出了一些人们认为导致他们在正念练习中失败的经历，以及为什么它们不是所谓"失败"的原因。

（1）"我无法集中精力，我的思维总是四处游荡"。你本来就不能做到一刻不停地集中精力，你的思维迟早会进入梦想、意念或困难等情景中。思维的本质就是不停地游离变幻，难以集中精力也正是正念的整体组成部分之一。当你发现思维游离时，保持愉悦的状态，轻柔地将注意力呼唤回来就好。

（2）"我不能安静地坐着"。你的身体本来就是为活动而设计的。如果坐着感觉不太舒服，你也可以在走动时练习正念。你可以试一试"行走冥想"（参阅本书第6章），用一种融合的意念去训练，就像练习瑜伽或太极，最终用正念的心态和冥想的方式去领悟。你正在培养意念，而不是培养移动的身体。

（3）"我感觉很厌倦、劳累、失望、生气、恼怒、妒忌、兴奋、空虚"。在冥想中，你会有一系列情绪，就像你在日常生活中一样。但不同之处在于，你不要对这些情绪自动地做出反应，你获得了非常有价值的机会，去观察情绪的起落。最终，这些情绪可能会安宁一点，但同时你要意识到它们，如果可以，你要享受它们！

（4）"我有一种 ×× 的体验（你可以用任何一种消极的体验替换 ××），我非常不喜欢"。在冥想中，人们会有愉悦和难受的体验。这种体验可能会是深度的忧伤，或者你好像感觉自己飞了起来。我的理论是，你的思维从心理上释放了某种情绪到潜意识中，并且不被自己所处的环境所影响。这是整个练习正念过程的一部分，让它自然地发生就好。如果你感觉这是一种煎熬，试着对自己说："总会过去的。"

如果你在练习正念的过程中过于挣扎，你或许仅仅在抓着某种欲望，你的欲望也许是抛开压力、愤怒的感觉，也许是走神的思维，或者感到无聊；或许你希望能尽力保持平静、专注或放松。在练习正念的过程中尽量保持平和的情绪，释放练习之外的任何欲望。有趣的是，当你释放后，你会感到更加愉悦和平静。

如果在冥想的过程中，你发现自己有些忧虑或惊恐，而且这种情绪一直存在，你或许需要一些专业的帮助。可以询问心理医生或临床医生。

记住比较好

爱是一种强大的态度

有一个小女孩生病了，她需要输血，但是她的血型非常罕见。医生费了很大力气也没有找到匹配的血型。于是，医生考虑测一下她6岁的弟弟的血型，幸运的是，他们的血型是相配的。医生和妈妈向孩子解释，需要将他的血输给姐姐，让她恢复健康。男孩看起来有些忧虑，表示他要思考一下，这让大家有点儿吃惊。过了一会儿，他走回来表示同意了。医生让男孩平躺在姐姐旁边的床上，开始输血。没过多久，姐姐就好多了。然后，男孩突然把医生叫到一旁，对他耳语道："我还能活多久？"男孩以为，在把血输给姐姐以后，他就会死。这件事当然不会发生，这就是他在决定把血输给姐姐前，专门抽出时间去思考的原因。

第5章

doing模式和being模式

作为人类，我们喜欢做各种事情。比如，你去工作、有兴趣爱好、进行社交活动，或者你非常擅长一天内把好几项任务安排得井井有条。从语义本身而言，我们都知道，"人类"一词的英文是 Human Beings，而不是 Human Doing，那么，这个 being（存在）究竟有什么内涵呢？

每一天，在你进行任何一项活动时，你的思维都在 doing（做事）模式和 being（存在）模式之间切换。举个例子，这不是单纯地说你在埋头写一个邮件和抬头发呆之间切换，而是说当你"在做"某一项任务时，你正"存在"于此刻。对于你所身处的某个具体情景，启动思维的一种模式要比另一种更好，当然，这两种模式在不同的时刻对你都是有助益的。但是，如果你在某一具体情景使用了错误的思维模式，那将导致挫折和困难。

本章将解释如何让你开启 being 模式，为你花费的时光注入更巨大、更长久的力量。本章还将告诉你，如何"存在于此刻，回归本真状态"。

解析思维的doing模式

你时刻清楚地知道自己要做的事情和产生的感觉：你得让孩子们准备好自己的书包，接他们放学；你得支付加油的账单，更新汽车保险；还要给你的亲戚朋友打电话，确认他们最近一切可好。光是想想这么多事情，就让人感觉有点筋疲力尽！但你知道，你又必须去做这些事情。这时，你的思维处于 doing 模式。

doing 模式是人类已形成的一种高度发达的素质。你可以想象并定义事情如何发展，然后为了实现目标，你会采用很系统的方法去实现。这就是人类为什么会有发明计算机、成功登陆月球等一系列"杰作"的原因：它们都是 doing 模式的产物。

doing 模式当然不是一个坏东西。比如，如果你想去购物，那么你需要开启 doing 模式！但是，很多时候，doing 模式走得太快了，你一直处于做事状态，却得不到一点休息。这样下去，你会筋疲力尽的。

思维的 doing 模式有以下几个特点。

（1）能够让你意识到事情现在的状态，以及它们应该处于的状态。比如，你需要更新你的家庭保险计划，你意识到当前还未更新，所以需要立刻去更新。

（2）能够让你设定一个目标，使事情顺利办成。如果你处于 doing 模式，你会设定目标，让事情朝着应该进展的方向发展。这一解决问题导向的思维随时会存在，有时候甚至你都没有意识到。在更新家庭保险的例子中，你的目标可能是给几个保险公司打电话，或者浏览几家保险公司的网站，以找到最合适的价格和方案。

（3）能够让你不断努力，以实现目标。在 doing 模式下，你有被某事驱动的感觉。你知道自己想要什么，于是你付出努力以实现目标。doing 模式的实质就是到达目的地，而不是考虑其他事情。所以，如果一家保险公司长时间向你推销并催你付款，那么你会感觉精神紧张，并有些厌倦。在思维的驱动模式下，你不会产生什么创造性的思想，比如给另一家公司打电话，或者在更安静的时候联系它们。

（4）你的大多数行为都是自动产生的。当你处于 doing 模式时，你不会意识到，你都是自动地去完成一个个任务。很多时候，各种思维从你的大脑产生，各种情感流露出来，你都是无意识地做出反应。比如，如果你和一个人打电话，对方态度粗鲁，你会自动地做出反应，让自己也感觉很糟糕，而不是去想，对方可能也度过了漫长而糟糕的一天。

（5）你不会处于此刻。当你处于 doing 模式时，你难以和自己此刻的感觉融合。你在想，事情将来应该怎样，或者你脑子里在回放过去的一些事情。你在自己的精神世界里迷失，而不是专注于此刻。比如，当你手里握着电话，沉浸在电话里的声音时，你的思维会飘忽不定，可能想到明天的会议而倍感焦虑，而不是把这次通话作为一次放松和休息的机会，比如仰望天空，或者看一看窗外美丽的大树。

记住比较好

doing 模式并不意味着你正在做事时的状态。即便你坐在沙发上什么也不做，你的思维也可能飘忽不定。这时候，你也处于 doing 模式。你要试着从消极情绪中逃离，或者向愉悦的情绪靠拢，这是 doing 模式的一个特殊要义。

不开玩笑！危险

当你被情绪困扰时，采用 doing 模式是非常无益的。你试着剔除或压制消极情绪，短时间内可能奏效，但不久后这些情绪就会再度涌上来。而 being 模式对于理解和探求情绪的真谛，尤其是消极情绪更为有益。你可以参见后面"使用 being 模式应对情绪"部分。

自动驾驶

飞机上有一个按钮叫作"自动驾驶"（Automatic Pilot）按钮。当飞行员按动那个按钮时，他们不必有意识地控制飞机——飞机会自动飞行。当人们处于 doing 模式时，他们也可以在"自动驾驶"状态运行，尽管我至今还没发现这个按钮。比如，当你去另一个房间取某个东西时，可能会有这种经历。你走下楼梯，走进房间，然后……你的思维一片空白！你内心深处已经游逛到了某个地方，忘记了自己想要的东西。或者，你想开车到一个新的地方，但最后无意识地开到了工作单位。哦！这就是人类活动的"自动驾驶"行为。

"自动驾驶"有许多优势，这是人类要创造并使用它的原因。一旦某事进入了自动状态，你无须再有意识地考虑它，你可以专注于其他事情。"自动驾驶"也可以节省很多能量。设想当你驾驶或走路的时候，如果你不得不思考身体的每一个活动状态——这些活动涉及成百上千个肌肉的活动，不必思考得太清楚，可能单是这么去思考本身就会令人非常疲惫。事实上，如果一个人可以不加思索地自动去做某事，那你会说，他可能非常好地领悟了其中的要领。

"自动驾驶"会出现以下两个问题。

（1）你会在"自动驾驶"状态中陷入困扰。你可以让生命中的所有时间都处于 doing 模式。但在所有事情都自然发生的情况下，你无法体会生命的美丽。蓝天、绿树、飞鸟、孩子天真的眼睛会变得非常普通，你难以注意到它们所呈现出的奇妙美感。而这样一种对生命的态度会导致不满足感和厌倦感。

（2）你没有选择。对思维领域和情绪领域而言，"自动驾驶"极度危险。你会想，"我很无用""我不招人喜欢""我不能成功"，你自然地产生这样的思想，甚至都没有注意到。思维对情绪有很大的影响力，特别是在你认为所想的事情是真实的时候更是如此。自然产生的消极思想会导致无助和困扰的情绪。一时间，所有你专注的情绪会转向低落、气愤或恼怒等消极面。但是，如果你意识到了这些消极思维，你就有了是否相信它们的选择权。

拥抱思维的being模式

社会会根据一个人所取得的成就来评价他。我们看到报纸上的某位成功人士身价超过几亿元，另一位攀登了世界最高峰。但是，报纸头条什么时候关注过此刻的生命体验呢？

人们已经习惯于思维的 doing 模式并且感觉身处其中很舒服。而无论从身体层面还是精神层面，不再这么去做似乎不太容易。做事显得极具吸引力，并令人兴奋。但是，人们开始意识到，过多地强调做事会有很大的问题。事实上，另一种哲学正日渐抬头，许多书告诉你如何使生活节奏慢下来。

饥饿的老虎

"饥饿的老虎"是一个经典故事，它给我们展示了生命完全不同的视角。

一天，一个人在森林里行走，突然一只老虎发现了他，拼命地追逐他。他使出浑身解数，力图摆脱这只饥饿的野兽。最终，他绊了一跤，跌倒在一处悬崖的边缘。幸运的是，他跌倒的时候拼命抓住了一根树藤，但仍非常危险地悬挂在深不见底的高空。老虎依然从悬崖上盯着他。另一群饥饿的老虎也尾随而来，注视着他。更糟糕的是，一只老鼠从悬崖的缝隙里钻出来，开始啃咬他紧紧抓住的树藤。突然，他看到了一颗硕大丰满的草莓，闪闪发光。他把它揪了下来，塞到了嘴里。味道很甜美！他顿时忘记了一切。

你可以用很多视角去审视这个故事。我会这么去想：上面的老虎就好比你对过去的担忧，悬挂在高空就好比你对未来的恐慌。我的建议是你要全心去感知——享受此刻草莓的美味，并全身心投入 being 模式。这个故事给我们展现了人在困境中的希望：无论你的过去有多糟糕，或者你的未来有多无奈，你完全可以融入此刻的感觉，并享受其中。

从表面看，being 模式显得毫无生机，十分枯燥。可事实上，这完全不是真相。在繁忙的活动中，being 模式是一种充满养分、让人振奋的思维状态，而且你随时可以进入这种状态。举个例子，当你在股票市场交易时，完全可以意识到自己思维深处的身体、情绪和心理状态。这时，你正处于 being 模式。being 模式不容易培养，但是如果你能不时地给心灵以奖励和养料，那么其所产生的正能量完全能帮助你攻坚克难。

下面给出 being 模式的一些特点。

（1）能够让你完全融入此刻。当你处于 being 模式时，你的味觉、听觉、视觉、触觉、嗅觉都处于正念感知状态。你不会陷入过去或未来的思考中。

（2）能够让你承认事情原本的状态，尽力保持其原貌。你会弱化目标导向，你不会有太多的欲望去改变现在身处的情境。即便在开始改变一些事情前，你也接受了事情当前所处的状态。being 模式并不意味着被动地顺从，而是积极地接受事情此刻的状态。如果你迷路了，但是手里还有地图，到达目的地的唯一方法就是，弄清楚自己开始行走的位置。being 模式就是承认你目前所在的位置。

（3）能够让你对高兴、忧伤或中性的情绪怀有开放的心态。你用开放的胸怀对待痛苦和不痛苦的感觉或情绪，完全没有逃离感。你非常理解，逃离这种情绪会将你锁得更紧。

思维的 being 模式是正念训练要努力培养的关键特质之一。being 模式就是让事物处于它们原本的状态。当你不试着去改变事物，有点近乎悖论的是，它们会自动地改变自己。分析心理学的开创者卡尔·杨（Carl Jung）曾说："当我们接受某事时，才会改变它。"

小贴士大用途

为了驱散一种状态或情绪而接受它，不会奏效，并且会错失要领。例如，你感觉有点儿悲伤，如果你在内心深处秘密地承认它会溜走，那么你不会真正地接受它。相反，如果可以，你要全心全意地接受——此刻的情绪会教给我们某些东西。你要倾听你的情绪，听听它们到底想说什么。

being模式和doing模式融合

你可以把自己的思维想象为一片海洋，波涛涨起又落下，但是平静仍在水面下。当你处于 doing 模式、位于水面时，你被抛起后又翻转。波浪没有什么破坏性力量——它们是海洋的一部分。继续往下走，波浪（doing 模式）位于平静的深水（being 模式）之上，如图 5-1 所示。being 是关乎你是谁的感知。being 被界定为接受万事的状态，以及万物处于本真的意愿。being 总处于平静、安宁、接受的状态中。

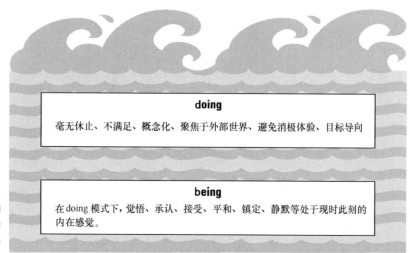

doing
毫无休止、不满足、概念化、聚焦于外部世界、避免消极体验、目标导向

being
在 doing 模式下，觉悟、承认、接受、平和、镇定、静默等处于现时此刻的内在感觉。

图5-1
由doing模式和
being模式组成的
大海

记住比较好

经历本身既不处于 doing 模式又不处于 being 模式。你所处的模式由你对体验做出的反应和反应方式决定。在 doing 模式下，你会倾向于以某种方式改变事物所处的现有状态；在 being 模式下，则尽力保持事物现有的本真状态。即便在某事极其棘手的情况下，being 模式也不试图去修正事物的方式，being 模式会带来极大的平静感。

记住比较好

从 doing 模式转换到 being 模式，无须长达几年的训练，有可能发生在顷刻之间。设想一下，在本应休息的节日里，你走在去往工作单位的路上，担心着所有你需要完成的工作，并且计划着如何和项目经理处理下一个项目难题。突然，你注意到路边的树上有一片非常耀眼的红色树叶，你被这个美丽场景深深吸引，陶醉其中。这样一种和视觉的简单的联系就是 being 模式的一个例子。思维模式是随着你此刻注意力的转移而改变。基于所有的计划、判断、批评和奖励，你不再处于"自动驾驶"模式，你正身处此刻。

即便有些看起来非常平常的小事，比如你走路时感受自己的脚接触地面的感觉，也可以成为转换到 being 模式的举动。转换思维模式一开始看起来好像不太容易，特别是当你深陷某种思维中时，但是随着训练的增多，它会变得越来越容易。

如果你想处于正念状态，打开这把锁，将思维的 doing 模式和 being 模式融入你的生活。首先，你要感知自己目前所处的思维模式；然后，做出正确的选择，哪一种模式对当前的状态更有助益。在你决定转变前，你需要知道，你当前正位于什么位置。 doing 模式很重要，你需要计划今天要做什么、要去购买什么食物、如何从同事那里获得反馈、当你的孩子与你辩驳时如何最好地做出回应。这些行为使你成为"人"（Human）。但是，如果你想成为"觉知的人"（Human Being），还需要将思维的 being 模式融入你的 doing 模式，以在生命中完全觉悟。

克服过度doing模式：区分欲望和需求

人们最普遍的嗜好就是工作。一个从上午 9 点到下午 5 点的工作很容易就变成从上午 5 点到下午 9 点的工作。你需要通过工作挣钱来支付各种账单，这很自然。但是，你可能没注意过，你所挣的钱并不能满足你的需求。比如，你的邻居买了新车，在诱惑力的驱使下，你也想要一辆。于是你真的这么做了，但是已经超过了自己的预算。于是你努力提升自己，但是你需要付出更多的时间去工作、赚钱——工作越来越多，你的状态开始急剧滑坡。

如果更长的工作时间是你想要的，那么还说得过去；但如果更长的工作时间对你造成了太多的压力，或者给你的社会关系带来了负面影响，你就应该换一个全新的视角去审视这一问题。

当你的天平倒向了欲望（Want），而不是需求（Need），那么，你便陷入了过度 doing 模式。你要在"想要什么"和"真正需要什么"之间保持平衡。我把想要之物定义为欲望，它不是你生活中基本所需，但是你一直在孜孜以求，比如你想要一个更大的房子，或者想让每个人都喜欢你，这些都是欲望。需要却是你日常生活基本所需，比如食物、住所、衣服、安全感等。

下面给出了几条建议，让你减少自己的欲望，并让你抽出更多的时间进入 being 模式。

（1）列一个所有你今天所需之物的名单，然后排列优先级。你要确保把正念也列入其中。它应该是第一位的！

（2）在这份名单中，你要列一些并不紧急但非常有趣的事情，比如阅读你最喜欢的小说，或者和孩子一起去看电影。非紧急活动能够让你有机会充分自如地调整呼吸，避免处于精神过度紧绷的 doing 模式。

（3）想一下你认识的很少处于匆忙状态的人。向他们请教，如何把所有事情安排得井井有条，或者你可以花更多时间和他们在一起。

（4）简化你的生活。记住谁、什么事对你的生活最重要，然后释放其他人和其他事。正如美国作家和自然学家亨利·戴维·梭罗（Henry David Thoreau）所言："生活被各种琐事击碎。要简化，再简化。"

（5）当电视播出广告时，换频道。广告是专为激发不满情绪而设计的，它使你想要得到更多。

（6）无论何时，当你在做某事时，激发自己思维的 being 模式。为了更好地做好这一点，你可以和自己的呼吸或感觉相融合。

"心流"心理学

你是否曾经留意过，当你在吃自己很喜欢的食物时，你忘记了所有的忧虑和问题？这种体验如此美妙，以至于那一刻，像我是谁、我从事什么职业、我从哪里来、明天有什么计划等这样的问题统统消失了。事实上，这期间大多数的愉悦感让你释放掉了"你"的感觉，忘记了诸多问题和事情。

设想，你正沿着山高速滑雪而下。你感觉风从身边呼啸而过，山间刮起凉爽的微风，沉醉于蓝天所呈现的奇妙景象中。你进入了设定区域（in the Zone）：在这一刻，你和所有环绕自己的一切融为一体，当你进入设定区域时，你已经释放了 doing 模式，进入了 being 模式——进入了此刻。

这一设定区域的思维模式被心理学家奇克森特米哈伊·米哈伊（Mihaly Csíkszentmihályi）称为"Flow"（"心流"或"沉浸"）。但是，"心流"和思维的 being 模式有什么关系呢？进入"心流"区域就一定总是关乎 doing 模式吗？并非如此。正念训练会直接驱动"心流"体验。无论你做什么事，都可以处于此刻，对生命有更深入的感知。

以下是当你处在"心流"状态下的几种体验。

（1）你感觉和世界融为一体。

（2）你释放掉个人的感觉及所有忧虑和困扰。

（3）你完全处于专注状态。

（4）你对目前正在做的事非常满意。

（5）你很高兴，尽管当时由于你过于全神贯注于正在进行之事而没有注意到。

"心流"的组成要素

米哈伊发现了一些与"心流"体验相伴而生的关键要素。我在这里做了一些整理改编，这样你就可以对任何事情有针对性地激发"心流"体验。你进行的任何一项正念活动，都可能转化为潜在的"心流"体验。

下面是"心流"的几个关键要素，以及你如何使用正念意识激发它。

（1）专注。"心流"体验需要专注力。正念都是关乎专注的技能，而且随着练习增多，正念会提升你的专注力水平。通过有规律的正念练习，你的大脑能更好地专注于任何你选择聚焦的事物，从而能够更好地激发体验。比如，当驾驶时，你仅仅聚焦于自己周边的事物，而不是让思绪飘忽不定。

（2）直接和立刻的反馈。无论你在做什么，"心流"需要直接的反馈。当你正在进行正念练习时，你可以立刻得到反馈，因为你在任何时间都知道自己是否专注，或者你是否在最后的几分钟走神了。例如，你正在驾车，你注意到，当你的思维已经游离到了晚餐吃什么这样的情景里，你要将你的注意力轻柔地转移回此时此地。

（3）充分地挑战任务。正念是一种不断重复地做出平衡、将你的思维拉回此刻的活动过程，在此期间，思维会一直做它们该做的事情——不断变换，将你的注意力转移到其他思维上。例如，从工作单位回家的时候，用正念的方式，对任何人都是一个很好的挑战过程，在此期间你会潜在地产生一种"心流"体验。

（4）自我控制的感觉。当新生的思维和感觉处于正念状态时，你就创造了一种机会。你无须对它们做出反应，或者按照它们告诉你该做的去做。当你意识到你所拥有的机会时，它会带来一种控制的感觉。如果你在驾驶时，有个人挡在了你前面，你有两种选择，要么做出反应、感觉懊恼，要么当作一次释放这种情绪的机会。即便你确实做出了反应，你也可以注意一下，你是如何做出反应的，反应又为你的思维和感觉带来了什么影响。

（5）内在激励。当你在执行某项任务时，往往为了这件事情本身而去做。例如，如果你正开车回家，你想尽快回到家喝杯茶，那么你不会进入"心流"体验中。如果你开车仅仅是为了享受旅途的每一刻，这可能非常困难，但体验会非常美妙：你能够感觉到阳光照到身上的温暖；在堵车时你能欣赏蓝天的美丽；你非常惊异于人类身体竟能毫不费力地完成一项复杂的任务——你已经进入"心流"体验中。

不开玩笑！危险

一般而言，正念会让你成为一个能够安全驾驶的司机，而不是一个"马路杀手"。但是，当你选择在驾驶中尝试正念时，在这之前最好能选择一些相对安全的任务，比如，刷盘子或散步使自己适应并习惯处于正念状态。如果你发现自己总是分心，千万不要利用正念驾驶。

发现你的"心流"体验

每个人都会有"心流"体验。如果你知道何时处于"心流"状态，那么未来你就能更好地选择时机，顺利进入"心流"体验。下面列出了人们发现自己能更好地进入"心流"体验的几种典型场景，你可以自己试试。

（1）阅读或写作。当你彻底沉醉于一本好书中，感受到书中呈现出的美妙视野和离奇故事时，你已经进入了"心流"状态。时光渐渐流淌，你忘记了其他事情。当你在"心流"状态下写作时，文字会源源不断地涌入你的脑海，毫不费力地跃然纸上。你不会指责你所创作的东西，你会很欣慰地欣赏自己的文字或文字中所流露出来的情感。我已经发现并体验过如何这么去做，将我意识中所流淌出来的思维自然而然地写下来，避免任何自我判断。然后我回顾这些文字，并做适当的编辑加工。采用这种方法，写作会变成自然流露的一件事情，毫无费心费力之感。

（2）艺术或爱好（例如绘画、跳舞、唱歌或演奏音乐）。大多数的艺术行为都和"心流"相关。因为你直接和自己的感觉相连，例如，当欣赏音乐时，人们总是把自己描述为"与音乐融为一体"。如果你因为强迫自己而进行某一特殊的兴趣爱好，那么你可能不会进入"心流"体验状态，因为你的内在驱动力并没有形成。

（3）运动（散步、跑步、骑自行车、游泳等）。一些人非常喜欢运动，以至于上了瘾。肾上腺素顿时上涌，并聚焦于此刻，兴奋之感会将你带入"心流"体验中。

（4）工作。或许让你有点吃惊，在工作时你也可以处于"心流"状态。研究表明，人们在工作时比在休息时更加快乐。工作会更好地让你聚焦注意力，而且你会和别人处于互动状态。相反，在家里看电视会消耗你的精力，特别是当你看一些毫无挑战性的节目时尤其如此。

（5）正念状态中的任何事情。记住，当你用正念意念去做任何事情时，都会激发思维的"心流"状态。

激发思维的being模式

一般而言，多数人会花费过多时间用于 doing 模式，而用于 being 模式的时间却远远不足。 在 doing 模式下，你会追逐自己毫不感兴趣的目标。而在 being 模式下，你处于放松状态，释放一般性和习惯性的思维模式，并投入一直觉醒着的意识中。

记住比较好

即便你在做某事时，也可以处于 being 模式。这并不是说，你不做任何事情就不会处于 being 模式。你可能正在花园里忙，但是如果你此刻唤醒了自己的专注力，并和自己的感知相连，那么你也可以处于 being 模式。

下面是从 doing 模式转换到 being 模式的 9 种方法。

（1）当你从一个地方走向另一个地方时，把它当成一次训练的好机会，你要感受自己脚踩地面的感觉，看一看你面前不同色彩的变换，听一听各种不同的声音。

（2）当你从一种活动转向另一种活动时，要抽出时间来专门休息一下。如果有时间，你要感受 3 次或 3 次以上气流完整的呼入和呼出。

（3）编制一张规律的冥想时间表，专门进行正式的正念冥想训练（要了解更多详情，请参阅本书第 6 章）。

（4）每天都进行几次 3 分钟的"迷你冥想"（参阅本书第 7 章）。无论何时，当你发现自己过于紧张或情绪化时，利用"迷你冥想"转向 being 模式，开放性地投入挑战性的体验，不要做出避免或逃离这种体验的反应。

（5）尽量避免同时执行多项任务。集中自己的全部精力，不要分心，一次只做一件事情，可以让你投入 being 模式。如果同一个时间去做太多事情，就会分散自己的精力。

（6）找时间投入兴趣爱好或体育运动中。这些活动会让你和自己的感觉相连，同时会将你立刻带入 being 模式。绘画、听音乐、演奏乐器、跳舞、唱歌、在公园散步或许多类似活动都可以让你有这种感觉。

（7）当你洗澡或淋浴时，可以感受水的温暖，以及皮肤接触水的感觉。让你的感觉和各种体验相融合，享受水发出的奇妙声音，好好闻闻你最喜欢的香皂或沐浴液的香味。

（8）当你吃饭的时候，在餐前先停一会儿，花几分钟进行有意识的呼吸。然后集中所有的注意力去享用这道美食。

（9）在一天中进行正念时偶尔犒劳一下自己。你要慢慢地醒来，时常感受自己的呼吸，尽可能地将自己的感觉和身边其他重要的人的感觉相连。

通过being模式处理情绪

将 doing 模式应用于思维和情绪领域，就好比使用一个错误的遥控器来变换电视频道。无论你多用力地按动按钮，频道都不会变——你越用力按动按钮，只会让自己更累，而且会损坏遥控器，因为你使用了错误的工具来做事。

比如，今天你感觉很难过。在 doing 模式下，你会感受到这一情绪，而且你会使用解决问题和目标导向的思维来对抗它，你会问："我为什么难过？我怎么才能从这种情绪中逃离？我现在该怎么办？为什么这种情况总是发生在我身上？"

doing 模式会让思维一直在你头脑里打转，让你感觉越来越糟。你的专注力聚焦在抛弃的感觉上，而不是感觉这种情绪上。你对这种情绪的抗争越多，这种情绪会越强烈。所以，应该怎样解决呢？

小贴士大用途

下次当你再有不舒服的感觉时，比如忧伤、气愤、失望或嫉妒，试试以下练习，使自己投入 being 模式中。

（1）设定专注力。以轻柔的方式，用好奇心，让你的专注力感觉到情绪和其带来的效果。摆脱这种情绪不是明智之举，最好不要这么做。要给自己留出一定空间，从情绪中去学习和体会，而不是逃离。

记住比较好

所有的情绪无论多强，都有其开始和结束之时。

（2）感受情绪。要尽你所能地用关怀、友善和接受的心态去感受情绪，敞开心扉，拥抱情感。你要注意，情绪用你身体的哪个部分展现自己，你就用身体的那个部位去呼入气息，并保持住。让情绪保持其本真状态，无须抗争或逃离，只需要忠实于你自己的体验。

（3）离开情绪的中心。注意，你可以意识到情绪的存在，而不能成为情绪本身，你要在自己和感觉之间创造一定的空间，这是正念的一大要素。当你观察感觉时，你和它是分离的，你会感觉到你和它之间存在一定的距离。你正看着它，这种感觉就像当河水冲刷过来时，你坐在河岸上，而不是在河里。当你看着水（情绪）流过时，你并不在水里。有时候，你会感觉被卷进了水里，被冲刷到下游。一旦你有这种感觉，只需要从河里退出来即可。图5-2 描述了这样的观点。

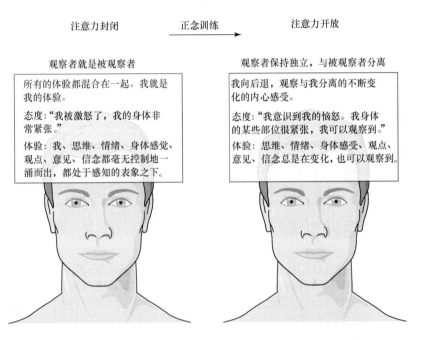

注意力封闭   正念训练 ⟶   注意力开放

观察者就是被观察者

所有的体验都混合在一起。我就是我的体验。

态度："我被激怒了，我的身体非常紧张。"

体验：我、思维、情绪、身体感觉、观点、意见、信念都毫无控制地一涌而出，都处于感知的表象之下。

观察者保持独立，与被观察者分离

我向后退，观察与我分离的不断变化的内心感受。

态度："我意识到我的恼怒。我身体的某些部位很紧张，我可以观察到。"

体验：思维、情绪、身体感受、观点、意见、信念总是在变化，也可以观察到。

图5-2
使用正念从思维
和情绪中退出

（4）呼吸。现在感受自己的呼吸，感受每一口气流的吸入和呼出。观察每一次呼吸是怎样的独一无二和与众不同，对你的健康和幸福又起着怎样重要的作用。然后，继续用正念的状态去做你需要做的事情。

感受自然状态

你是一只忙碌的小蜜蜂吗？你有没有一定的时间感受自然的状态？正念最有魅力的事情之一，就是你不必用固定的时间去强迫自己做"应该"做的训练内容，你每天投入冥想的练习量可以是 1 分钟或者 1 小时——一切由你做主。正念的另一个巨大的价值就是，你可以在每天做平凡的事情时处于正念状态，以此来唤醒自己内心深处的意识，让自己投入 being 模式。你完全不需要单独抽出时间来练习。事实上，这样可以节省时间，因为你会更加专注于自己所做的事情。

小贴士大用途

以下正念练习基本上不需要单独抽出时间来进行。

（1）当你在排队时，不要让时间无谓地浪费掉，你要唤醒自己的意识。注意你周围的色彩和声音，或者，挑战一下自己，看看是否能让自己的意识保持在自己踩在地面的脚上，做 10 次深呼吸。

（2）当你在红灯前停下来时，你有了一个机会：你可能会让自己习惯性地处于失望和不耐烦的状态，或者，你也可以进行交通信号灯场景的冥想！闭上眼睛，让自己做 3 分钟的正念深呼吸——你会感觉神清气爽！

（3）下次当电话铃声响起时，让它振动 3 次。你可以用这段时间来呼吸和微笑。电话销售公司知道你愿意接电话时，会让雇员在通电话时保持微笑。这样，当你说话时，你的思维会处于更加耐心和愉悦的状态。

（4）改变你的日常习惯。如果你习惯性地开车去工作，那么你可以尝试在这一过程中步行或者骑自行车。你可以和一些不同的朋友和同事去谈话交流，培养一种新的兴趣爱好。当你改变自己的习惯时，你便走上了不同的路途——大脑中的路途。你在内心深处会激发起对此刻的感知，并感受自然的状态。

活在此刻

你总是处于此刻，你不会处于其他任何时刻。不相信我？每次当你的思维在为过去担忧时，什么时候会这样？只能是在此刻。你过去所做的每一个计划，都只能是在此刻做的。就现在，你正在思考阅读的内容，把它和你过去的经历做比较，你也是在现在，此刻这么做。你制订的明天的计划也是现在做出的思考。现在是你能身处的全部时间。然而，所有的这些零乱的感觉是怎么回事呢？问题的关键在于，你如何才能够融入此刻。

下面是一些活于此刻的要点。

（1）重视此刻。抽出时间来思考：此刻是你真正拥有的唯一时刻，之后你会渐渐发现聚焦于此刻的价值。一旦你体验到活于此刻的愉悦感，就会迎来一种投入正念和快乐生活的巨大转变。

（2）聚焦于所做之事。当你在打字时，感受一下你的手指和键盘触碰的感觉；当你驾车时，你要投入全部注意力而不是让自己分心；当你喝茶时，用正念状态去喝，感受杯子触碰到嘴的感觉，好好地享受醉人的茶香。活在此刻，听起来容易，做起来难，但每次当你尝试这么去做时，你感觉会更好一点。虽然过程缓慢，但毫无疑义的是，你会真正开始活在此刻。

（3）减少一些让你分心的活动。我发现，花太长的时间看电视会让我分心，所以我干脆不看。对你而言，或许需要减少一些上网娱乐或花几个小时在线聊天的时间。或者，还有一种更简单的方法，早上醒来的时候，不要让自己赖在床上太长时间，可以静静地思考一下接下来的一天会怎么过。以上所有这些活动当然没什么错误，但是它们对于此刻的体验和感知毫无助益。它们会分散你的注意力，并将你导向被动的思维状态。你要知道，你蜷缩在沙发上不停地换电视频道，要比做一些轻柔的意念感知活动，更加耗费精力。

（4）制订一个每天进行正念练习的计划。每天进行正念练习，要比无谓地陷入对过去的回忆或对未来的思考更能强化你活在此刻的能力。当你的日常习惯得到增强，你都不用刻意地努力，它会自然而然地渗透到你的日常生活。无论环境多么嘈杂，你会习惯性地听到树上的鸟儿愉悦地鸣叫；你不用刻意努力就会习惯性地倾听到同事们内心的声音。所以，正念是一件多么有意思的事情啊！

（5）深入地看世界。换一个全新的视角，深入思考并反思每一个你所接触的人和事物。例如，你正在读这本书，你要思考这本书的纸张来自于大树，大树需要阳光、雨露、土壤和营养的润泽。另外，这本书还需要通过编辑加工、付印、市场营销、运输、配送，才能到达每一位读者的手里。它还需要来自出版社、译者和其他人或机构的创造性工作。你从学校和老师那里学习了中文和英文，然后能很好地阅读并理解字里行间的深意。用这种视角去看一本书这么普通的事情，却显得如此不平凡，你唤起了自己对所有周边相关事物的感知，并深深地享受其中，由此激发起你对此刻的感知意识和无穷无尽的感激之情。这就是深入地观察事物所带来的改变。你完全融入此刻，并清晰地看到一个事物如何处于相互关联的庞大生态的更大图景。深入地去看，不是去思考你的经历，而是用一种不同的方式去看待你的经历。你可以在任何情境中尝试，它会改变你看待事物的视角，而视角的变化会带来体验的变化。

播放音频

如果你想放下过去和未来的重担，可以试一下这种冥想方式。我是从一位名为 Ajahn Brahm 的正念老师那里发现的。你也可以在音频 6 中收听这种冥想方式。你可以戴上耳机，按照指引进行练习，释放过去和未来的重担。

音频 6

保持一个舒服的姿势坐下或躺下。对自己好一点，确保自己保持舒服的姿势，把紧绷的衣服松开，把眼镜摘掉，如果你乐意，那么可以把鞋子脱掉。

做几次深度和平缓的呼吸。设想每次呼入的气息是营养和能量，呼出的气息是释放。

轻柔地闭上眼睛，想象你正提着两个购物袋，感觉它们的重量，感受手指的压力，要提起两个袋子需要多少力气。它们的重量让你下坠，手指的压力让你感到劳累和紧张。

让其中一只手的袋子代表你的过去。想象这只袋子被打上了"过去"的标签。这只袋子里装着你所有的遗憾和错误、所有的成功和失败、过去的关系、你做出的选择、你感受到的遗憾。你甚至可以想象，所有你过去的经历，都存放在这个重重的袋子里。整日都提着这个袋子是很累的。

想象，你决定现在放下"过去"这个袋子，你想把这个袋子放下，休息一下。想象，你慢慢地把袋子放在地上，最终袋子接触到地面，刚一触地，你马上感觉到一种放松。最终你的整个代表过去的袋子被放在了地面。当你完全放下时，你微笑起来。想象你的手张开，你的感觉顿时好起来。你从自己提着的"过去"中，完全解脱出来。

在另一只手上，你正提着一只沉重的代表你的未来的袋子。想象"未来"这个词写在袋子上。这个袋子里装着你所有的希望、梦想和计划，以及你所有的忧虑和烦恼。这个袋子里装着你对未来可能或不可能发生的事情心存的忧虑和恐惧。提着这样一个沉重的包袱可真不是闹着玩儿的。这个袋子让你慢慢地下坠。但是现在你知道应该怎样对待这个装满了你的未来的袋子，那就是，放下。

想象，你慢慢地放下"未来"这个袋子，直到它接触到地面。你开始获得一种解脱感。当你逐渐放下袋子，关于"未来"的一切都转移到地上。你瞬间有一种巨大的释放的感觉，你的手完全自由了，你完全释放了自己对未来的担忧。

想象，你正站着，一只手提着代表过去的袋子，另一只手提着代表未来的袋子。因为你站在过去和未来中间，那么你在哪里呢？你在最好的位置：就是此刻。让自己好好感受自由的感觉。两个袋子已经安全地放下，怀着对此刻的愉悦感好好放松一下，重新感受对于此刻的如同孩提时代的快乐感——它已经超越了时间，永恒如一。

抽出尽量长的时间去进行此刻的体验。每次当你感觉陷入过去或未来的巨大压力中时，都可以进行这种冥想练习，把重担放下。

第三部分
正念训练

3

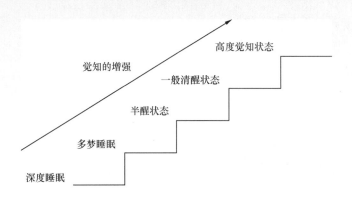

- 高度觉知状态
- 觉知的增强
- 一般清醒状态
- 半醒状态
- 多梦睡眠
- 深度睡眠

第6章

投入正式的正念冥想训练

在日常生活中，有许多正念训练的方法。但是如果你想进行深入的练习，那么可以尝试一下正念冥想。

正念冥想就像在深海里潜水，水里非常平静，波浪（思维）在表面，但是你从更平静的深处去看着波浪，从开始入水到淹没在水里（深处）需要一段时间。通过正式的冥想训练，你可以到达安静的地方。

正念冥想是一种你每天都需要抽出时间来进行的正式的训练方式——但这不是说让你穿上专业训练或华丽花哨的服装！你自己可以决定在什么时候、用多长时间来进行冥想，然后这么去做。制定一个正式的冥想日程表是用正念方式去生活的核心。没有一个日程表，你会努力挣扎，让自己的日常生活投入正念状态。本章将探讨一些正式的冥想训练方法，比如"坐姿冥想"和"行走冥想"。

让身体和思想做好正念冥想准备

下面是一些让自己准备进入冥想的指引方法。

（1）你可以在任何时间、任何地点去进行适合自己的冥想训练。要了解冥想的时间和地点，可以参阅第 9 章。

（2）在刚吃过一顿大餐之后，或者当你感觉非常饥饿时，不要进行冥想；否则，你的肚子会成为注意力的全部焦点，而不是其他方面。

（3）尽量在适合冥想的环境中进行训练：理想的状态是不太吵闹、温度适宜、光线自然柔和的地方，穿宽松一点儿的衣服。但是这些条件也不是必需的——任何时间、任何地点其实都是适合冥想的，但是如果你是一个初学者，这些环境因素会起到很大的作用。

（4）你可以保持任何感觉舒适的姿势进行正念冥想练习。如果你有兴趣了解具体的坐姿建议，可以参阅本章后面的部分。

（5）当进行冥想练习时，保持轻柔的微笑。这是一个非常简单但同时也是非常强大的、能够帮助你享受冥想的秘密。你可以把微笑想象成冥想中最重要的姿势。你脸上一个可爱的微笑表情是向自己的心释放的友善的信号，你释放过于严肃或努力的情绪。冥想是一种无须刻意做什么的愉悦状态。

品味"饮食正念"

从饮食正念（或称作"正念饮食冥想"）开始切入冥想，你会发现冥想非常简单。正念冥想不是让你从头到尾地盘腿一坐几小时，而是让你把意识专注于此刻。正念是用一种开放和好奇的意识去生活。怀着正念意识做事情，如吃饭、驾驶、行走、交谈等，都是正念。

播放音频

你可以进行以下练习，在音频 7 中也可以找到以下练习。

（1）把一个水果放在手上。想象，你被从外太空扔了进来，以前从没见过和尝过这种水果，你可以花几分钟，仔细看看水果的颜色，感受它的质地，研究一下它表面的褶皱。当你旋转它时，观察它对光的捕捉效果，还有细节的变化情况。观察你精巧地拿捏、精细地旋转水果时，手指的动作，随意一些。

音频 7

（2）把水果贴近自己的鼻子。当你把水果贴近鼻子时，感受胳膊上的感觉。当你呼吸时，注意水果是否有香味，是什么样的香味。观察，如果水果没有香味，你会有什么感觉。抽出几分钟的时间做这个训练。

（3）把水果靠近自己的耳朵。在你的拇指和其他手指之间轻柔地转动它，如果有响声，则听听它发出来的响声。或许它会发出很细微的"噼啪"声，或者根本没有声响。做完这个动作后，把胳膊归回原位。

（4）感受水果的质地。闭上眼睛，感受更深度地触摸它时的感觉，并感受它的形状和重量。轻轻地挤压水果，观察，你是否能感受到它的汁液。

（5）把水果放进嘴里。你开始流口水了吗？如果流了，那么你的身体已经开启了消化的第一道程序。让水果轻柔地在你的上嘴唇和下嘴唇上触碰，看看你能探测到什么感觉。把水果放到你的舌头上，现在，你有没有一种解脱的感觉，或者是失望的感觉？感受舌头上水果的重量。在你的舌头周围轻轻移动水果，观察期间你的舌头细微的变化。把水果放在两排牙齿之间，慢慢地合拢牙齿，观察你在品尝和咀嚼时的感觉。感受你的舌头慢慢展开的一系列动作，比如味道的变化、水果慢慢分解时融化的状态。感受你咀嚼它的过程，以及如何自动吞咽它。你要保持这样的体验，直到你彻底吃下水果。

（6）在你吃完水果之后，感受口中的余味。

现在，你可以思考以下几个问题。

（1）做完这个练习之后，你有怎样的感觉？

（2）这一过程对你吃水果的体验有怎样的影响？

（3）你观察到了什么，发现了什么？

记住比较好

在饮食正念的过程中，没有所谓不正确的体验。不同的人会有不同的体验。你可能会发现，这种方式和你平常吃东西的体验完全不同。对于所有形式的冥想，你需要清楚的首要之事就是：无论你的体验怎样，都是你的体验，而且它们全都正确和有效。

通过连接和融入你的感知，你从"自动驾驶"模式进入正念模式（参阅第5章已经讲过的心理模式）。换句话说，你不是在做其他事情的同时去吃水果，那样你完全感受不到水果的滋味；而是刻意地把自己所有的注意力都集中到吃水果的整个过程中。

你会发现，水果比以前更加栩栩如生、色彩斑斓。或许你也会发现之前从未发现过的水果的各种细节。正念揭示了你没有发现的各种奥秘，并且改变体验本身，它会将你带入更深刻的体验中。如果你在吃像水果这样的常见的东西时能有这样真切的体验，那么想象，正念会给其他的体验带来怎样的影响？

你可能会发现，在练习的同时你一直在思考，或许你会感觉，由于一直思考，你难以进入饮食正念的状态——你总是不停地在思考，它很快会在任何时间停止。你需要做的，就是开始意识到这一切正在发生，看看之后会有什么效果。

通过"呼吸正念"放松

如果你想尝试一个短暂的10分钟的"坐姿冥想"，那么这一方法最适合你。这一冥想方式将你的注意力专注于呼吸上，当你的注意力转移时，它会将你的注意力引导到呼吸上。

播放音频

以下方法将指导你如何进行10分钟的"呼吸正念"（音频8有讲解）。

（1）让自己保持一个舒服的姿势。你可以坐在一把椅子上，也可以两腿交叉坐在地板上，或者直接躺下（参阅"找到最适合自己的姿势"部分）。如果可以，挺直你的脊柱（如果不能，你可以选择任何一个适合自己的姿势）。如果你愿意，则可以闭上眼睛。

记住比较好

音频8

你可以借此机会感受此时此刻的任何体验。这是一段完全属于你自己的时间。你不需要达到任何目的，也不需要耗用太多气力，只需要尽你所能，每时每刻让所有事情都顺其自然。如果可以，释放身体的所有压力。

（2）意识到自己呼吸的感觉。感受气体从鼻孔呼入呼出，或者经过嗓子的后面，或者感受自己的胸腹时起时伏。一旦你发现了让你感觉呼吸非常舒服的一个地方，你要努力把注意力保持在那里。

不久，你的思维会游离到你的思考、主意、梦、幻想和计划上，这完全正常，也非常好。一旦你发现这一刻到来了，把你的注意力重新引导到呼吸上。每次当你的思维恍惚游离时，不要责怪自己。你要理解，这是冥想过程的一部分。当你发现自己的思想游离时、发现自己总是责怪自己或非常失望，你要朝自己轻轻地微笑，将你的注意力重新转移到呼吸上。

（3）继续保持冥想状态，不要试图改变你呼吸的深度和速度。

（4）10分钟后，轻轻地睁开眼睛。

厌倦呼吸时的治疗方法

一个正在进行正念训练的学生走到老师身边说，"她对感受呼吸非常厌倦，有没有什么不同的方法让呼吸变得更有趣呢？"老师回答道："有的，闭上你的嘴巴，用鼻子呼吸。然后抬起你的左手，用大拇指堵住左边的鼻孔，用你的食指堵住另外一个鼻孔，你就不能呼吸了。不到 1 分钟，你就会感觉呼吸比这个世界其他任何事情都有趣。仅仅持续 30 秒，你会发现你很难想象其他任何事情，只有呼吸。"

记住，呼吸非常重要，不要想当然。呼吸是非常特别的事情。

记住比较好

本书中给出的所有的时间建议都仅做参考。你设定的时间可以很灵活，可以根据自己的具体情况，随意地增加或减少时间。我建议，在每次坐下以前，你最好决定将要练习多长时间，然后坚持自己的决定。你可以使用闹钟或手机的计时器，定好时间，让自己更好地控制训练时间，给自己冥想的结束来一个提示，这会避免你总是睁眼去看是否到了需要停止冥想的时间。

如果这是你第一次进行冥想练习，那么你开始了一段奇妙的旅程。在冥想的过程中，你或许会感觉很好，也或许会感觉很糟糕。这个无所谓。有所谓的是，你需要时时刻刻去接受任何感受，并且持续地训练。刚开始冥想的过程有点像几个月的健身计划中第一次去健身房——刚开始可能感觉很不舒服！你要持续地坚持训练，不要判断冥想体验的好与坏——根本就不存在这种东西。记住，冥想中也没有什么值得害怕的东西——如果你感觉很不舒服，可以睁开眼睛，停止练习。

感受"正念移动"

用缓慢和正念的方式移动和拉伸是做更多冥想训练前的良好准备。如果你集中全部意念投入其中，那么移动也可以是一次深入的正式冥想。

进行正念移动（Mindful Movement）训练。当你移动并保持不同的姿势时，要将自己的感觉完全投入呼吸中。感知自己随时产生的思维和情绪，观察它们，将你的意识转移到身体上。当你的身体拉伸至舒适的区域之外，感觉不太舒服时，投入正念意念。探索一下自己的身体拉伸到舒适区域极限时的感觉。看看你是让自己习惯性地保持疼痛状态，还是总是避免不舒适的状态出现。对你身体移动和拉伸的关系给予足够多的好奇心，用轻松、愉悦的态度对待你的体验。

小贴士大用途

"正念移动"训练有许多好处，你可以做以下几件事情。

（1）探索极限和不舒适感。当你进行拉伸时，最终会到达一个极限，超出极限（临界点）后你会有强烈的不舒适感。正念为你提供了一个机会，当你靠近自己的临界点时，探索自己的思维反应。你是会试着去拉伸至极限，常常导致伤痛，还是远离极限，避免哪怕是最轻度的不舒适感？当用正念意念渐渐靠近临界点时，你要用开放的心态去面对不舒适的身体感知，而不是回避它们。

当出现负面的思想和情绪体验时，你可以把正念意念的技巧转移到其中，积极应对，并认可它们，看看正念会给这些负面因素带来什么影响。

（2）聚焦于身体感知，排除各种分神意念。将全部注意力集中到你身体的一系列感觉和感知上，可以让自己处于此刻。正念移动让你获得一种处于此刻的方法。大多数其他的正式冥想训练都是静止的训练，你会发现移动训练或许是通向正念训练的更简单的一扇大门。

（3）当你的身体在活动时，尝试如何让自己处于正念状态。你可以将这一方法融入自己的日常生活，在进行每一种基本活动时都投入正念意念，比如走路、烹饪、打扫卫生，甚至穿衣、洗漱等。你正在自己的日常活动中不断训练和加深自己的正念意念。

（4）通过移动训练加强对生命的理解。当你试着用某个瑜伽姿势保持身体平衡时，注意，你的身体并不是僵硬和静止的，而是时刻处于移动和校正状态，以达到平衡。有时你会失去平衡，不得不重新开始。同样，保持生命和生活的平衡，也需要不断地校正，有时你需要校正错误，重新开始。

小贴士大用途

考虑你可以接触的关于生命的其他课程，比如正念瑜伽（Mindful Yoga）或者其他正念移动。想象，你如何应对更具挑战性的姿势，如何将自己和其他人做比较，或者和自己竞争。

用身体的不同部位呼吸

在正念训练中，我经常提到将气息"呼入"你的脚趾和手指。这是什么意思？你的肺不会延伸到你的脚趾！下面的方法可以指导你如何将气息呼入你身体的某个部位。

（1）感受你身体正在工作的某个部位的感觉。

（2）当你呼入气息时，想象你的气息从鼻子进入，向下直入你身体的某个部位的感觉。

（3）当你呼出气息时，感受你的气息从身体的哪个部位呼出，然后又回到自己的鼻子。当你进行这项练习时，让自己身体的那个部位处于放松的状态。

如果这个技巧对你不适用，你可以重新感受自己在呼吸时身体正在工作的某个部位。多做几次，形成习惯，这样，将气息呼入你身体某个部位的训练就会奏效。如果实在不行，也不要担忧。

尝试"身体扫描冥想"

"身体扫描冥想"是你开始冥想训练之旅的一种奇妙的冥想方式。"身体扫描冥想"一般都是躺着进行，所以你会有很强烈的释放感。

"身体扫描冥想"训练

利用至少 1 小时的时间进行"身体扫描冥想"练习。找一个不受任何打扰，而且你感觉很舒适和安全的时间和地点，把手机关掉。

这是一段完全为自己留出来的时间，你只和你自己在一起。当然，这也是一段更新自我、放松身心、愈合伤痛的时间，一段增强自己身体健康和提升幸福指数的时间。记住，正念的要义是每时每刻都要保持事物原本的状态，正如它们所表现的那样。因此，你要释放任何力图使事物有所不同的倾向，让它们顺其自然就好。同时，也给自己一些空间，让自己顺其自然。你甚至都无须刻意地放松，放松也许会自然到来，也或许不会。放松不是"身体扫描冥想"的目的，如果说其有什么目的，那就是时刻关注自己的体验，不管是什么样的体验。你可以去做任何你感觉舒服的事情。

记住比较好

"身体扫描冥想"练习是很安全的。但是，如果你在进行"身体扫描冥想"时，发现了一些无法应对的情绪，就要停下来，并向正念老师或者专业医师寻求解决之道。但是，如果可以，你要用开放的心态面对自己的感觉和感知，直到消极情绪渐渐消失——你要给这些情绪机会，让它们和你对话，你会发现，它们会以自己的方式渐渐消散。

播放音频

可以根据以下步骤进行练习，音频9中有详细内容。

（1）把所有穿得紧绷的衣服松开，特别是你的袖口和领口。你可能喜欢脱掉鞋子。

音频9

（2）躺在床上或垫子上，把双臂放在两边，手心朝上，两腿分开。如果你感觉不舒服，可以在膝盖下面放一个枕头，或者直接把膝盖抬起来。当然姿势本身也是一种实验，或许你更喜欢坐着训练。你可以给自己盖一个毯子，因为当你持续训练一段时间后，体温会降低。在训练的过程中，脸上保持轻柔和细微的微笑，这会提醒你对自己友善，不对任何体验过于较真。

（3）当你躺在床上、垫子或椅子上时，感受自己身体的重量，注意你的身体和它们的接触点。每次当你呼出气息时，让自己向垫子、床或椅子里多沉入一点点。

（4）关注自己呼吸的感觉。你会感觉到气体从自己的鼻孔钻入钻出，或者穿过自己喉咙的后部，或者感觉到自己的胸部和腹部挺起又落下。当你感觉到自己的呼吸最舒适和最强烈的地方，你要专注并意识到自己的呼吸，持续几分钟。

（5）当你准备好了，把自己的意识向下移动到左腿，经过膝盖、脚踝，向下直达左脚的大脚趾，将一种强烈的好奇感注入左脚的大脚趾，它是温暖还是凉爽？你能否感觉到袜子的接触或者空气的流动？现在，将你的意识扩展到稍小一点的脚趾，然后向并排着的脚趾依次延展。它们会带给你怎样的感觉？如果你难以产生什么感觉，那也无所谓，只需要意识到感觉不存在这样的状态就好。

（6）当你呼吸时，想象呼吸时，气息向下穿越自己的身体，直达你的脚趾。当你呼出气息时，想象气息向上流回自己的身体，同时从鼻孔出来。你可以使用这种方法尝试让气息从你所专注的身体的其他部位呼入呼出时的情况（参阅"用身体的不同部位呼吸"的内容）。

（7）将你的意识扩展到脚底。将注意力专注于脚掌和脚后跟。感受脚后跟的重量。然后，将注意力转移到脚的侧部和上部以及脚踝，将呼吸扩展到整个左脚。当你准备好了，放松你的左脚。

（8）怀着柔和、友善、好奇的心态和全心接受的意愿重复这个过程，将这种体验引入左腿的下半部分、膝盖和左腿的上半部分。注意你的左腿和右腿有什么不同的感觉。

（9）继续轻柔地将你的注意力转移，沿着右腿向下，直到你右脚的脚趾。以同样的方式让自己的意识沿着右腿上移，然后放松右腿。

（10）感知到自己的骨盆、臀部、髋部和所有周围的精细器官，将这些部位呼入气息，想象这些部位被充满了营养充足的氧气。

（11）将气息向上移动，到达躯干的下部、肚子的下部和脊背的下部。当你呼入和呼出气息时，注意腹部下方的运动状态。注意你感受到的这里的任何情绪。看看你是否能够探索和接受顺其自然产生的感受。

（12）将你的注意力集中到胸部和脊背的上部。当你呼入和呼出气息时，感受你的胸腔起伏的状态。如果可以，那么用正念意念去感受你的心跳。对所有这些当前正运行着的使你维系生命、保持觉醒的重要器官投入感激之情。对你心脏部位所升腾起的任何情绪，都投以正念意念的关注。为你的情绪留出充分表达自我的足够空间。

（13）现在转移到双臂，你可以从双臂之间开始去感受，然后渐渐上移至肩部。从身体的一侧开始，然后渐渐转向另一侧；如果你感觉到正能量，那么从容地呼入和呼出气息。

（14）聚焦到自己的颈部，然后用正念注意力投入你的下颚，观察它是否处于紧张状态。然后，依次感受自己的嘴唇、嘴巴内部、面颊、鼻子、眼睑和眼睛、太阳穴、前额（看看它是否皱纹紧蹙）、头的后部等部位，最后到达头顶。抽出充足的时间，用正念的方法专注于头部的每一个部位，以开放的心态、好奇心和温暖的情感去感受身体激发的每一种感觉。

（15）想象，在你的头顶到脚底之间存在一个奇妙的空间。当你呼入、呼出气息时，你的呼吸在身体的上上下下来回从容自如地流动穿行。感受这种气息的穿梭往来，感受在你身体里游动的每一个细胞，它们充满了充沛的能量和富足的氧气。抽出几分钟持续做这个练习。

（16）现在，将所有正念训练的情绪努力释放掉，感知到自己的整个身体，你已融为一体，正如它原本所处的状态。你归于平静，正如它原本的状态。记住，无论何时当你需要 being 模式时，它永远都可以随时获得。让自己处于静止和安宁的状态，放松自己。

（17）当你专门抽出时间去滋养你的身体和思维时，投入全心的接受和认可感。以柔和、放松的感觉进入冥想状态，然后，无论你下一步要做什么，你要意识和感受到这种切换的过程，并将正念意念全力投入下一步将要做的事情中。

享受"身体扫描冥想"带来的益处

"身体扫描冥想"会为你带来许多助益。

（1）抚触自己的身体。你的大部分时间都花在大脑上，一刻不停地思考、思考、思考。通过"身体扫描冥想"训练，你和自己的身体连通，而和自己大脑中所有的思想、观点、信念、判断、梦想和愿望割裂。思考对一个人而言是极其美妙和重要的事情，但是如果和自己的身体感知连通，你会让自己的身体进入智慧和聪颖的状态。倾听自己的身体在说什么是非常有魅力的，你要认真地倾听，留出足够的空间让身体充分地表达自我。"身体扫描冥想"让你能够承认自己对身体理解和表达的内容，而你由此获得的新的视野和愿景，不仅仅来自大脑的思考，更来自整个身体，这是你能够发现更多奇妙世界的最具智慧的系统。

（2）释放 doing 模式，投入 being 模式。当你躺下进行"身体扫描冥想"时，可以在身体上获得完全的释放。你的思维也可以彻底放松下来，并释放"自动驾驶"式的思考模式。通过进行"身体扫描冥想"，你的思维从"自动驾驶"的 doing 模式进入 being 模式。让凡事都顺其自然（参阅第 5 章，了解更多）。

（3）训练你的注意力。在"身体扫描冥想"的过程中，你的注意力可以在开阔的视野和狭窄的视野之间变换。你可以聚焦于自己最小的脚趾，也可以聚焦于整个身体。"身体扫描冥想"可以训练你的思维变换张力，你在某个时刻的注意力可以聚焦于某个部位的具体细节，而另一时刻就可以转移到更加宽阔和广泛的目标上。换句话说，你可以自如地放大和缩小自己的体验——你也可以把这种技巧应用于冥想之外的地方。

（4）释放自己身体里蕴藏已久的情绪。你可能在很小的时候就遭遇过许多充满压力的事件，比如父母离异或者严格的家教管束，这些经历给你带来了恐怖的记忆，封锁或存储在你身体里，造成你身体的紧张感、某种感知的缺失，或者身体某个部位的功能障碍（比如消化系统异常）。"身体扫描冥想"帮助你释放尘封已久的情绪和紧张感。我的一些客户的身体多年有疾病，他们通过规律的"身体扫描冥想"训练，病情得到了极大的缓解。

（5）用身体作为情绪的测量仪。通过"身体扫描冥想"训练或加强自己的身体感知，你可以对自己在一天中面临不同情景的身体反应形成更好的感知。如果你对某事感到压力很大或焦虑紧张，你或许会通过身体的反应更早地注意到，从而可以有针对性地对下一步该做什么做出有效的选择。如果没有感知到，那么你便不会有选择，极可能会带来毫无助益的情绪和身体紧张感。例如，如果你在一个会议上，感觉到你的前额开始紧蹙，或者你的肩膀开始紧绷，你可以相应地做点什么，而不是让它一味地持续和增强。

腹部呼吸法

当你处于放松和镇定状态时，你会采取一种呼吸形式，叫作腹部呼吸或膈式呼吸，而不是胸部呼吸。你会发现，婴儿或年幼的孩子呼吸时会采用这种呼吸方式。当他们吸气时，腹部会隆起；当他们呼气时，腹部会落下。腹部呼吸是深沉而松弛的呼吸，这一过程中膈肌抬起又落下，带动腹部相应地隆起和落下。当你腹部呼吸时，用充足的氧气滋养自己的身体，对身体而言呼吸会变得更加简单。许多人发现，这种方法具有治疗疾病的功效，在瑜伽训练中也十分重视这一训练方法。在你开始冥想之前，可以进行几次腹部呼吸，这样可以让自己的思维进入更加专注的状态。

以下方法可以指导你如何进行腹部呼吸（如图6-1所示）。

（1）把所有紧绷的衣服松开，特别是腰部的衣服。

（2）让自己保持舒服的姿势，坐下或躺着。

（3）把一只手放到胸部，另一只手放到腹部。

（4）当你吸气和呼气时，让放在腹部的一只手轻轻地抬起和放下，让放在胸部的手相对静止。刚开始进行腹部呼吸时，可能需要一些练习才能习惯，但是随着练习时间变长，它会变得越来越简单和自然。你可以尽可能经常地练习，这会成为一个健康的习惯。

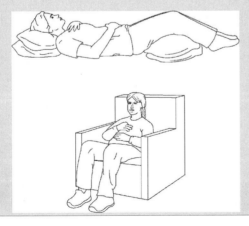

图6-1
进行腹部呼吸时
的两种姿势

克服"身体扫描冥想"的障碍

从表面上看,"身体扫描冥想"非常简单。你需要做的所有事情就是躺下,打开音频,让自己的意识贯穿全身。但事实上,你需要做的远不止如此。如果你在生命中的大多数时刻忽视了身体的存在,那么当你尝试一种完全不同的方法时需要勇气和决心。问题会接踵而来,或许:

(1)你会比平时更多地感受到身体的疼痛感;

(2)你想要停止"身体扫描冥想";

(3)你难以集中精力;

(4)你感觉瞌睡;

(5)你会比刚开始练习时感觉更加焦虑、失落或失望;

(6)你不能进行"身体扫描冥想";

(7)你不喜欢"身体扫描冥想";

(8)你抑制不住地哭了起来;

(9)你领会不到"身体扫描冥想"的要领。

以上这些体验通常都会遇到,当然,愉悦和平静的体验也会发生!当你开始和"身体扫描冥想"或其他长时间的冥想练习抗争时,记住下面的话:

你不会总是喜欢它——只需要坚持就好。

小贴士大用途

或许在正念冥想练习过程中,你会感觉有些挣扎,因为你总想达到一个什么特定的目的,你或许想让思维停止,或许想让疼痛走开,或许想让疲惫感消失。把这些欲望都放下。你的欲望越少,越能享受到正念训练的益处。无论你此刻在经历什么,都保持平静和友善的心态,感知它。你可以在对待体验的时候,就像对待一只小动物、一个婴儿或者一个真实的好朋友:尽力地投入热爱。

体验"坐姿冥想"

"坐姿冥想"(Sitting Meditation),即当你保持坐姿时进入正念状态。本节会分享一些常见的坐姿,并指导你如何进行"坐姿冥想"练习。一旦你熟悉了这些练习模式，就可以把这种模式应用于任何你想投入的状态。

在你每天进行"身体扫描冥想"练习（已在前面的部分有所解释）持续几周之后，可以尝试"坐姿冥想"。"身体扫描冥想"帮助你开始习惯于将注意力集中到呼吸上，并且以接纳和友善的态度专注于自己的身体，你开始理解思维是如何轻易地走神，然后又如何刻意地将注意力转移回来。"坐姿冥想"会持续地培养你的专注力，让你在各种情况下投入此刻的正念中。虽然你的思维有时可能会陷入某种思考的迷途，但你已经开始聚焦到思考上来，这是很细微也是非常重要的变化。

找到最适合自己的姿势

在谈到正念练习的坐姿时，我在这部分会谈到各种建议，但是，最重要的原则是：

找到一个你感觉舒服的姿势。

如果你花费太大的能量和太多的精力保持不舒服的姿势，你要么不愿意练习正念，要么会认为正念是一种痛苦的经历，所以没必要这样。正念是对自己友善的练习，所以当你发现适合自己的正确坐姿时，保持放松和舒适就好。

当你坐下来进行冥想时，可以把自己想象为一座山：坚定、牢固、平衡、威严、壮丽。事实上，你外部的姿势是由你内心的世界转化而来的，通过各种姿势，你会找到清晰和觉醒的状态。

你可以坐在椅子上或地上，保持任意的姿势，尽量将你的腰挺直。

你可以坐在垫子或枕头上，以确保自己的臀部比自己的膝盖略高几厘米。这样可以帮助你挺直自己的背，这种姿势可以让你更加专注、清醒和觉悟。

1. 坐在椅子上

很多时候，为了尽量舒服一点，你或许会习惯于很懒散地坐在椅子上。这样，日积月累，懒散的坐姿会对你的脊背造成损伤。你会习惯于弯着脊背、扭着脖子靠在椅子上，这对于你进行"坐姿冥想"毫无助益。事实上，你完全可以远离椅子的靠背坐下，独立地支撑自己的重量，并给自己一个言辞声明："我在努力进行冥想，我正在独立地支撑自己。"进行这样一个声明，可以对你独立地进行冥想产生积极的影响。

以下方法将指导你如何坐在椅子上进行冥想（如图6-2所示）。

（1）你可以尝试把几本杂志、几块木板甚至电话簿垫在椅子的后腿下面。让椅子稍微向前倾斜，这样可以帮助你毫不费力而又自然地挺直脊背。

（2）把脚放平，踩在地板上。如果椅子太高，你可以踩在一个垫子上。你的膝盖张开的角度需要大于90°，这样可以让自己的臀部略高于膝盖。

（3）把手放在膝盖上，手心可以朝上，也可以朝下，也可以把手交叉在一起。如果你的手心朝上，你或许会感觉到两只手的大拇指互相轻柔地接触更舒服。一些人喜欢让手垂在腿部放置的垫子上，以防止肩部下垂。

（4）把你的头部想象为一个充满氢气的气球。自然而轻柔地抬起你的头，把脊背慢慢挺直。你希望自己的脊背在没有压力的条件下挺直。可以把你的椎骨想象为堆叠的硬币。轻轻地收起下巴。

（5）向前、向后调整几次，直到你找到中间的平衡点——你的头部既不会向前倾又不会向后仰，而是自然地平衡在脖子和肩上。向左、向右调整几次，再次找到平衡点。现在，释放身体的所有压力，放松下来。你已经做好了冥想准备！

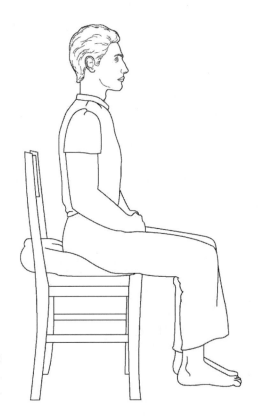

图6-2
坐在椅子上
练习冥想

2. 坐在地板上

你也可以采用一些更传统的姿势坐在地板上练习。一些人感觉坐在地板上更稳当和牢靠，但是，保持一个最舒服的坐姿比任何其他事情都重要。

在地板上，你可以采用跪姿来支撑自己的臀部，如图 6-3 所示，你可以使用一个冥想专用的小凳或者坐垫。如果你使用小凳，最好也使用一个坐垫，否则你会感觉不太舒服。

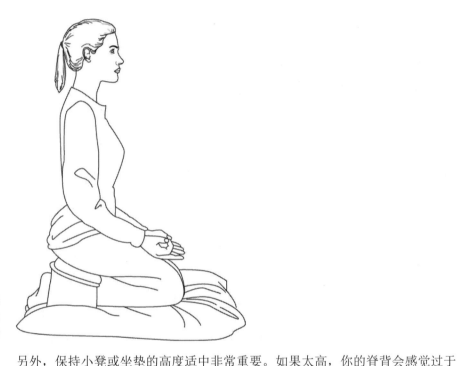

图6-3
使用冥想凳的
"金刚坐"姿势

小贴士大用途

另外，保持小凳或坐垫的高度适中非常重要。如果太高，你的脊背会感觉过于拉伸而不舒服；如果太低，你很可能会犯困或者精神不佳。

以下是采用跪姿时的几个建议。

（1）开始冥想前，先做准备动作，晃动一下你的腿部，旋转踝关节。

（2）跪在地毯、床垫或地板上。

（3）向上抬起你的臀部，把小凳放在你的小腿和臀部之间。

（4）慢慢地向后坐到小凳上。可以在小凳上放一个坐垫，这样会让自己保持跪姿时更加舒服。

（5）轻轻地调整身体，以确保自己的姿势更加平衡和稳固。你没有必要过于僵硬地保持坐姿。

从瑜伽体系的专业角度讲，跪式坐姿又被称为"金刚坐"，还有一种坐姿，叫作"散盘坐"（Burmese Posture），即你坐在垫子上，把小腿放在地板上，一只脚叠在另一只脚上（如图6-4所示）。

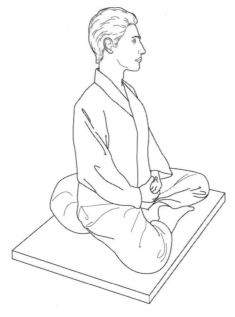

图6-4
"散盘坐"姿势

下面是"散盘坐"的一些方法建议。

（1）摇晃一下腿，转一转脚踝，然后拉伸，只要让自己感觉舒适就好。这是你坐下之前的准备工作。

（2）在地上铺一块柔软的垫子或者地毯，然后在上面放一个垫子，或者几个垫子互相堆在一起。

（3）臀部接触垫子，坐下来。让你的膝盖接触地面。如果膝盖接触不到地面，你可以使用小垫，或者可以试试本部分所讲到的其他姿势。

（4）左脚的脚后跟贴到或者接触右边大腿的内侧。让右腿放在左腿前面，右脚后跟指向左小腿。如果你感觉腿不是太柔软，可以尽量调整，但是要确保自己一直处于舒服的状态。

（5）让自己的背挺直，但也要放松。慢慢来回地晃动，找一个平衡点，让自己的头能够很舒适地和自己的脖子以及肩膀达到平衡。可以慢慢地收一收下巴，这样脖子的后部不会太紧绷。

（6）把手放在膝盖上，手心朝下或者朝上，让拇指和食指轻轻地碰到一起。你也可以在膝盖上放一个垫子，把手放在垫子上，随意一些，只要感觉舒服就好。我发现，垫子非常有帮助，它可以让我的肩膀不会上提或下垂。

（7）然后，投入思维层面的冥想。

小贴士大用途

你会发现坐在一个硬一点儿的冥想垫上会更舒服一些，这种垫子通常被称为"蒲团"（Zafu）。常用的垫子质地可能过于柔软，"蒲团"则不同，它会让你的臀部略高于自己的膝部，这种坐姿会更稳定。你也可以使用几个小垫子，或者把一个大一点儿的垫子叠起来用，这样可以更好地支撑自己。在选择坐姿时，让自己舒适和满意是最重要的。

"坐姿冥想"练习

我在这里描述的"坐姿冥想"练习方法由几个阶段组成。最开始，我建议你进行第一阶段的练习——"呼吸正念"，而且要每天都做。大约一周之后，你可以慢慢扩大练习的范围，比如扩展到身体的正念等。

这本书里的音频包含每一阶段的"坐姿冥想"练习，你可以单独听每一阶段的练习方法，也可以循环地整体听，系统了解"坐姿冥想"的练习方法。

小贴士大用途

如果你发现坐着的姿势有些不舒服，那么可以躺下，或者用其他你感觉舒服的姿势进行这种正念练习。用自己喜欢的方式，而不是采用我建议的姿势强迫自己去练习。这种正念练习方法在本书的音频 9 ～音频 13 中有详细介绍。

播放音频

"呼吸正念"练习（见音频 10）。

（1）保持一个舒适的坐姿，把脊背挺直，坐在地板或椅子上。要确保你的脊柱是直的。

音频 10

（2）这一练习的目的是全力感知任何你正专注的事物，要不加判断、充满友善、保持接受、充满好奇。记住，这段时间完全是属于你自己的，在这段时间内，你要全力感知和觉悟到每时每刻的体验，而且，不要怀着任何判断性。始终保持面部轻柔的微笑。

（3）意识到自己呼吸的感觉。让你的注意力聚焦到呼吸感最强烈的地方——可能会是你的鼻孔或鼻孔周围，你可能正呼入凉气，并呼出温暖的气流；你也可能会感觉呼吸感最强的部位在胸部，你的胸部正随着呼吸起伏；当然，有时候，你或许会更容易也更舒服地感觉到腹部的呼吸，特别是小腹，随着你轻轻地呼入和呼出气流，你的腹部也在缓慢地舒张和收缩。无论你感觉到身体的哪一部分在呼吸，只要将注意力集中在那里，全力融入每一次气流的呼入和呼出。无须改变呼吸的节奏和深度，你也无须思考它——只需要感受，好好感受每一次呼吸。

（4）当你的注意力集中到呼吸上时，过不了多久，你的思维就会游离。这是很自然的，你完全不必担心。每次当感觉到思维游离了，你要意识到，你的注意力已经回来了！你意识到思维游离了这个事实，说明你此刻是觉醒的。现在，你可以安静地给自己的思维贴上标签。你可以在思维中打上"思考、思考"这样的标签；或者，如果更具体，你可以打上"担忧、担忧"或"计划、计划"这样的标签。这会对你的思考进行界定。然后，你可以轻柔而友好地让自己的注意力回到任何你感觉到正在呼吸的部位上，不要加任何指责和判断。你的思维或许会游离 1000 次，或者每次会游离很久。每次游离的时候，你都可以缓慢、轻柔和平滑地尽力将注意力引导到呼吸上。

（5）每次练习可以持续 10 分钟，或者更久，只要你感觉舒适。

播放音频

然后，你就可以停下来，开始去做下一个阶段的练习——"呼吸和身体正念"（音频 11）。

音频 11

（6）将你的意识从聚焦到呼吸扩大到整个身体。你要感知到整个身体正平稳、平衡又坚定地端坐着，就像一座大山。呼吸的感觉是身体的一部分，因此，你要感知整个身体都在呼吸。

（7）当你的思维游离到思考、主见、梦幻或焦虑中，你可以温柔地给它们打上标签，然后把注意力转移回对整个身体的感知上，然后，按照步骤（4）进行呼吸。

（8）记住，你的身体每时每刻都在呼吸，通过皮肤去呼吸。你的全身都要感觉到呼吸。

（9）接下来，继续怀着开放、开阔、好奇、友善和接受的心态进行 10 分钟的正念，如果你愿意，可以做更长时间。如果你身体的某个部位感到不太舒服，可以将气息呼入那个不舒适的部位，看看有怎样的效果；或者用正念意念，慢慢地转移身体部位的气息，以减少不舒适感。无论你做什么，都要投入正念意识去做，这是非常重要的。

播放音频

在此基础上，你可以停下来，继续进行"声音正念"（音频12）。

（10）将"呼吸和身体正念"告一段落，开始感知声音。起初，你可以感知一下身体的声音、你所在的房间的声音、整个建筑物的声音，然后，感知到屋外空旷悠远的声音。让声音自然地渗透进你的身体，而不是你刻意地去捕捉声音。不费力气地去音频 12倾听——让它自然到来，自然发生。不要给声音打任何标签地去倾听，尽你所能。比如，当你听到飞机飞过、门关上或鸟叫的声音，你要倾听声音本身——它的音调、音色和音量，而不是去想："哦，那是一架飞机"。

（11）一旦发现自己的思维开始浮现，你要给思维贴上标签，并轻柔地将注意力转移回倾听上来。

（12）继续倾听10分钟左右。

播放音频

在此基础上，你可以刻意停下来，开始进行"思维和感觉正念"（音频13）。

音频 13

（13）当你准备好以后，把注意力从你对声音的外部体验转移到你的内心思维上来。思维可以以声音的形式呈现，让你听到；也可以以图像的形式呈现，让你看到。你可以以声音正念的方式，同样地观察或倾听你的思维——不要带任何判断或指责，全力去接受，保持开放的心态。

（14）观察你的思维涌起和消散，就像天空的云彩一样。不要强迫自己产生什么思维，也不要强迫你产生的某种思维消散。尽力在你自己和你的思维之间创造一段距离、一个空间，看看会有什么效果。如果某种思维突然消散，看看你是否能平和处之。

（15）观察思维的另一种方式就是想象你正坐在一条河的岸边。当你坐在那里，不断地有树叶从河面漂过。把你的每一种思维放在每一片经过你身边的叶子上。静静地坐着，观察叶子静静地漂过。

（16）你的注意力可能经常会被某种思想所困扰，你的思维会被它固定。每当意识到这一点，你要镇定地从你的思维中后退一步，从远处再观察它们一次，尽你所能。当你因为思维的飘忽游离而责怪自己时，你要意识到思维仅仅是思维，用这种心态再观察一下。

（17）现在，转向你的情绪。注意你涌现的任何情绪，它们是积极的还是消极的。用开放的胸怀对待你的情绪，并感受它，尽你所能。这种情绪是从你身体的哪个部位涌现的？它是全新的还是你所熟悉的？是只有一种情绪还是多种情绪的堆叠？你是想逃离这种情绪，还是想让它保持住？在你持续观察它的同时，把这种感觉呼吸进来。用一种好奇、友好的方式观察你的情绪，就像一个年幼的孩子看到一个新奇的玩具那样。

（18）持续练习 10 分钟左右。这些细微的行为需要花时间去培养。尽你所能，接受这期间所出现的任何感觉，无论你是否能够成功地专注起来。

播放音频

在此基础上，你可以停下来，进行无选择觉知（音频 14）。

（19）无选择觉知就是对你思维中产生的任何思想投入开放性意识。你只需要以宽阔、接受和欢迎的方式感知到它。注意到任何一种最为强烈的意识，并将它释放掉。

音频 14

（20）如果你发现你的思维总是游离（每次当你做这一练习时，好像特别容易陷入和纠缠于某种思维），你需要回到正念呼吸上来，让自己平静一些，然后再考虑下一次练习。要对你思维中产生的任何思考都投入好奇心，而不是总想试图改变什么。

（21）练习 10 分钟，然后可以将"坐姿冥想"练习停下来。你应该满怀善意地祝贺自己，因为你专门花时间练习，促进了自己的身体健康和精神幸福；而且，你专门花时间，让自己从 doing 模式中脱离出来，并探索了内在的 being 模式，无论你今天从事什么活动，你都会让这种强大和奇妙的感觉注入其中，充满愉悦感和幸福感。

克服"坐姿冥想"的障碍

"坐姿冥想"遇到的最大问题之一就是姿势的保持。在坐了一段时间之后，你的脊背、膝盖或身体的其他部位就会开始疼痛。这时候，你有两种选择。

记住比较好

（1）你保持平稳地坐着的同时，观察不舒适感及思维对它的反应。当你的不舒适感不是特别强烈时，我建议用此方法。正念的要义就是接受你的任何体验，即便一开始你感觉不太舒服，但也要如此。不舒适感具体体验如何？它由身体的哪部分引起？你有什么体会？当所有的体验渐渐地融化和变化，你会发现，你身体的不舒适感会渐渐改变。

通过观察如何保持这些感觉，你的冥想技巧会渐渐融入日常生活中。你可以用同样的方式——接受、好奇、欢迎而不是对抗的心态，应对其他一些困难的情绪和挑战性的问题。你的身体和思维是一体的，因此，你只要平稳地坐着，你的思维就有机会安定和聚焦。

（2）用正念心态渐渐移动身体的位置。如果你身体的不舒适感过于强烈，你可以稍微移动一下自己的身体。或许你正在一个不太舒适的地方坐着。但是，如果有可能，不要马上对不舒适感做出反应，而要慢慢地移动你的位置，并投入正念意念。这样，你会通过这种变化过程投入练习中。你对此做出了响应而不是反应，这正是正念坚持的要旨。响应是你做出的一种从容的选择——你感知到这种感觉，并对下一步要做什么做出清醒的决定。反应则是自动的，缺少控制力，毫无目的性。在正念中，你对自己的各种体验更有技巧地给予响应，它会渐渐融入你的日常生活，比如当某个人让你失望时，你会控制好自己的情绪，对此做出响应；而不是让情绪失控，做出不负责任的反应。

当然，除了姿势会引起不适，失望感可能也会在练习过程中不断地到来。你已经习惯了对自己的体验做出判断，因此，可能也会对冥想做出判断。但是，正念的要义是不要形成判断性的思维。所谓坏的冥想根本就不存在——从来没有这种东西。有时你会聚精会神，聚焦于自己的思维，其他时间思维可能非常狂乱。冥想正是如此。你要对整个过程都充满信任，即便有时候你感觉可能提升并不大。无论你感觉自己比有意识的思维表现更好还是更坏，正念都在顺畅地进行，从表面来看，好像正念并没有带你到达什么地方。不要担心，冥想就是随着你逐步切实的练习，渐渐地让你前进。

"行走冥想"漫步

"行走冥想"就是你在行走的过程中将意念集中。行走的能力是一种特权和神奇的过程，因此，你需要对此充满感激。

想象一下，你以一种安定和放松的心情去走路，焕然一新、精力充沛地到达你的目的地。你释放压力，充分地享受"行走冥想"的过程。我的学生经常说，"行走冥想漫步"是他们最享受和喜欢的练习之一，因为会让他们的思维从各种忙碌的事务中解脱出来。"行走冥想漫步"也可以用在你做其他事情之前的准备中，它会让你的身心处于更加安定的冥想状态。

观察你的行走习惯

你或许很少专门去走路。你会边走路边说话、边走路边思考、边走路边计划、边走路边担忧。走路是如此简单和普通，所以你总是在这时去做其他的事情。

因此，大多数走路的时间，你都处于"自动驾驶"模式。但是，你其实已经形成了很不好的习惯和走路模式，你走路时因为各种担忧和计划而患得患失，难以集中精力，而不是安安静静地享受这一过程。

在走路的时候，你通常会想到达某个地方，这当然无可厚非。但在"行走冥想"中，你没有目的地。你可以忘掉目的地，享受这段旅程，这正是冥想的原则。

正式的"行走冥想"练习

本节将描述一种正式的"行走冥想"练习方法，这意味着你需要专门抽出时间去练习。你也可以在各种日常活动中，引入非正式的"行走冥想"技巧。你没必要专门为了这一练习而放慢自己行走的步伐。

播放音频

"行走冥想"的方法大概有以下几个步骤（音频 15）。

（1）先决定自己要练习的时间。我建议最开始 10 分钟比较好，选择你自己感觉舒服的时间更好。然后，决定自己要在哪里练习。第一次尝试练习时，可以走得慢一点，因此选择一个安静的房间是最好的。

音频 15

（2）站姿直立，并且平稳。你可以前后左右调整一下，找到一个站立的折中平衡点。放松膝盖、面部，肩膀也自然地下垂。让自己的身体平稳而坚实，就像一棵大树，坚定地扎在地上，充满自信，保持平衡。

（3）感知自己的呼吸。让自己呼入和呼出的气息自然地流动，享受呼吸的过程。在练习过程中，保持微笑。

（4）现在，将身体渐渐地倾向自己的左脚，注意你的感觉的变化。然后将重量倾向自己的右脚，同样感觉每刻的变化。

（5）当你准备好以后，把身体的大部分重量转移到左脚上，就好像右脚上没有任何重量。慢慢将右脚后跟抬离地面。暂停一会儿，专门感受走路的这个很基本的动作和过程。然后，将自己的右脚抬离地面，将脚后跟置于身体前面。感受身体的重量正从左脚转移到右脚。再将右脚放平，身体的重量回到右脚，牢固地踩到地面上。观察重量从左到右的变化过程。

（6）用你喜欢的尽量缓慢、正念的方式去走路。当结束时，抽出一些时间去思考和体会整个过程。

其他"行走冥想"的练习方法

除了以上方法，还有一些其他"行走冥想"的练习方法，你可以根据自己的节奏尝试练习。

1. 行走时的"身体扫描"

小贴士大用途

在这一"行走冥想"练习中，你在行走时让自己的意识逐渐在全身游走，从脚部到头部，进行全方位"扫描"。

（1）一开始，你像往常一样地去走路。

（2）现在，将意识聚焦于自己的脚上。注意你的重量如何从一只脚转移到另一只脚。

（3）继续让自己的正念注意力沿着身体向上移动。在走路的同时，先感受小腿，然后是大腿，注意感知的移动。

（4）继续留意你的意识移动到臀部和骨盆时的感觉。

（5）继续将自己的意识向上"扫描"，到躯干的下部、躯干的上部，然后到胳膊。在这一过程中，随着你的意识自如地摇摆游走，你的身体也会自然地平衡。

（6）注意你的肩膀、脖子、脸和整个头部的感觉。

（7）随着你渐渐地漫步，感知到整个身体融为一体，同时感知到整个身体都在呼吸的感觉。无论持续多长时间，只要自己感觉舒服就好。

2. 边行走边微笑

这一练习方法是全球知名的正念训练师 Thich Nhat Hanh 强烈推荐的方法，即当你在走路时，激发积极的情绪和感觉。可以进行以下练习，好好享受它。

（1）找一个合适的地方，可以是自己，也可以和朋友一起。如果有可能，找一个环境优美的地方。

（2）记住，"行走冥想"的目的是体会此刻的感觉，释放焦虑感和忧虑感，享受此刻。

（3）走路时，感知自己就像是地球上最幸福的人。微笑——你还活着！你要意识到并承认，你非常幸运，因为你还能走路。

（4）当你用这种方法行走时，想象一下，你每走一步，都充满了平静和愉悦。行走，就好像你通过每一步行走正在亲吻地面。要知道，你正在用这种方式走路，来安抚和照料地球。

（5）注意当你吸入气息时，你走了多少步；当你呼出气息时，你又走了多少步。当你走 3 步的时候，每一步都吸进气息，在意念中你对自己说"入—入—入"；当你呼出气息时，如果你走了 4 步，你就对自己说"出—出—出—出"。这样可以让你意识到并享受呼吸的过程。你无须控制自己的呼吸和行走过程，让它慢慢且自然地发生就好。

（6）无论在哪一刻，当你发现了美丽的大树、漂亮的鲜花、怡人的湖面、兴高采烈玩耍的孩子，或者其他任何让你欣喜的事情，停下来，注视它。当你在做这些事情时，让呼吸渐渐地流入。

（7）想象你每走一步，就有一朵鲜花盛开。每走一步，你的身体和思维就焕然一新，充满能量。要知道，只有活于此刻，生活才更有意义。因此，享受你的每一步。

克服"行走冥想"的障碍

"行走冥想"练习不像其他冥想方法会有很多的难题。但是，有时候也难免会遇到一些问题，比如下面列举的一些，这里试着给出一些解决方案。

（1）如果走得太慢，你很难保持平衡。如果你走路的节奏太慢，就将遇到很大的困难。你可能会感觉要摔倒，此时，你可以用墙来支撑自己。此外，当你往前走路的时候，你可以注视前方的某个点，让眼睛聚焦在那里。随着你慢慢地练习，你的平衡能力也会提高。

（2）你的思维会不断地游离。"行走冥想"就像其他类型的正念练习一样，你的意识会经常游离。因此，要轻柔地将你的注意力引导回脚触碰地面的感觉或者呼吸上。不要做任何自我批评和指责。

激发感激之情："慈心冥想"

Metta（慈爱）的意思是仁爱或者友善。"慈心冥想"（Metta Meditation）的要义是激发对自己和他人的感激之情。当然，所有形式的正念冥想都有激发喜爱和仁慈之感的意念，但是"慈心冥想"是专门激发感激意念的一种特殊技巧。

和奥林匹克冥想者相遇

就像你可以培养打网球或驾驶的技能一样，"慈心冥想"也是一种可以培养的技能——人们对经验丰富的冥想者所做的大脑扫描已经验证了这一点。世界著名的脑科学教授 Richard Davidson 和他在威斯康星大学神经科学的团队经过研究发现，通过"慈心冥想"训练的短期冥想者比一般人的同理心更强。而长期的冥想者，又称为"奥林匹克冥想者"，通常经历了10000 多个小时的冥想训练（也并非全都如此），脑部扫描记录显示，他们具有更大的幸福感和同理心。科学家针对他们做了一项实验，将他们置于吵闹和不舒服的环境中几小时，但是令人吃惊的是，他们的脸上竟然都泛起了微笑——科学家之前还从未见过其他人在如此恶劣的环境中有如此反应。科学家证明发现，感激之情和同理心是各项积极情绪中最积极的要素，它非常强大，可以抚慰和安定身心。

许多地域传统和古代文化都强调了爱的需要及关爱自己和身边朋友的重要性。当你感觉不太好，或者总是自责，"慈心冥想"是一剂良药，它能激发友善和喜爱之情。"慈心冥想"的这一功效是源于人类的一种本性：你不可能同时感受到厌恶和友善——如果你深刻地感受到其中一种，那将替代另一种。"慈心冥想"是一种从痛苦和遭遇中解脱出来、抚慰自己内在精神和心灵的良好方法。

小贴士大用途

如果你是一个冥想的新手，那么你在翻开此书时，可以先尝试其他的冥想方法。当你积累了一定的冥想经验时，可以着手尝试"慈心冥想"。抽出时间专门练习——通过训练慢慢有规律地体会，你一定能有所收获。

"慈心冥想"练习

本节将讲述"慈心冥想"的练习方法。你可以慢慢地展开，一步步地去练习。如果你没有耐心和时间做所有的步骤，可以根据自己的舒适度去练习。对自己好一点，从一开始就如此。

（1）你可以坐着或躺下练习"慈心冥想"，你甚至在走路的时候也可以练习。最重要的不是你采用什么姿势，而是在练习过程中投入的友善的意识。让自己充满温暖，尽量放松。轻轻地闭上眼睛，眼睛可以半闭半开，舒服地向下看。

（2）开始感受自己的呼吸。注意一下呼吸感最强烈的身体部位。这种意念会连通你的身体和精神。继续感受自己的呼吸，坚持几分钟。

（3）准备好以后，看看是否会有什么特别想和自己说的话语从心底涌起，特别是你长久以来的某个愿望，或者你对幸福的期许。比如：希望我能幸福；希望我能快乐；希望我能健康；希望我远离忧愁和痛苦。

（4）慢慢地一遍一遍地重复这些话。让它们沉入自己的心底，让这些话激发一种对自己友善的情绪。如果做不到，也不要担心——你的意图比感觉更加重要。只需轻柔地重复这些话，让它们引起共鸣。

（5）现在想一下你关注的某个人：比如你的朋友或曾经启发过你的某个人。在脑海中描绘一下那个人，在内心里对他或她说同样的话。如果你在大脑中很难清晰地描绘出他的模样，也不要担心，你的意念会自动工作。你可以使用话语：希望你快乐；希望你幸福；希望你健康；希望你远离烦恼和痛苦。向他投入友善和感激之情。

（6）当你准备好以后，选择一个中立的人：比如某个你平时总见面但对他也谈不上喜欢还是讨厌的人。或许是那个你每天早上都遇到的人，或许是卖给你咖啡的人。对他说同样的话：希望你快乐；希望你幸福；希望你健康；希望你远离烦恼和痛苦。

（7）现在，选择一个与你相处并不太融洽的人。或许是最近你相处起来很困难的人。和他说同样的话，发自内心地去说。这是一件非常有挑战性的事情。

（8）现在同时想 4 个人：你自己、你的朋友、中立的人、你不太喜欢的人。想象一下他们的面貌，感知他们的存在，向他们投入友善和感激，说以下几句话：希望我们快乐；希望我们幸福；希望我们健康；希望我们远离烦恼和痛苦。

（9）现在，把你的友善感觉向外扩散，扩散到所有的生命和物种。比如植物、动物、空气和大海，乃至整个宇宙。将爱与关怀，感激与欣慰之情发自内心地传递给它们：希望一切幸福；希望一切快乐；希望一切健康；希望一切远离烦恼和痛苦。

作为初学者，你可以从以上任意步骤开始练习。如果刚开始你感觉对自己投入慈爱比较困难，那么可以对朋友投入友善和慈爱。随着练习深入，再对自己投入慈爱和关怀。

如果这些话对你而言没什么效果，还有一些其他的话建议你使用。在练习过程中，你可以选择两三句，也可以自己去创造一些。

（1）希望我和自己及其他生命保持安宁。

（2）希望我顺其自然地接受我自己。

（3）希望我们对互相之间产生的不可避免的伤害给予谅解。

（4）希望我和所有的生命共享和平与和谐。

（5）无论发生什么，希望我都可以很好地关爱自己。

（6）希望我能远离恐惧和愤怒。

（7）希望我无条件地爱自己。

小贴士大用途

"慈心冥想"是一种可以深度安抚自己情绪的练习方法。对自己耐心一点儿，充满友善，节奏稍慢地去练习，发自内心地对自己说话，看看有怎样的效果。

当你已经拥有了足够丰富的冥想体验，你甚至在走路时也可以练习。但是，记住，走路时要把眼睛睁开，否则你撞上某个东西就不好了！

克服"慈心冥想"练习障碍

在"慈心冥想"练习过程中，你可能会遇到一些问题。一些常遇到的问题和应对措施如下。

（1）你有时难以想起某个人来。如果你难以想起某个合适的朋友，或者中立的人，或者你很难相处的某个人。不要担心，你可以跳过这一步，随便选择一个人就好。友善之心的意图，要比你选择的某个具体的人重要得多。

（2）你也说了那些话，可就是没什么感觉。这也很正常，特别是一开始时。你可以想象这些话是从你的胸部或心里发出的，而不是从大脑，尽力去尝试。同样，在练习中，这种感觉不像你友善的态度那么重要。感觉将来会出现，也或许不会出现——你无须担忧这一点。

（3）你的思维总是游离。这是思维的本性，在冥想中时刻会发生。就像往常一样，一旦你意识到走神，轻柔而善意地把注意力转回到练习中。每次当你回过神时，你就强化了自己专注的意识。

（4）你感觉很难和某个不好相处的人好好相处。在向某个很难相处的人投入友善之情的过程中，如果你感觉确实比较困难，可以回想一下，他像你一样，也是一个人。他会面临生活中的困难，这可能也是导致他有如此行为的原因。他也想保持心情的愉悦与宁静，虽然总是事与愿违。如果这样的思想还是不奏效，那么可以选择一个相处不那么困难的人再练习试试。对自己要耐心一点：这可能不是一个简单的过程，但是值得付出努力去做。

（5）你感到很情绪化。情绪化是一种常见的反应。你或许不习惯于用这种方式激发一些感觉，有时也会让一些深埋心底的情绪释放出来。你可以尽力继续练习。如果你的情绪过于强烈，可以尝试第一步，在冥想全过程中给自己注入更多友善的情感。从第一阶段切入冥想是非常有益的，但你也可以停下来，过一段时间，等你感觉到位了再练习。

第7章

让正念助益自己和他人

你可能非常喜欢去关照别人，但是你是否有意去关照自己呢？你需要规律而合理的饮食和运动，以最大限度地保持健康的体格和幸福的情感。在日常生活中，你需要适量地分配工作和休息时间。你也需要在情感上给自己适当的挑战，以保持健康的心态和思维。你需要和他人社交，也需要给自己留些和自己相处的时间。当然，要非常完美地做好所有这些事情，是不可能的。但是，如何才能在保持紧张和压力的前提下，更好地和自己相处呢？

正念可以帮助你更好地与自己及他人相处。有一件事情非常重要：你要意识到自己的思维、情绪和身体律动，还要时刻感知你周围的人和事。在这种状态下，你不但可以很好地感知自己的需求，而且能深刻地体察周围其他人的诉求，因此，这样可以让你尽可能地满足所有人的需求。

这样一种基于关怀和接受的意识对于健康的生活至关重要。正念是培育这种意识的最佳方式。本章将给出让正念帮助你更好地与自己及他人相处的具体建议。

"迷你冥想"练习

你不需要一下拿出几小时来进行正念冥想练习，才能收获它所带来的成果。在日常生活中，短时间和频繁的正念练习，对于培育正念心态更为有效。

盲人摸象

有 6 个盲人，有人问他们大象像什么。他们被引导到大象跟前，抚摸大象的不同部位。摸到象腿的盲人说，大象像一根柱子；摸到大象鼻子的人说，大象像树枝；摸到大象尾巴的人说，大象像一根绳子；摸到大象耳朵的盲人说，大象像一把蒲扇；摸到大象肚子的人说，大象像一堵墙；摸到象牙的人说，大象像一根坚硬的管子。然后，他们开始争论，各自都坚持自己的观点，认为大象实质上就像他们所认为的那样。一位智者碰巧路过，说道，"从某种程度上他们都是对的。如果他们去抚摸大象其他的部位，他们也会有一个不同的视角。"

这个故事的寓意是什么？冥想可以让你全面地看清事物外部和内部的本质，通过转换视角去看问题，你会平息自己内部和外部观点的冲突。你会试着去理解，其他人在思考问题的时候都有其局限性，因为那是他们知道的全部——在某一时刻，他们仅仅摸到了大象的某一个部位而已。用这种视角去看问题，你会对他人充满更大的同理心和理解。

引入"呼吸空间"

忙碌了一天以后，你可能乐于停下来喝一杯热茶或热咖啡，或者其他你喜欢的饮料。热饮能给你的身体带来益处，不仅仅是一杯液体那么简单。忙碌之后的休息，可以让你放松下来，得到难得的放松自我的机会。这里讲到的 3 分钟的"迷你冥想"，又叫作"呼吸空间"（Breathing Space，如图 7-1 和图 7-2 所示），它就像喝茶休息，得到舒适的放松。"呼吸空间"会让你充分地了解到你的身体、思维和内心的活动过程——不是抛弃感觉和思维，而是用一个更清晰的视角去观察它们。

记住比较好

正念是一种觉知和接受的练习，不是一种放松的练习。放松的愉悦感可能是由接纳所带来的。让你的意图觉知到自己的思想和情绪，让这种空间保持自然的状态，尽力去投入好奇和仁爱的情感。

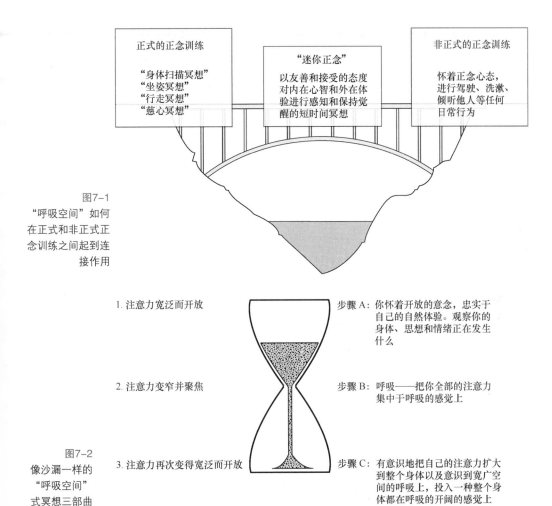

图7-1
"呼吸空间"如何
在正式和非正式正
念训练之间起到连
接作用

1. 注意力宽泛而开放

步骤 A：你怀着开放的意念，忠实于
自己的自然体验。观察你的
身体、思想和情绪正在发生
什么

2. 注意力变窄并聚焦

步骤 B：呼吸——把你全部的注意力
集中于呼吸的感觉上

图7-2
像沙漏一样的
"呼吸空间"
式冥想三部曲

3. 注意力再次变得宽泛而开放

步骤 C：有意识地把自己的注意力扩大
到整个身体以及意识到宽广空
间的呼吸上，投入一种整个身
体都在呼吸的开阔的感觉上

"呼吸空间"训练

你可以在任何时间和任何地点进行"呼吸空间"练习。冥想是由 3 个不同的
部分组成的，为了更好地帮助你记忆，这里把它分为 A、B、
C 这 3 个阶段。当然，这 3 个阶段也不一定要严格持续 3 分
钟——你可以根据自己所在的地方及自己拥有的时间，自由
地控制时间长短。即便时间短暂（如只有 3 次深呼吸的时间），
也可以对你有深刻的影响。你可以采用以下步骤进行练习（音
频 16）。

音频 16

（1）保持背部直立坐下，感觉到自己很有尊严，但不要过于拉伸自己的背部和

颈部。如果你很难坐直，可以直接站直；当然，如果你弯曲背部，甚至蜷缩一团，也可以接受。但是，坐直是非常有助益的，因为这样可以给大脑传递一个信号——你正在做一件不同寻常的事情。

（2）开始进行步骤 A 的练习，持续 1 分钟；然后进行步骤 B，仍然持续 1 分钟；最后，花 1 分钟完成步骤 C。当然，你可以用任意长短的时间去练习。

步骤 A：感知。你可以思考以下问题，在两个问题之间稍微停顿几秒。

（1）此刻，我感知到身体有怎样的感觉、感知自己的姿势、感知自己有无疼痛感或者有无愉悦感，按其自然呈现去接受它们，尽你所能。

（2）此刻，我感知到什么情绪？留意你心脏和腹部区域的感觉，或者任何你能感知到情绪的部位的感觉。

（3）此刻，我感知到什么思维正从我的意念中穿过？感知自己的思想，以及你的思想和你自己之间的空间。如果可以，直观地观察自己的思维，而不是深陷思维中不能自拔。

步骤 B：呼吸。将你的全部注意力集中到腹部及腹部以下。尽你所能地感受呼气和吸气的整个过程。你无须改变呼吸的频率——只需要怀着温暖、好奇和友善的心态，投入冥想状态。观察每一次呼吸有什么细微的差别。如果你的思维游离了，要温和而轻柔地把自己的注意力转移回呼吸上。要充分地享受每一次宝贵的呼吸。

步骤 C：有意识地扩大意识。有意识地将你的意识从腹部扩大到全身，感觉到自己的整个身体都在呼吸（你可以通过皮肤的律动进行感知）。当能量融入自己的身体时，观察它的效果。你要全心地接受最完美和最完整的自己，正如它们的本质，而且，你要活于此刻，并且尽己所能。

小贴士大用途

在"呼吸空间"训练的过程中，无论你的感觉如何，都要保持微笑。注意这样做是否对自己的心理状态有一种积极的影响。如果有，每次都可以使用这种方法。你甚至都不必说"茄子"。

小贴士大用途

可以把"呼吸空间"想象为一个沙漏。一开始，你的注意力非常开阔和开放；然后，注意力渐渐变得狭窄，并聚焦于呼吸；接下来，又开始开阔，你的意识增强，空间更为广阔。

这种"呼吸空间"式冥想，以极其简单和直观的方式揭示了正念的核心。"呼吸空间"所带来的所有效果如下。

（1）你进入放松身心和思维的 being 模式。你的思维可以处于两种截然不同的思维状态之一：doing 模式和 being 模式。doing 模式充满能量，其所有的要义都是投入行动、挑战困难。being 模式是一种思维的镇静状态，你承认所有事情都顺其自然地存在和发展（要了解更多关于 being 模式和 doing 模式的内容，请参阅第 5 章）。

（2）你的自我感知意识增强。你会更好地感知到身体的感觉、思想的变换、情绪的波动或者此刻的需求。你或许能感觉到自己的肩膀耸起或者下巴收紧；或许也能感觉到思想"嗖嗖"地从头部穿出，而你甚至都没有意识到这些思想的存在；你或许也会感觉到悲伤、口渴或者累了。如果你仔细聆听这些信息，就会采取恰当的行动。如果没有自我感知意识，就不会处理好这些问题。

（3）你对自我的同理心增强。你创造对自己更加友善的空间，而不是自我批评或过于苛责。如果你经历了难过的一天，"呼吸空间"会给你时间释放自己的忧虑，原谅自己的错误，回到此刻的感知上来。你拥有对自己的更大的同理心，也会对其他人有更深的同情和理解。

（4）你会创造更多的机会来做决定。你无时无刻不在做决定。此刻，你做出了阅读这本书这一页的决定，然后，或许你会决定去散步、给一个朋友打电话或者做晚餐。如果你的朋友因为某事呵斥了你，你的反应是做出某种程度的决定。通过"呼吸空间"，你会从现实的体验中跳出，看到此刻你身处状态的更大的场景。如果一个困难从你的脑海升起，你可以基于全部的知识和经验做出一个决定，而不是做出直白的反应。"呼吸空间"可以帮助你做出更明智的决定。

（5）你会关闭"自动驾驶"模式的开关。你有没有这样的体验：在吃完一顿大餐后，突然意识到自己都没有尝到其中的味道？原因是，你很有可能处于"自动驾驶"模式。你对吃饭这件事情已经太习以为常了，你会在吃饭的时候思考许许多多其他的事情。"呼吸空间"可以帮助你把你和自己的感知连通，这样你可以活于此刻。

你可以试验一下这种思维训练。不要用眼睛看，你回忆自己的腕表上刻着的是罗马数字还是普通数字？如果你不确定，或者记错了，那么这说明你正处于"自动驾驶"模式。你几乎每天都看自己的腕表，看了几百上千次，但是你从来没有真正认真地看过（我已经在第 5 章中详细解释过"自动驾驶"模式）。

（6）你会成为自己体验的观察者而不是深陷体验中。在你平时的日常生活体验中，你的思维或情绪和你自己之间几乎没有任何距离。这些思维和情绪从头脑或内心深处升起，你没有观察它们就做出了反应。"呼吸空间"的主要效果之一，就是在你和自己的内心世界构建起一个空间。你的思维或情绪或许会非常混乱，但你仅仅是观察者，远离它们，就像你在电影院看一场电影。这仅仅是观察视角的一个小小的变化，但有巨大的内在影响，关于这一点已经在第5章中进行了详细说明。

（7）你用一个全新的视角观察事物。你是否曾经就某人某事做出过过于自我的评判？我当然有。比如，某个人对我们完成的工作提出了批评，我立刻会做出反应，至少会感觉到腹部有一股强烈的情绪涌上来。但是你也可以做出其他反应。在你反应之前，先思考其他人会不会感觉到压力？你在那一刻可不可以什么都不想、什么都不做？通过"呼吸空间"达到这样一种暂停的状态，可以让你用一种全新的视角去看待事物，做出反应。

（8）你行走在正式训练和非正式训练之间的桥上。正式训练是你单独抽出一天中的大段时间来进行冥想训练。非正式练习则是你在平时的日常活动中进入正念状态。"呼吸空间"是一种极为有效的方法，它可以弥合这两种重要正念方式之间的鸿沟。"呼吸空间"既是一种正式训练，因为你需要抽出一些时间来专门练习；又是一种非正式练习，因为你把它融入到了日常生活中。

（9）你为心中涌起的新思想创造了空间。如果你停止惯常的日常活动，训练"呼吸空间"，你会为思想中注入的其他事情而创造出一定的空间。相反，如果你的思想被杂乱的思绪塞满，你就不能清晰地思考。"呼吸空间"或许也和医生的某种治疗方式相契合，医生让病人采用智慧和理性的方式思索，并让创造性的思想注入你的思维。

在日常活动间歇使用"呼吸空间"

你可以一天进行3次"呼吸空间"练习。下面给出一些练习"呼吸空间"的时间的建议。

（1）在餐前或餐后。一些人会在用餐前为家人祈祷，对于享用食物满怀感激和感谢之情。而在餐前或餐后进行"呼吸空间"练习，是让你专门抽出一段时间进行练习并提醒自己，以更好地享用美食。如果你确实难以抽出3分钟时间进行练习，也可以在用餐前做3次深呼吸。

（2）在两项活动之间。在日常活动间歇适当休息，哪怕只有几分钟，那也非常有助益。感受自己的呼吸，为自己注入新鲜的思绪是一件愉悦之事。研究表明，3次正念呼吸可以改善你身体的生理机能，舒缓血压，减少肌肉紧张感。

（3）在散步时或睡觉前。在你睡觉前进行简短的冥想是一种非常健康的体验。你可以放松地躺在床上，享受呼吸的律动。或者，你也可以坐下，进行"呼吸空间"练习。这种冥想方式可以帮助你更好地厘清自己的思绪，为生活注入新鲜感。在睡前进行"呼吸空间"练习，可以镇定自己的心绪，并进入更加深入和松弛的睡眠状态。

（4）在困难的思想或情绪涌现时。当你感觉到挑战性的思维或情绪出现时，"呼吸空间"冥想会有非常特别的帮助。意识到自己思维的本质，倾听仁爱，好奇地感觉心声，你可以改善自己和思维的关系，从而和谐相处，共融共生。如果你和自己的思维或情绪建立一种正念关系，那么你会获得一种完全不同的体验。

使用正念关照自己

你在飞机上可曾听到过安全提醒？在紧急情况下，飞机乘务员会建议你先戴上氧气面罩，然后帮助其他人戴上，比如你的孩子。原因很明显，如果你自己都不能呼吸，那么怎么可能帮助其他人呢？关照自己，并非只有在紧急情况下才需要。通常，在日常生活中，你也需要关照自己的需求。如果你不这么做，不但自己会感觉难受，和你相处或依赖于你的人也会感觉不舒服。照顾自己并不是自私的行为——这对于其他人而言也是最好的方式。除了有规律地吃饭、睡觉和运动，有规律地冥想也是你照料自己和他人的最佳方式。

正念式健身

你可以在进行体育运动的同时，进行正念练习。事实上，西方正念体系的主要创始人之一 Jon Kabat-Zinn 曾经为 1984 年美国奥林匹克赛艇男队进行过培训，最终，有一组男选手获得了金牌——正念确实对训练者没有坏处！在 2012 年伦敦奥运会上，有几位田径运动员表示，正念帮助他们取得了巅峰成绩，并获得了金牌。

小贴士大用途

成千上万个研究案例证明，有规律地进行体育锻炼，无论对身体还是精神都大有好处。如果你已经在有规律地进行体育锻炼，那么你能感受到其中的好处；如果你没有，你的医生也会乐于让你开始锻炼，你可以从简单的散步运动开始。散步是一种有氧运动，你有很多方法切入正念状态（参阅第 6 章的"行走冥想"），然后，你可以尝试自己喜欢的更需体力的运动方式。你可以用正念态度进行每一种运动——对于将要发生之事充满好奇心，当你有不舒服的感觉时稍微持续一会儿，探索舒适和不舒适之间的临界点和极限，全面地观察自己。

小贴士大用途

无论你选择什么练习，都要让自己享受这种体验。选择让自己微笑而不是皱眉的体能活动，这样你就可以坚持规律地练习。

下面是一些刚开始训练的典型的运动项目，在锻炼的过程中你可以体会到如何注入正念心态。

1. 正念式跑步

把随身播放器和耳机扔在家里，尝试到户外跑步，而不是健身房——你的感觉更容易和户外的自然连为一体。在开始走路之前，先做 10 次正念深呼吸，对你的身体有一个全面整体的感知。从常规的走路开始，然后开始快走，慢慢地再跑起来。观察你的呼吸频率如何一步步加快，无论何时当你的思维从此刻溜走时，你都要迅速聚焦于自己的呼吸上。感受自己心跳的频率，以及你的脚从地面上弹起时的节奏。观察你身体的某些部位是否无谓地变得紧张。你要充分享受风吹过脸颊时的快感，以及你身体里不时涌起的股股热浪。留意一下，当你跑步时有什么思绪正从脑海汩汩而出，不要对这些思绪进行任何判断。如果跑步让你感觉到有点儿累，则考虑你是应该继续跑下去，还是应该慢下来。如果你平时经常跑步，你可能会在极限情况下再坚持一会儿；如果你平时不怎么跑步，那么你要慢下来，然后慢慢地再加强运动。在跑步的最后环节，观察自己的感觉，可以尝试做一下"迷你冥想"（第一部分已经做了描述），看看有什么效果。在接下来的几小时，你要持续观察自己跑步时的状态和效果。

2. 正念式游泳

当你接触游泳池之前，先做几次正念呼吸。当你入水时，观察你身体接触水的感觉。你头脑中闪过什么样的想法？当你开始游泳时，感受你的胳膊、腿和水之间接触时的感觉。水带给你怎样的感觉？你要对游泳和能接触到水充满感激之情。接下来，你要适应并享受游泳的节奏，意识到自己的心跳、呼吸频率和身体肌肉的律动。当你完成这一系列动作时，观察你的身体和思维有怎样的感觉。

3. 正念式骑车

在你坐到自行车上之前，做几次正念呼吸，感受你身体的重量、手和自行车把手的接触状态，以及你的脚和脚踏板触碰时的感觉。当你开始骑行时，倾听一下微风拂过的声音；当你骑行时，观察一下你的腿部肌肉如何迅速发力。开始的时候，你可以专注于身体某个部位，比如手和脸，然后，将注意力转向更宽泛和广阔的意识，乃至整个身体。无论你要去向哪里，都要释放各种思绪，把自己的思维聚焦于此刻。当你下车时，体会一下自己身体的各种感觉，做一次深度的"身体扫描"，看看运动之后，你的感觉是怎样的。

运用正念做好睡前准备

当人们进入正念训练课程时，睡眠是他们需要提高的第一件事情，因为睡眠对于幸福至关重要。人们睡得越好，就睡得越深。研究表明，那些失眠的人在经过了 8 周的 MBSR（正念减压法）训练之后，也得到了同样的结果。

睡眠，是让你彻底释放所有事情。睡觉不是让你做什么，而是什么都不做。从这种意义上而言，睡觉和正念是相似的。如果你努力地想睡觉，那么你会付出很多精力，这和释放的原则是背道而驰的。

下面的一些方法将指导你运用正念进行睡前准备。

（1）坚持按照有规律的时间睡觉和起床。如果你第一天起得很早而第二天起得很晚，会破坏自己的生物钟，也会给自己的睡眠带来障碍。

（2）睡觉前，不要通过看电视或用计算机来过度地刺激自己。屏幕的光会让你的大脑有一种如在白天的幻觉，这会让你花费更长的时间才能入睡。

（3）睡觉前，可以尝试做一些正式的正念训练，比如"坐姿冥想"或"身体扫描"（第 6 章已有详述）。

（4）睡觉前，可以做一下瑜伽或轻柔的拉伸练习。我注意到，猫会在蜷缩到沙发上小睡一会儿之前，舒展自己的身体。这样会让你放松下来，你的肌肉也能得到放松。拉伸的时候你也可以发出声响——或许这是猫能有松弛的生活的秘密。

（5）睡觉前，可以在室内进行正念走路。可以抽出 5 ～ 10 分钟漫步，深入体验一下期间你身体激发出的各种感觉。越慢越好。

（6）当你躺在床上时，感受呼出和吸入的气息。不要努力地睡觉，而是充分地体会你的气息。当你呼出气息时，从 1 数到 10。每次当你呼出气息时，自己默念相应的数字。当你的思维游离时，可以用这种方法马上把注意力转移回来。

（7）如果你躺在床上有些忧虑，接受你的忧虑。挑战或对抗情绪会让担忧的情绪更加强烈。你只需要注意到它们，并让你的注意力回到呼吸的感觉上。

记住比较好

如果你发现自己睡得比平时少了，不要对此过于担心。事实上，如果你过于担心自己睡得太少，这样会形成恶性循环。许多人其实一天的睡眠时间不够 8 小时，而且大多数人晚上偶尔也会碰到睡眠质量很差的时候。睡不着其实并不是说你出了什么问题，睡眠的缺乏对你的健康而言也不是最糟糕的事情。规律的正念练习或许最终会帮到你。

运用正念平衡工作和生活

许多人都梦想着工作和生活的平衡——那意味着，你一方面拥有非常卓越的职业和优秀的工作，另一方面又有非常和谐的家庭、愉悦的生活、惬意的闲暇时间和富足的精神追求。过度地沉溺于工作，会对生活中其他重要的方面产生消极的影响。如果凡事能保持平衡，你可以更快地完成工作，你的关系质量也会提升。

随着移动技术的发展，或者更具压迫性的职业要求，人们往往在闲暇时间也要工作。有时你发现保持工作和生活的平衡实在难上加难。下面提到的正念思考可以帮助你。

小贴士大用途

你可以采用以下思考练习来帮助自己保持工作和生活的平衡。

（1）保持一个挺直、舒适的姿势坐下，体会到稳重感和尊重感。

（2）体会到自己的身体是一个整体，以及所有不断变化的感觉。

（3）让你的注意力集中到呼吸的流入和流出上，让你的思绪定格在呼吸的感觉上。

（4）感受一下呼吸的平衡。注意当你呼入气息根据其需要自然停止时的过程，以及呼出气息自然停止时的相同过程。你无须做任何事情——只需要让它自然发生。享受呼吸的自然流动。

（5）当你准备就绪时，反思几分钟下面的问题。

为了以更智慧和更健康的方式达到生活的平衡，我需要做什么？

（6）再次将注意力聚焦到呼吸上，看看有什么思维涌出。

（7）停止冥想，记录有什么思维涌出。

你可以参阅 Katherine Lockett 和 Jeni Mumford 的《追寻平衡的工作与生活》（*Work-Life Balance For Dummies*）一书，了解这一话题的更多知识。

运用正念处理人际关系

人类是具有社会属性的动物，人们的大脑也是以社会属性互动交融的。我们通过外部关系保持互相联络，如果你孤立自己、特立独行，那将处处碰壁。积极心理学已成为有关幸福的新科学，它的最新研究成果表明，对人们的幸福指数而言，健康的人际关系具有无可比拟的重要性。心理学家发现，人们的幸福并不是由人际关系的数量决定的，而是由人际关系的质量决定的。通过正念训练，可以提高自己的人际关系质量。

从更好地和自己相处开始

树木需要经历风暴的冲击才能屹立不倒，它能做到这一点的唯一方法是拥有很深的根，以维持其稳定性。如果树根离地面很浅，那么树木不会笔直地挺拔不倒。树根越深越健壮，树上才会生出更丰富的枝干。同样，你需要先培养与自己相处的良好方法，如同树根，才能有效地分出枝干，培养更多和他人相处的丰富和完善的方法。

下面的一些方法会指导你如何运用正念态度和自己更好地相处。

（1）设定动机。首先，你要设定一个动机，就是你非常喜爱和关怀自己。关怀自己，并不自私；你在浇灌自己的树根，这样才能在恰当的时机更好地帮助他人。你为更加光明的未来开启了一扇大门，而这是你生之为人的真正价值所在。

（2）要知道，没有人是完美的。你可能对自己有更好的预期。不要这么想，让这种情绪慢慢释放。如果可以，则可以试着让自己接受自己并不喜欢的一面。这样小小的一步会产生很大的影响，正如一个雪球开始的时候非常小，随着你在雪地里滚动它，它会越变越大。而保持事物原貌，你内心涌起的一点点的仁慈和接受也会发生积极的连锁反应，它会让你拥有更加和谐的身心。

（3）从自我批评中后退一步。当你进行正念练习时，会更好地感知到自己的思想。你或许会惊讶地听到有一种苛责的自我批评的声音不断敲击着自己。如果可以，则要从这种声音退一步思考，要知道：你不是你的思想。当你意识到这一点后，这些苛责的思想会渐渐丧失掉其刺痛感和力度（第 6 章的"坐姿冥想"部分深入探析了这一点）。

（4）对自己好一点。记录下自己优秀的特质，无论它们有多微不足道，都要承认它们。或许你很彬彬有礼；或许你身体的某个部分很吸引人；或许你是一个很好的倾听者；或许你很大度。无论你有什么优秀的特质，都要注意到它们，而不是一味地盯着自己不好的特质，或者什么也不做。对自己好一点，确实不太容易，但是通过正念及一步一步地训练，它会变为可能。

（5）体谅自己。记住，你不是完美无缺的，你总会犯错误，我也一样。犯错误才让我们成其为人。意识到你无论做什么都不会完美，而且也不可能总不犯错误，你才会更好地体谅自己，并继续前进。我们终究还是要通过犯错误而学习和进步——如果你无论做什么事情都是正确无误的，你几乎不会对自己有什么新的发现。你要给自己原谅自己的机会。

（6）充满感激。你要培养感激的态度。试着对你所拥有的一切及你所能做的一切充满感激。你能听、看、闻和触摸吗？你能思考、感受、行走和跑步吗？你有吃的食物、住的房子和穿的衣服吗？以正念态度，感知到自己拥有的一切。每天在你睡觉之前，记录下你所感激的 3 件事情，即便它微不足道。研究表明，每天晚上记录下感激的言语会让人受益无穷。如果你感到这种训练让自己获得了帮助，那么可以坚持一个月，或者继续受益其中。

（7）练习"慈心冥想"。"慈心冥想"练习在和自己深入、友善、全面地相处方面或许是最有效和强有力的方法。你可以参阅第 6 章，了解"慈心冥想"的练习步骤。

在浪漫关系中处理争执

争执，是我们和其他人相处时导致问题的根源，在浪漫关系中尤其如此。浪漫关系会带给人们很强的愉悦感，也会带给人们很深的痛苦。当意见不合时，浪漫关系尤其困难。有时（或者经常）意见不合会转化为争执。下面是一些典型场景。

A：为什么你总是把衣服扔在卧室的地板上？看起来多乱啊！

B：你怎么总是这么挑剔，放松一点好吗？没什么大不了的。你总是对所有的事情都唠唠叨叨。

A：我唠叨？谁今天做了所有的饭？我只是让你把衣服捡起来，这又费不了多大力气。你太孩子气了吧。

B：孩子气！我一直在听你为捡起衣服来这么简单的事情喊个不停……

类似这样的争吵还有很多。当你陷入思维的争吵状态时，大脑的高级功能就丧失殆尽。失望和情绪化反应会随着我们说的每句话而建立起来。

所以当这些小事开始恶化为歇斯底里的争执和消极的情绪反应时，正念能有什么帮助呢？正念创造了心理和情绪的内在空间——在你感觉愤怒感升起和决定说话之间的一些空间。在这个空间里，你有时间对所说的话做出选择。

如果你的伙伴谴责你把衣服扔在了地板上，你会发现你自己处于防守状态。但是如果你有多余的空间，可以考虑一下你的伙伴：他忙了一天，非常劳累，所以很容易发脾气。有了这样的理解，你就能说一些友善的话，或者给伙伴一个拥抱或按摩。情况会渐渐好转。

正念训练，在你的情绪体验和语言选择之间的重要的几秒被创造出来。当你处于正念状态时，你的自动反应状态就会变少。你会更好地意识到内在的情绪状态，并能做出更好的决策。

下面是处理潜在的争执的一些方法。

小贴士大用途

（1）当你的伙伴开始说一些伤害你的话语时，注意你情绪的变化。

（2）感知一下你身体的什么部位出现了这种情绪，做几次呼吸。尽力对自己友善和友好。对自己说："这种情绪现在对我有些困难，让我轻柔地呼吸一下。"

（3）用正念的心态，选择做出理智的回复。或许一开始可以认同你的伙伴的部分观点，让语气缓和一点儿。如果可以，让伙伴知道你的感觉是怎样的。不要指责，这样做只会让争执恶化。

（4）当你开始平静下来，试着更多地投入正念状态，持续感知自己的呼吸，或者意识身体的感觉或其他情绪。如果可以，轻柔地微笑，这种方法会让你避免做出感性的反应，用更加积极的方式进行对话。

深入地倾听

当你不仅仅用耳朵去倾听时，你会达到深入或正念式的倾听状态。深入地倾听，是用你的思维和内心去倾听——用你所有存在的生命去倾听。当你深入地倾听时，你会全身心地给予，你会释放所有的思维、见解、观点、评价和信念，只是去倾听。

记住比较好

深入地倾听是一种抚慰。抚慰，是指当你深入地倾听时，你的倾听对象会感受到一种强烈的释放感，他会彻底释放失望、沮丧、悲伤的情绪。深入地倾听，会带来真正的沟通——与任何其他欲望相比，人们最希望的就是被倾听。

我和正念的故事

在我发现正念冥想的真谛以前，我是个有点儿完美主义的人。从刚上学起我就非常用功，为了取得高分，在大学也保持了这个习惯。我对自己非常严格。同时，我也在寻找各种减压方法，最终，我发现了冥想。最初，我很不情愿，甚至有些怀疑——我花了一年时间去决定是否系统地学习，因为我一直笃信科学。对我而言，冥想看上去太过神秘，总感觉它有点玄乎。我决定尝试一下，从此一发不可收拾。开始练习以后，它大大改变了我与自己的关系。我从此认为不必对所做之事都力求卓越，这对一些人而言可能是不求上进，对我而言，这意味着可以把更多的时间留给自己。我可以对自己更好一些。我没有走上什么旅途，所以当然也无须到达什么目的地（我认为，任何人都没必要追求完美主义）。也就是最近，我才发现，就正念这件事情而言，我们也没必要太过于认真。正念不是一种宗教，也不是一门哲学，它是一种创造性的生活方式，每个人都可以根据自己的情况灵活地运用它。如果用轻松的心态去对待它，那么我会对自己的思维、言语、行动有更轻松的态度，我会让生活顺其自然并享受其中。如果我时刻记得保持正念心态，那非常好；但如果我忘记了，或者我犯了什么小错误，那是人之常情，完全没有问题。

深入地倾听，起源于内心的安静。如果你的思维狂野，那很难做到正确地倾听。如果你的思维一团乱麻，你可以到外面走走，倾听自己的呼吸，甚或倾听自己的思维。这样一来，你会无意识地给自己的思维一定的空间，然后你可以释放一切。

下面介绍如何深入并正念式倾听他人。

（1）不要做任何事。设定自己的目标，即深入地倾听。

（2）当你的倾听对象说话时，看着他的眼睛。

（3）把所有你自己的顾虑和担忧搁置一边。

（4）倾听一下，他在说什么，还有，他是如何说的。

（5）调动你所有的生命感知，比如用你的思想和内心去倾听，而不仅仅是用头部。

（6）当你倾听时，观察倾听对象的姿势和说话的语调，把这些内容作为整个倾听过程的一部分。

（7）当你倾听时，观察思维从自己的脑海自动涌出的过程。尽力释放它们，然后回到倾听上。

（8）如果需要，则可以问问题，但是你要忠实于自己的感受，并且怀着开放的心态，而不是力图改变话题。你要平和地去提问，让交流步步深入。

（9）不要带着判断，尽你所能。判断是一种思考，而不是深入倾听。

（10）不要试图解决什么问题，也不要总想给别人答案。

当你不加判断地给别人时间和空间自如地说话时，他会开始倾听他自己。他对自己所说的内容也会感觉非常清晰。然后，通常情况下，解决办法会自然流露。他比你更了解他自己。如果解决方案自然流露出来，那会省去你很多的沟通成本。所以当你倾听时，只要去听就好了。

和僧侣辩论

有一组研究者想看看一位经验丰富的冥想者在争论时的情况。他们选择了一位僧侣，他拥有非常丰富的冥想经历。另外，研究者又找了一位最具辩驳力的大学教授，将僧侣作为辩驳对象。在两人对话时，他们为两人测量血压和心跳。教授的心跳在一开始跳得非常快，但是僧侣的心跳一直很平静。随着谈话的深入，教授也开始变得越来越沉静和镇定（但是，他仍然不停地在说话！）。这个故事告诉我们，如果你保持平静和镇定，启动正念的心态，那么你会传递一种祥和、安宁的氛围给你的谈话对象。于是，你的人际关系自然会得到提升和改善。

感知预期

想象，上一次你被某人激怒时的情况。你对那个人有怎样的预期？你想让他说或者做什么？如果你在和别人相处时，预期过高了，你会发现自己充满沮丧。

预期，是你自己在思想里创造的理想。预期就像规则。我对你的所作所为形成各种预期，比如你安静一点儿；或者每天晚上都给我做晚餐；或者你应该有趣一点儿；或者你不应该生气，不应该总是滔滔不绝、让人厌烦。这样的预期，如果我罗列下去，会永无止境。

对别人预期越高，你会发现和他相处时越困难——不仅你感觉困难，别人也一样。如果别人没有达到你的预期，那么你会还之以气愤、悲伤、失望、嫉妒等消极反应。一般而言，这些情绪都是很自然的，但是如果你经常这样做出反应，或者你对此沉溺得过深，那么过量的消极情绪会为你的身体健康和精神幸福带来巨大的伤害。另外，当你的预期没有被满足时，你过高的预期也会造成一些消极的应对情绪，即便这样，别人也不会做出什么改变，特别是当你用太刺激的情绪去对待和还击别人时更是如此。

记住比较好

如果一个人没有满足你的预期，你或许会做出生气、悲伤、失望、嫉恨的反应。这些情绪在某种程度上是很自然的，但是如果你太频繁地有这样的经历，过量的消极情绪会伤害到你。即使你的预期没有被满足，或者因为你有很高的预期、做出情绪化反应，其他人并不会就此改变，特别是当你情绪失控地对待那个人的时候他更不会改变。

小贴士大用途

下次当你因为没有达到预期而再次感到恼怒、生气或悲伤时，尝试以下的正念练习。这种练习会让你避免做出情绪化或言语性的反应，转而采用正念和平衡的响应。

（1）不要说话。消极的言语反应往往会火上浇油。

（2）感知自己的呼吸，不要做出什么改变。呼吸是深入还是浅显的？节奏快还是慢？如果你还是难以感知到自己的呼吸，那你可以感受一下呼出气息的频率，从 1 数到 10，试试看。

（3）注意你身体的感觉。你感觉到自己的腹部、肩部或其他部位由于未满足预期而有些疼痛感吗？这种疼痛感有没有形状和颜色？

（4）想象和感觉一下，呼吸从你身体那部分流出的过程。你要怀着友善和好奇的态度去感受。将气息呼入身体，看看会发生什么？

（5）后退一步。你试着去感受一下（作为观察者的）自己，以及（被观察到的）思想和感觉之间的空间。观察一下，你是如何将它们分离开，又是如何将它们单独地释放的。你正进入观察者模式，向后退一步，像飞鸟一样，用一个更大的视角，去俯瞰整个过程。知易行难，但一点点去尝试和实践，你会渐渐做到。

（6）如果有必要，你可以把注意力转回到你的倾听者，把他视为智者，然后用更加镇定自若的态度去和他交流。当你完全设定好了正念模式并且镇定自若以后，再去说话交谈。通常，你怀着气愤的态度去说话，短时间内能得到你想要的，但长期看，你会让你的交谈对象失望。记住，在谈话的整个过程中，都不要忽视自己的耳朵。

人际交往就像照镜子

人际交往就像照镜子，你会清楚地看清自己。

——吉杜·克里希那穆提

所有的人际交往过程都是在照镜子，无论是和合作伙伴还是工作的同事，它会帮助你看清楚自己的欲望、判断、预期和追求。人际交往会让你清楚地看清自己的内心世界。这是一次多好的学习机会！你可以把人际交往看作你正念练习的一个部分。怀着友善、开放、仁爱和好奇的心态，你可以观察到整个过程在发生什么，不但能观察到自己，而且能观察到别人的状态。不要总是怀着什么目的性，想从和别人的交往中获得什么，之前的正念练习中已经讲过这一点。释放，让人际交往简单一点，顺其自然地发展，每时每刻都让它们自然地进展。

当你在人际交往中"照镜子"时，可以问以下问题。

（1）行为。你在不同的人际交往中有什么不同的行为？你会用什么语言？你的嗓音和节奏会怎样？你总会使用相同的词汇和句式吗？如果你少说一点儿，或者多说一点儿，情况会怎样？观察一下你的肢体语言。

（2）情绪。在不同的人际交往中，你的感觉有怎样的不同？某些人或者某些话题，会让你感到害怕、生气或悲伤吗？当你和别人相处时，深入地感知和调动自己的情绪，看看有什么效果？不要带着是非好坏的态度去判断情绪——你只要顺其自然地观察就好。

（3）思维。在不同的人际交往中，有什么不同的思维产生？如果你只是把思维视作思维，而不是事实，那会发生什么？你的思维会如何影响你的感觉？你的思维会如何影响你的人际关系？

在人际交往中进入正念状态，确实是知易行难。你会发现自己每时每刻都很容易陷入某种困境，被自己的注意力所困扰。通过规律性的正念练习，你的意识会渐渐得到提升，而且会很容易行事。虽然人际交往中的正念状态十分易变，但也是非常有价值的。

对自己的情绪负责

"你让我生气！"

"你让我懊恼！"

"你让我有很大的压力！"

如果你出现了以上的想法和言语，那么你是对自己的情绪不负责任。你在根据自己的思考去责备别人，这看上去再自然不过了。但是，事实上，没有人会根据你的思考做出符合你预期的改变。你的感受是由你在当时场景中的思考所决定的。

例如，我不小心碰掉了你办公桌上的茶杯。如果你认为我是故意的，那么你会想："你故意毁坏我工作的文件，你这个白痴！"然后你会感觉气愤和不安，你由于自己生气而责备我。

但是，如果你把这个事情看作一次意外，认为我可能比较劳累没注意，你会想："这只是一次意外，他不是有意的。"于是你会做出同情的反应。情绪是由你的思维所决定的，而不是由你所相处的那个人或者当时的场景所决定的。

不要由于自己的气愤而去责怪别人，你要切实去感知自己的情绪。如果可以，观察你身体呈现出的状况，集中注意力观察自己的感觉。这会渐渐转变你生气的情绪，从仇恨转变为好奇，然后你会把所气愤之事视作一次学习的机会。

记住这些要领并且管理好自己的情绪的一个简单方法，就是使用 ABC 法则。

A：激活场景（Activating Event）

B：信念（Belief）

C：结果（Consequence）

例如，
激活场景：一位同事没有参加会议。
信念：你认为他一定会准时参加。
结果：你感觉很气愤。

现在回过头来改变你的信念，用不同的方式思考。例如，"人们不总是能够准时，这是生活中的普遍情况。一些人总是迟到，因为有些时候，他们因为堵车或者公交车太慢而难以准时到达。"现在看一下你是不是不那么气愤了。

所以，无论你对别人感到怎样强烈的情绪化反应，要怀着正念心态对待你的信念，看看是不是会改变你的想法，或者对想法简单微笑，看看是不是有所助益。

把难相处的人当作你的老师

人际关系是基于你和其他人过去交往的历史而建立的，无论是谁或许都如此。当你和任何一个人相遇时，你的大脑中会自动浮现出对他过去的记忆和场景，你会基于你对他过去的了解而做出评价。当你遇到一个非常熟悉和非常喜欢的朋友时，这么做没什么问题；但是，当你遇到一个过去不怎么喜欢或者接触起来有些困难的人时，再这样做情况会怎样？或许你会和他争吵，或者干脆就不去接触了？

记住比较好

当你和令自己讨厌的人相处时，记住，你有两种方式对待他。第一种方式是你基于对他过去的思想、记忆、见解、观点和信念去看待他；第二种方式是完全不带任何判断、观点和故事情节，正如他所表现出的那样去看待他。即全新地去看，重新去看，就像你和他是第一次相见一样。正念，就是全新地和你所有的体验相遇。当你和自己的感觉连通时，你不会沉溺于自己的思考、观点和信念，你会处于此刻。如果你用这种方式和其他人相遇，那么你会抑制不住地对他涌起温暖之情及强烈的好奇感。

下面的一些方法，将指导你如何驾驭有些困难的人际关系。

（1）在和让你难受的人相见以前，做 5 分钟深呼吸，或者进行一次"迷你冥想"（参见第 8 章），这会帮助你抑制生气或沮丧的情绪。

（2）观察你对别人形成的消极形象和他本人之间的差别。当你和这些人相遇时，忘掉你对他的消极印象，全新地看待他，尽你所能让他与你的感觉连接起来。

（3）正如先贤所言："用错误的方式去记忆，如同思想背负着巨大的负担。"记住这一点，尽力去体谅你人际关系中消极的情绪，看看是否有帮助。

（4）可以把人际交往看作一种游戏。我们不应该怀着严肃的态度去对待正念，也不应该怀着严肃的态度去对待人际关系。通常，你的人际关系会因为你过于严肃地去看待而变得糟糕。所以，要使自己放松地对待。

（5）思考最坏的情况会是什么？这个问题会帮助你正确地看待问题。你或许过高地估计了一个人不好的方面，甚至都超出了现实中他对你可能带来的最坏影响。

（6）当你和不喜欢的人相遇时，你要对脑海中涌起的友善之情保持好奇的态度。这种思维是你惯常熟悉的思维模式的一部分吗？你能否只把它视作一种思维而不是事实？你从何处产生了这种思想？这是正念思维的一个例子——对你的思维模式满怀好奇之心，看看会发生什么。你不是刻意地试图修复或改变它——你可以很清晰地观察到当前的思维模式，它是自然而然产生的。

记住比较好

人际交往会伴随着奖励和困难。如果人际交往进展不顺利，也不要对自己过于指责。你有自己的个性，有时候你也难以和别人达成默契。你要尽力去释放掉过去的消极情绪，尽你所能，遵从自己的直觉，让凡事都顺其自然，尽力保持其自然状态。如果这样还不奏效，那就真得没用了。有 69.9 亿人已经尝试过你的正念关系方法了！

"湖泊冥想"：全心接受

通常情况下，我们都是躺着进行冥想，但是你也可以保持任何舒服的姿势去做。轻轻地闭上眼睛，抽出几分钟时间，感受一下自己的呼吸。现在，当你准备好了，构想一个美丽的湖。湖面平静而安宁，就像一个擦亮的镜子。湖面环绕着巍峨挺拔的高山，天空异常湛蓝，漂浮着几片微小、雪白、毛茸茸的云朵，天空和高山倒映在湖面上。在这个美丽的湖泊周围，是苍老而挺拔的大树，树枝伸向湖面。几只鸟儿从湖面上飞过。当微风吹起时，微小的涟漪和稍大的波浪在湖面时起时伏，在水面上跳着美丽的舞蹈。你感知到，随着季节的变换，湖水和雨滴以及飘洒的落叶交融；冬天，湖面会结冰。在湖的深处，充满各种生命的变化和律动。无论发生什么，湖泊都怀着开放的胸怀，全盘接纳（你可以通过音频17进行练习）。

音频 17

现在，当你准备好了，让自己融入湖泊，和湖泊融为一体。在你躺下或坐下之后，如果你可以做到，要让自己成为湖泊。你既是平静、深邃的湖泊，又是表面时时泛起的涟漪，只要你感觉有价值，你要让自己吸收。你怀着怜悯、仁爱和柔和的心态，全力支撑自己的身体，正如湖水本身。当天气变化时，水会变得有些混浊，水里多了很多落叶和树枝。你是否可以静静地看着让这一切自然地发生，而你一直安详地做一片宁静的湖泊？让自己充分感受一下在跃动的湖面之下湖水的安宁和静谧，你能感受到什么？你能否继续平静地感受接下来湖里和周围一切变化自然而然发生，而你一直都能欣赏为自己带来的种种美丽和愉悦感？

如果感觉这种方法对你有所助益，你每时每刻都可以把自己视作湖泊来丰富和延展你的正念冥想体验。当你在日常生活中引入这种方法时，它也会带给你接纳、平静等积极的力量。不管湖面发生怎样的变化和躁动，当你感知到湖水深处的世界时，你可以随时触发安静、深邃、愉悦的情感。你要全心接受自己时时产生的思维和情感，感知到意识本身及意识深处的世界。你可以将你的故事、你的世界、你的思想、你的情绪、你的梦想、你的观点、你的信仰视作自己宽泛的意识的一部分，但并不是全部。白天，当湖面自然地倒映出太阳和天空、飞鸟和蜜蜂、动物和植物时，你要沉沉地欣赏湖泊的美丽风景；当黑夜里湖面倒映出皎洁的月光、天空和繁星点点，你也要愉悦地感知湖泊的奇妙——无所不在的世界万物，总是时刻交叠变化，而这变化，又是永恒不变的旋律。

第8章

在日常生活中使用正念

正念可以随身携带——你可以在任何时间、任何地方进入正念状态,而不一定非要坐到冥想或瑜伽专用的垫子上。当你在演讲、喂猫或者和朋友拥抱时,你都可以进入思维的正念状态。引入正念意识,可以深化你的日常体验,并且从习惯性的思维模式和情绪模式逃离。你会注意到路旁美丽的花朵;当你思考工作内容时会调动你的意识,驱逐肩部的紧张感;面临生命中的种种挑战,你会为创造性的解决方案留出空间。所有你做出的微小改变都会渐渐叠加。你的压力指数会越来越小,你的沮丧情绪也可以渐渐受你管理,你开始更好地聚焦自己的注意力。你需要付出一定的努力实现这个目标,但是一种与以往完全不同的努力——你会渐渐以更加积极的方式做出改变。本章探讨将一系列经典的正念技巧,引入你的日常生活。

在工作中使用正念

工作,简简单单的两个字,对很多人而言,却可能包含着许多的负能量。许多人不喜欢工作,原因是工作会带来高强度的压力,而又不得不去忍受。太大的压力无论对身体健康还是精神健康都无益处,因此,我们非常乐于接受任何能够管理压力的方法。

不开玩笑! 危险

在许多国家,许多雇员都面临着管理压力的问题,他们会采取积极的方法减少压力,而且,已经形成了立法。如果你感觉自己遭受了和工作相关的压力,那么你需要考虑和你的领导或者其他合适的人谈谈。英国健康与安全执行局指出，如果一个人管理压力的标准较低，那么会导致不情愿的高强度压力的产生；他需要做出改变，把压力等级控制在合理的范围内。

那么，正念在管理压力这方面有何作用呢？

（1）经实践证明，正念对于减轻压力、焦虑和沮丧情绪有巨大作用。

（2）正念会培养起你更强大的专注能力，特别是当你面临压力时更为有效，由此带来更大的生产力和更高的效率。

（3）正念会提升人际关系的质量，当然也包括工作时的人际关系。

记住比较好

正念并不仅仅是减轻压力的一个工具或一门技巧。正念是一种生活方式，减轻压力只是冰山一角。我曾经在一家企业做过培训，他们曾对我说："正念会深入优秀的企业运营的最核心部分——深入的人际关系、有责任心的沟通、基于当前的事实而非过去的一些限制做出正念决策等。"当员工理解了对工作投入正念注意力可以提高大脑的专注能力这一事实时，他们在工作时也会更有动力和创造力。

运用正念开始新的一天

观察一下奥运会上 100m 短跑的场景。在起跑前，你会发现运动员上上下下地跳跃几下，但是当他们在起跑器前准备起跑时，他们会彻底安静下来。他们聚焦所有的感知，只待发令枪响起。起跑前进入完全安静的状态，我们可以从短跑运动员这里获得的启示是，你可以保持内心的安静，从而开始新的一天，这样你可以以最好的状态迎接未来。

小贴士大用途

运用正念冥想开始新的一天。你可以做正式的冥想练习，比如"身体扫描冥想"或者"坐姿冥想"（这两种方式已在第 6 章详细描述），也可以做瑜伽，或者以轻柔和正念的方式做拉伸练习。你还可以舒适地坐下，感受自己呼吸的起起落落，或者，当鸟儿在天空啁啾时的美妙声响。另外，你也可以在早上醒来时，用缓慢和正念的状态吃饭。你也可以在清晨淋浴时，完全打开你的嗅觉、听觉和触觉，深入地聚焦和感知，看看有什么效果。这些方式都比为新的一天担忧要强百倍。

投入"迷你冥想"

你在工作时，有可能会很容易地被工作"劫持"，你忘记了用正念方式投入正在做的事。比如，电话铃响起，你一封一封地收发邮件，然后不断被召集开各种会议。在这种状态下，无论你在做什么工作，你的注意力都将彻底被淹没。

这种习惯性的注意力丧失、不假思索地从一件事忙碌到另一件事的模式，我们称之为"自动驾驶"模式。你迫切需要切入正念意念模式，最好的方式是做1～3分钟的"迷你冥想"练习：当你的呼吸进入和离开自己的身体时，要充分感知到呼吸的律动（参阅第5章，了解如何从"自动驾驶"模式中做出改变）。

记住比较好

前面讲过"呼吸空间冥想"（"迷你冥想"的一种），它包括3个步骤。第一步，你要感知到自己的思维、情绪和身体感觉；第二步，你要感知到自己的呼吸；第三步也是最后一步，将自己的意识扩大，将呼吸融入整个身体。要了解更多"呼吸空间冥想"的训练方法，请参阅第7章。

小贴士大用途

当你在工作时，可以进行如下"迷你冥想"。

（1）何时？你可以在设定的时间或两项活动之间进行"迷你冥想"。当你完成了一项任务或工作，在着手下一项工作之前，可以抽出时间进行"迷你冥想"练习。采用这种方法，你可以更好地保持镇定和集中注意力，而不是心慌意乱。如果不喜欢很正式或严肃地提前计划自己"迷你冥想"练习的时间表，那么你也可以在任何想到的时间练习，无论何时你感觉需要投入正念模式，都可以开始。

此外，你可以在有些困难的情境下使用冥想，比如当你的老板让你恼怒的时候。在这种情况下，应对消极情绪的方法之一是进行3分钟的"呼吸空间冥想"（第7章详细讲过）。

（2）何种方式？你可以采用任何姿势，只要你的脊柱处于放松和直立的状态就行。"迷你冥想"最简单的形式就是感受自己的呼吸。如果你发现呼吸有点困难，你可以在呼入气息时对自己说"入"，在呼出气息时说"出"。你也可以数一下呼出气息的次数，从1到10。当你走神时，你可以轻松和善意地把注意力引导回来；甚至当你发现注意力从呼吸上走神时，都可以祝贺自己的这一发现。

（3）何地？你在任何感觉舒适的地方都可以进行"迷你冥想"。通常当你闭上眼睛进行冥想时更加容易，但在工作中可能不太容易。你可以睁着眼睛看着某物，并将注意力集中于内心深处的某个点。如果你在外面工作，你可以抽出几分钟时间慢走，感受自己的呼吸，当脚接触到地面时注意一下脚步的感觉。

小贴士大用途

你可能非常希望在工作时尝试"迷你冥想"，但你发现总是忘了做。为什么不和自己做一个约定呢？或许你可以在自己的计算机上设定一个提醒，或者在手机上设定一个提醒。我的一个客户是一个企业的高管，她在自己的桌子上放了一张卡片，卡片上有一束漂亮的鲜花。每次当她看到卡片时，她都做 3 次深呼吸，这能帮助她立刻平静下来，并给她白天的工作带来巨大的转变。你也可以在自己的手机上贴一个便条或者设置一个温馨的提醒——可以设计一些创新的方法，提醒自己进入冥想状态。

从反应到响应

反应（Reaction）和响应（Response）有很大的不同。反应是来自某种刺激（比如老板批评了你）自动形成的思维、语言和行为。对某个情景的响应则是一种更深入的思考、更平衡的选择，它对批评的回应往往更具创造性，而且它是解决问题导向而不是让你陷入困局。

当某人在一个场景下打扰了你，你不必随意地做出反应，比如粗鲁地给予回击。相反，你应该采用一种更平衡、更深思的响应来对待，这样不但会让你自己更舒服，也会改善你们之间的人际关系。

举例来说，当你把手头完成的工作交付给领导，她没有说谢谢你；然后你问她我的工作怎么样，她说还行，但没什么特别之处。其实，你已经花了大量的时间和精力来完成这个出色的报告，你认为受到了伤害，甚至有些恼怒。这样的情况出现多次，你会自动地做出反应，对你的领导充满消极的心理想象，在接下来的一周时间里你会尽量避免和她的目光接触，或者，你甚至会抑制不住地宣泄出你对她的愤懑和谴责情绪，接下来会处于极度的紧张和失望中。下面将介绍如何将消极的反应转变为正念式的响应。

小贴士大用途

感受一下自己呼吸的感觉。注意，看看你的呼吸是否由于失望情绪而变得迅速，但是不要对自己做出判断。当你呼入和呼出气息时，对自己说"呼入……呼出"。将你的意识扩大到整个身体的感知。用正念的思绪，感知你整个身体内部正在运行的过程。感受一下，当你感觉焦虑时，有一股燃烧的气愤火焰从你的腹部升起，到达你的胸部、喉咙，或者挣扎的心脏、干渴的嘴巴。你要尊重你的感受，而不是批评或阻止这种情绪。试验一下，看一看如果你不像以前那样惯常地做出反应，情况会如何。试着将自己的感觉呼入身体，投之以友善和好奇的情绪。这对你可能不那么容易——承认这一点也是自我仁慈。

或许你会发现，你对自己反应的感知开始渐渐改变整体的感觉，你会渐渐导向更深思熟虑的响应模式。你的嗓音也会从攻击性和命令式渐渐趋向平和及好奇。记住，不要试图改变什么，而是静静地坐着，观察和品味整个过程带来的变化和感觉。

为了帮助你在工作时对反应投入好奇的感觉，可以慢慢地问自己以下几个问题，一次只问一个，给自己留出充足的思考时间。

（1）此刻我在工作，我的感觉是怎样的？这种感觉我有多熟悉？我能感知到身体哪些部位的感觉？

（2）此刻什么思绪正从我的脑海穿过？我对我的思维形成了什么判断？我对自己思绪的理解达到了什么程度？我的思绪如何影响到工作的行为？

（3）此刻我的身体有什么感觉？我感觉到工作有多疲倦？最近的工作强度给我的身体带来了什么影响？此刻我能感觉到身体怎样的不舒适，它们又根源于哪里？

（4）我是否能顺其自然地承认此刻工作的体验？我是否能尊重有充分的权利和义务去做出自己的判断？此刻我采用什么方式去做出响应才是明智的，而不是像以前那样草率地做出反应？如果我真得做出反应了，我能否承认和接受自己并不完美的事实，接下来投入正念之中以更好地做出下一个决定？

按照一般的情况，在以上场景中，你或许会走到领导的身旁，镇定地解释你为什么感觉失望；你或许也会感觉很生气，但不会失控；你或许也会选择什么也不说，随着事态的发展慢慢看。下面的一些方法会指导你如何以更有创造性的方式对失望情绪做出响应，而不是像往常那样（如果一般的方式是无助的，而且会导致更多问题）做出仓促的反应。

与自动做出的反应相反，更成熟、更平衡的响应会带来诸多益处，包括：

（1）降低血压，须知，高血压往往会导致心脏病；

（2）降低血流中的压力荷尔蒙，维持更健康的免疫系统；

（3）你会保持更镇定的思维状态，不会在同事交流时随意地插话，从而大大改善你的人际关系；

（4）当你能够对其他人的行为做出主动的响应，而不是武断地做出反应时，你会更好地控制自己的情绪和感觉。

你不必隐藏自己的失望或气愤情绪。正念不会阻挡你的情绪。相反，你允许自己用友善和仁慈的态度，感知和接纳自己的情绪。即便强迫的微笑也能起到作用。正念是我知道的能够有效克服破坏性情绪的唯一方法。如果控制气愤，则会导致更加气愤：你或许很擅长这样做。抑制气愤情绪有时会导致气愤情绪的激增，正念是消除失望的良好途径。

创造性地解决问题

你的思维需要空间。为了应对挑战，你需要为新的思维和创造性的视角留出充足的空间。这就好比植物需要生长的空间才能茁壮成长，否则它们就会枯萎。对你的思维而言，留出空间的形式有很多，比如你可以在户外散步，也可以做3分钟的"迷你冥想"，还可以喝一杯茶放松一下。努力工作通常并不是最佳的解决方案——智慧地工作才是。

如果你的工作是应对问题和解决问题，无论是不是和人打交道，都可以试着训练自己用不同的方法去处理问题。挑战（Challenge）和问题（Problem）是完全不同的，如果你把问题视作挑战，那么你便改变了看待问题的视角。挑战是你主动提出的一种目标，它需要你用积极的能量和合理的步骤去克服和完成；而问题是你不得不去克服的困难，它令人筋疲力尽，心生懊恼。

小贴士大用途

要以创造性的方式去应对挑战，你需要为自己留出一定的空间和时间。你可以写下挑战是什么——当十分清楚所面临的挑战时，你会发现它更容易解决。试着站在其他人的角度去看待挑战。你可以和其他人交流，他们会怎样处理问题。你要对你立刻做出的反应投以正念的心态，将问题视为挑战，并用创造性的方法解决。

将正念用于工作中

正念模式下的工作是，无论你的工作内容是什么，都对其投入正念心态。下面是一些用正念提升工作的例子。

（1）用清晰的意图开始一天。你今天需要实现哪些目标？你今天需要投入怎样的态度？比如可能是友善或者专注。怎样才能最好地实现目标？哪些因素阻碍你实现这些目标、怎样才能更好地应对和管理这些阻碍因素？比如，你的目标是保持专注，但是在公司经常分心，那么你是不是可以在家里或公司的其他地方工作？

（2）对日常活动保持正念。例如，当你在键盘上打字时，注意一下手指和键盘之间的触碰感。留意一下，你的大脑是如何迅速地将思维转换为键盘上的动作。你敲击键盘是不是太用力了？你的肩部感到紧张吗？你的脸部肌肉紧张吗？你的姿势是怎样的？你能不能通过走路或拉伸保持规律的放松？

（3）在你查看邮件或写一封新邮件之前，做一次深呼吸。这件事情是否那么重要，需要立刻做？当收到一封邮件时，花几分钟思考一下你需要了解的关键信息，记住，是你这个人接收到了这个信息——而不是计算机。在发出信息之后进行深呼吸，如果可能，享受你的呼吸。

（4）当电话铃声响起时，让铃声提醒你进行正念。在接听电话以前，让铃声多响几次，利用这段时间观察自己的呼吸和姿势。当你接听电话时，用正念说话和倾听，留意一下自己和其他人的嗓音。如果你愿意，可以试验一下，当你说话和倾听时轻柔地微笑，接下来会发生什么情况。

（5）当你收到智能手机或其他设备的信息时，刻意地暂停一会。你是马上查看手机还是正在做某个事情的过程中？或许现在不是查看信息最好的时候，现在是不是关闭手机、专注和完成手头工作的最佳时机？这些小小的选择，可以让你的一天发生很大的改变！

（6）无论你的工作内容是什么，你都要感知和意识到它们。这种感知可以让你的行动更清晰和高效。将你的感觉和任何所做之事连接。无论何时当你的思维从此刻游离时，都要轻柔地把它呼唤回来。

（7）使用"迷你冥想"让自己在工作中保持清醒和感知。冥想就像一盏灯塔，照亮任何你想去的地方，并让它变得清晰。

使用正念提升领导力

如果你是一家机构的领导者，那么你必定负责某些事务的工作。好的领导者需要做出有效的决策，成功地管理情绪，并让注意力专注于宏大的视角。Richard Boyatzis 和 Annie McKee 在他们的著作《领导力共鸣》（*Resonant Leadership*）中强调了为达到卓越的领导力而进行正念的必要性。他们发现，管理自己和他人情绪的能力（又叫情绪智商）对于一个高效的领导者而言至关重要，为了达到这一点，你需要发现更好的方法革新自己。

革新是提升心理状态的一种方式，你可以借此更加高效地工作。在实施领导力过程中产生的压力会让你的身体和思维处于高度警惕状态，并会削弱你专注和创新的能力。革新是解除领导力压力的一剂良药，科学研究发现，实现革新的一种重要方法就是正念。

神经科学家研究发现，乐观和充满希望的人其思维会自然地处于接受模式，他们面对困难，将其视为挑战，并且用积极的思维对待问题。而其他人则更倾向于思维的防范模式，他们会抵触困难情景，否定问题而不是面对问题。事实证明，为期8周的正念训练可以让人们从思维的抵触和无助模式转化到更有帮助性、创造性和情绪智商导向的接受模式，由此带来更有意义和目的性的生命感受、更健康的人际关系，以及更高效的工作能力。

举例来说，我有一个客户，他是一家中型企业的CEO，他经常感到孤独和高度紧张。通过为其做定制化的正念训练，他开始革新自己，更加全方位地去看待事情，更加高效地利用时间做出关键的决定，并开始和团队更有效率地沟通，以推动企业前进。他现在每天都练习10分钟的正念，并辅以其他策略，全面革新自己。

尝试单工作业：发现多工作业的秘密

现在似乎每个人都这样：走路的时候打字，打电话的时候查看邮件。人们都希望通过多任务作业提高效率，但这样做大多数会更没有效率。从正念的视角看，你的专注力变得涣散而不是聚焦。

许多顶级大学的研究者发现，多工作业会导致效率降低以及不必要的压力。避免多工作业、每次只进行一项任务，将在如下方面给你带来助益。

（1）活于此刻。在一项滑稽的研究中，研究者问走在公园里的人是否看到了驾驶独轮车的小丑，那些"黏"在手机上的人没有看到，而其他人看到了。

（2）富有成效。在两项任务之间转换时，你需要更长的时间。而完成一项工作再进行另一项工作时会更迅速。转换注意力会花费时间和能量，降低聚焦的能力。专家研究发现，多工作业会导致40%的生产力降低。

（3）改善关系。英国埃塞克斯大学研究发现，当人们谈话时，如果旁边有手机，会有消极的影响。要尽可能地向你的伙伴投入全部的注意力。多数人并没有意识到，如果向你的伙伴投入正念意识，会有多么积极的影响。

（4）降低压力。加州大学的一项研究发现，当办公室职员边工作边频繁地查看邮件时，会比专注在一项任务上的人心跳频率更快。

（5）具有创造力。多工作业时，你在过度消耗自己体内的资源，从而无法为创造力留出空间。2020 年芝加哥的一项研究表明，当面临挑战时，多工作业者需要费尽周折，才能发现创造性的解决方案。

在一天之末释放自己

在完成一天的工作之后，你或许会发现完全脱离工作状态十分困难。或许，你回到家后所有能想到的事情还是工作。你会花一整个晚上生气地谈论同事和老板，或者继续做更多工作以赶上本来白天就该完成的工作。这会严重妨害你的睡眠质量，削弱第二天的工作能量。这种情况也会导致糟糕的恶性循环，并且难以控制。

为老师减压

在学校，教学被认为是这个世界上最有压力的工作之一。当我还是一个全职的老师时，我几乎拿出所有的时间来备课和批作业。我会工作到凌晨，第二天非常忙乱地面对工作。我批改了学生的作业，但是对他们而言，好像毫无用处；我会很容易对学生失去耐心，把时间花在许多琐碎之事上，我总感觉自己"捡了芝麻，丢了西瓜"。

当我回到家后，我开始做 20 分钟冥想，于是能够释放一天工作中的所有忧虑和焦虑，我会让夜晚充满一点点愉悦感和享受感。我对事情按时间进行了优先级排序，以确保我可以抽出充足的时间练习和社交。冥想渐渐让我摆脱了过度的压力，同时也让我更好地安排工作，更有效率地投入生活。

记住比较好

你需要在工作和生活之间划清界限，特别是当你发现压力在增长时更应如此。在回到家，或者在回家的路上时进行冥想（参阅以下部分），可以帮助你实现这一目标。你对自己说"够了"。你的时间和精力十分有限，因此，你不会让自己过度纠缠于这些糟糕的情绪中。你会以更加健康和幸福的方式提升自己，同时也会将这种正能量带给周边的人。你正在释放自己。

你可以选择第 6 章讲过的一些正念冥想训练方式，在一天之末好好地释放自己；或者，从事一项体育运动或爱好，你可以借此完全地投入于轻松、专注的情绪中；你也可以进行一些其他活动，让自己身体和思维的能量聚集，通过正念来安抚和镇定自己。

在移动中使用正念

我发现一个很有趣的现象，许多从其他国家来的人在乘坐伦敦地铁时，都表现出非常惊奇和好奇的感觉，他们不停地拍照；而另一些在伦敦工作和生活的人，则会抬头厌烦地看一眼这些人，然后把注意力再转移到自己的报纸、书或者手机上。当人们在假期时，他们会享受那一刻，此刻看起来充满了兴奋感。他们会为新的环境安排一个全新的时间表。旅行，是通过正念将你带入此刻的另一个好机会。

"行走正念"

抽出一点儿时间，专门思考一下这个问题：你发现什么事情会让自己感到很美妙？或许当你看到宽敞华丽的房子，你会很欣喜；或许当你读了一本很好的书，或者听你喜欢的乐队演奏，也会充满愉悦感。那么，走路这件事情呢？其实，走路也可以是一件非常美好的事情。科学家已经成功地设计出足够强大的计算机，通过互联网将计算机连接在一起，甚至都能让人类登上月球。

但是，这个世界上任何地方的机器人都不会像人那样自如流畅地行走。如果你能走路，你确实很幸运。想象到走路的美妙，是"行走正念"（或称作"行走冥想"）练习的开始。

通常，在正式的"行走冥想"（第 6 章描述过）训练中，你不需要到达什么目的地，只需要慢慢地走来走去，将正念意识和感激之情投入你所迈出的每一步。但是，当你走路去工作或者走到任何你要到达的地方时，你都有一个目标，你全力去到达那里。这会给你带来挑战，因为你的思维会聚焦于何时才能到达那里、到达那里后做什么、你能不能准时到达等问题。换句话说，你难以存在于此刻。对目标的聚焦，让你从此刻中游离开来。

小贴士大用途

做一下释放自己的训练。当你走路时，感受此刻的体验，感受微风拂过脸庞，尽力享受每一步。如果你很难享受到走路的愉悦，那么可以感受一下脚步的感觉——这就是正念。让你的思维回到此刻，不断地重复练习，这样，当你走路时，你就是冥想者。

"正念驾驶"

如果每个人都可以用正念的方式驾驶，那么这个世界会变得更加安全与和谐。

不要担心，这不是让你闭上眼睛，恍恍惚惚地去驾驶！你可以试试"驾驶冥想"（或称为"正念驾驶"），充满创造力地去想象，用你喜欢的方式去想象。但是，不要在开车时看这本书——这会很危险。

（1）设定意图。准备用正念方式驾驶。做出承诺，集中注意力，小心驾驶。调整自己的态度，当在路上遇到其他人时，保持足够的耐心和友善。留出充足的时间，去你想去的任何地方，这样你可以释放必须到达某个目的地的情绪。

（2）坐到驾驶位上，抽出一两分钟时间进行正念式呼吸，感受一下自己的自然呼吸，全力感受此刻。

（3）发动汽车。感受一下车子的重量和大小——无论有多重、多大，这都是一台能量巨大的车子。如果你不负责任地驾驶，那么它会有巨大的破坏力；如果你投入正念意念和正念智慧，则会显示出强大的助力。接下来，开始向着目的地出发。

（4）警惕。不要打开收音机或 CD 机，让你的意识处于觉醒和开阔状态。感知到你周围的其他车辆和其他人正在做什么。让你的意识放松一些，不要过于紧张和压迫。

（5）试试你能否开得更流畅。你要慢慢地制动，不要猛踩油门去加速。这种驾驶方法更轻松，也更省油。

（6）每时每刻都感知到自己的身体状态。你要注意到自己的任何压力，并尽力躲开它；或者，你要全力感知到压力，并接受它。你完全没有必要和压力抗争和战斗。

（7）向其他司机朋友友好地示意。驾驶，就是信任他人，并和他人互相协作的一个过程。

（8）保持在限速内驾驶。你可以比平时开得更慢一点儿。很快，你会享受由此带来的平和，当然，这样也会更安全。

（9）利用好红灯和交通拥堵的机会。"堵车冥想"也是一个很好的机会！你有机会好好地呼吸，看看窗外的蓝天、绿树和行人。你可以借此机会好好休息一下，而不是总是每到这时就焦虑和失望。记住，压力不是由什么事情引起的，而是由你对当时情景的态度引起的。因此，你可以将正念态度引入其中，作为一种实验试试也好，看看情况会如何，你会发现另一种完全不同的生活。

正念通勤

当你乘坐公交车、火车或飞机时，由于你无须主动地去控制交通工具，因此，你可以安静地坐下，投入正念。许多人会习惯于戴上耳机听音乐或阅读，而冥想则是另一种选择。为什么不在旅行时练习正念思维呢？如果乘坐公共交通工具是你每天日程的一部分，你可以遵循冥想指导方法来练习，或者自己直接练习。如果你深入地投入冥想中，那么你要设定闹钟，以提醒自己不要坐过站。

这种冥想方法也有劣势，那就是随时都可能分心。你会突然因交通工具的制动或者旁边某个人的鼾声干扰而分心。所以，我的建议是，你可以在一个相对安静和放松的环境中进行正念冥想练习，比如你的卧室或房间，而把在通勤时的正念作为备用方式。最终要达到正念时处在完全无干扰状态：无论你的体验如何，那都是正念意识的目标。

小贴士大用途

下面的一些正念练习，你可以在通勤期间尝试一下。

（1）在从一站到下一站时，看看能否意识到你的呼吸，只是出于趣味做一下就好。你是否能做到并不重要——这只是一个实验，看看会发生什么。你是否能更深入地意识到呼吸？如果你稍微努力地投入正念状态，情况会怎样？

（2）仔细倾听各种让你分心的声响，投入正念注意力。当你听到让自己分心的声音时，把它作为冥想体验的一部分。仔细聆听声响的音调、音色和音量，而不是一味地思考声音本身，像倾听一首美妙的乐曲一样。

（3）看看你能否容忍甚至欣赏不愉快的事情。比如，当两个人大声地谈话，或者有人正在听吵闹的音乐时，看看你的反应如何。你的思维深处有什么样的情绪反弹出来？你身体的哪些部位感受到了这种情绪？当你想象到呼吸正从身体的那个部位流入流出时，会有什么情况？

（4）无论走到哪里，都将正念意识注入自己的行走中。当你走路时，感受你的脚步和地面接触的感觉。看看你呼吸的节奏是否可以调节走路的频率，让整个身体融入行走的节奏中，并充分享受你的皮肤和周边的空气接触的愉悦感。

在家庭生活中使用正念

在家庭生活中进行正念冥想练习不仅十分方便，还能让你更好地享受日常生活。这样一来，你不会把一些家务琐事仅仅看成是一种负担，而会把它们作为一种顺其自然地享受此刻的机会。

正念式醒来

每天起床的时候，做 3 次正念式呼吸。彻底感受一下呼入气息和呼出气息的整个过程。如果你愿意，也可以辅以微笑。想 3 件让自己充满感激的事情——比如你喜欢的某个人、你的家庭、你的身体、你的下一顿美餐等任何让你欣慰的事情。然后慢慢地起床，好好做一下拉伸练习。猫是拉伸的专家，可以把自己想象为一只猫，你在温暖的被窝里紧缩了一夜的肌肉慢慢地舒展开来。如果你愿意，可以做正念瑜伽或太极。

如果可以，可以做正式的正念冥想。你可以做 5 分钟的正念呼吸，45 分钟的"坐姿冥想"或者"身体扫描冥想"——任何让你感觉舒适的练习都可以选择。

将正念意识投入每天的任务中

一提起干家务活，仿佛总是让人充满不悦。你可以给各项家务琐事起个刺激的名字，减少它们的枯燥感，比如"灰尘清洁旋风""真空舞蹈""洗刷刷洗刷刷""家庭更新大风暴"。

像吃饭这样每天在家中的必做之事，其最大的特点就是缓慢进行的重复性身体工作，如果把正念引入其中将十分有价值。下面试举几例，或许可以帮助你开始投入正念状态。

1. 洗盘子

我的一个学员曾在做家务时发现，在将正念引入洗盘子的过程后，她过去的体验有了彻头彻尾的改变。过去她在洗盘子的时候，本想把这个事情当作从工作状态解脱到休息状态的一次机会，但当她开始洗的时候，总在思考工作的事情。现在，她洗盘子的时候完全投入其中，她感觉更加镇定、放松和清新，她毫不排斥这个事情，而且随时准备用更具创造力的方法做更多事情。

当你在洗盘子时，尝试以下练习。

小贴士大用途

（1）感知当前的情景。花几分钟观察盘子。它们有多脏？看看那些污垢，看看盘子是怎样被摆放的，它们是什么颜色的？然后，将注意力转移到自己的身体，此刻你的身体感觉如何？感知任何你体会到的情绪——你有点儿生气还是恼怒异常？看看你的思绪正产生什么样的思考。或许你可以想："我完成这个事情以后，就可以休息了"，或者，"这事儿太糟了"，或任何思考。

（2）开始洗的时候慢一点儿。感受水的温度。注意气泡的形成及光照下的彩虹映像。比平时用的力轻一点儿去擦洗盘子，让洗涤液浸入污垢中。在盘子看起来完全清洁以后，把气泡洗掉，看看盘子有多干净。好好看一看你是怎样把一个"满身"污垢的盘子刷洗得一尘不染、洁白亮丽。然后，忘掉这一切。把盘子放到一边，让它干燥一下。在清洗的过程中，你要像一个孩子一样充满好奇心。

（3）就像你第一次洗盘子一样，去洗每一个盘子。不要带着完成任务的想法去洗，也不要去想其他你可能需要做的事情。

（4）在你做完了以后，看看你所做的事情。看看你洗完的盘子，体会一下它们是怎样经过你的正念意识和努力而焕然一新。每当你的注意力游离到其他地方时，你要感知到这一情况，并轻轻地将其呼唤回来。其实，每次当你把放纵、飘忽的思维召唤回来的时候，那就是一次心灵净化的过程。

所有的冥想和正念式洗盘子都很像。通过正念，你能轻柔地清洁你的思维。每次当你的专注力游离到其他地方时，你都意识到这一事实，并轻柔地回来。你从难以控制的思维中退回来的每一步，都是"清洁"的过程。

2. 除尘

另一件许多人在日常生活中必做的家务，就是使用吸尘器除尘，这期间或许你脑子中在想许多其他的事情——这不是正念坚持的主张，你很难体会到除尘过程中的愉悦感。你可以尝试以下正念方法。

（1）开始时，留意你需要清理的地方。这个地方怎么样？地板有多脏？留意挡在你面前的任何东西。对你的身体、情绪和头脑中的思维投入正念意念。

（2）你可以一口气用吸尘器把地面清理干净。这样你就可以完全融入清扫中，不用暂停，也可以更好地集中注意力。

（3）把吸尘器的开关打开。聆听吸尘器发出的声音，感受你的胳膊的振动。开始移动吸尘器，节奏尽量慢一些，集中注意力，随时注入正念意识。尽量保持并感知于此刻，当你的注意力开始游离时，你要接受和承认，并且回到此时此地来。

（4）清扫结束以后，关掉开关，观察自己的感觉。整个过程和你平时习惯性地清理地面有何不同？看看你所做的工作，对你的成绩充满自豪。

3. 正念饮食

每天规律地进行正念冥想练习是正念饮食的关键要素。这种方式可以为你形成正念饮食的生活方式建立基础，只有形成了良好的习惯和规律，你才能更好地感知到自己的情绪和思维。你会更好地感悟到自己身处怎样的情景，又产生了怎样的情绪和思维，这样可以让自己更好地享受食物带来的愉悦感。

下面给出进行正念饮食的方法。

（1）驱散所有分心的因素。关上电视、广播和其他任何电子设备。把报纸、杂志和书也搁置在一边。你需要的就是你自己，以及你面前的食物。

（2）进行3分钟的正念呼吸。把背挺直坐下来，但不要太僵硬，感受自己的呼吸。或者，你也可以进行3分钟的"呼吸冥想"，第7章已经详细阐释过。

（3）感知你面前的食物。观察盘子里食物的各种颜色。吸入气息，闻一闻气味。回忆一下，你今天有多么幸运地吃到了大餐，对你所享用之物充满感激之情。

（4）观察你的身体。你在流口水吗？你感觉饥饿吗？你意识到身体的任何感觉了吗？这时候你的大脑有怎样的思维正流入流出？你认为它们仅仅是思维还是事实？

（5）现在，慢慢地将一小口食物放入嘴里。当你咀嚼食物时，全力感知食物的口感、味道和质地。咀嚼时，将餐具放下。直到你完全把这一口咀嚼并消化了，再去吃下一口。你咀嚼到什么程度时把食物吞下去？你把食物吃完了吗？

（6）当你准备好了，像之前那样去吃下一口。在你持续保持正念状态去吃饭的同时，感受自己的胃及吃饱了的感觉。一旦感觉到吃饱了以后，你要立即停下来。因为你一直以非常缓慢的节奏吃饭，所以你会发现，可能比平时更快地吃饱。

（7）如果你感觉吃饱了，但是仍然有想吃点儿东西的欲望，你可以再做3分钟正念呼吸。记住，像"我需要再吃点儿"这样的想法仅仅是想法而已。如果这种想法对你而言不是最好的选择，那么不必遵照自己的想法再吃其他东西。

你可以坚持一两周，每天都用这种方式去吃饭，并且感知由此带来的变化。

第二次饥饿：情绪化饮食的弊端

当你吃饭时，需要：

（1）所吃的餐量要适度，不要太少也不要太多，保持健康的体重；

（2）吃合适种类的餐，以满足每天的营养需求。

但是，或许你吃饭不仅仅是满足以上需求，现实中你通过吃饭还可以：

（1）避免枯燥感；

（2）应对生气的情绪；

（3）填补空虚的感觉；

（4）满足某种特别的口味的欲望（例如甜食或高脂肪食物）；

（5）帮助你应对高强度压力。

这种舒服的饮食方式，或者有时被称作情绪化的饮食方式，是在无意识状态下运行的，会勾起你对食物的欲望。

情绪化饮食就像第二次饥饿，是为了满足心理幸福的需要。你的情绪在吃饭，而不是你的肚子。你正在使用食物镇定思维，这会导致不健康的饮食循环。你正在遭受消极的情绪，所以通过吃饭来应对这种情绪，这会导致暂时的满足感，但是过不了多久，消极情绪又会回来。

正念饮食提供了一种新的方法，让你更加意识到内在的思维和情绪，并驱动你的饮食动机。通过正念意识，你开始自然地形成习惯，并开始观察怎样用健康和觉知的方式饮食，从而做出正确的选择。

此外，或许你还可以尝试下面这些策略。

（1）饥饿情形确认。在吃饭以前，注意你的饥饿是不是由心理或情绪引起的。如果你刚刚吃过饭，你的肚子也没有咕咕叫，或许你可以稍微等待一段时间，看看饥饿感是否能消失。

（2）撰写饮食日记。把你几周内所吃的所有东西都记录下来，一目了然。你会从中有一些新的发现。

（3）管理枯燥。不要把枯燥当作吃饭的理由，可以试着做一些其他活动，比如正念行走，或者给一个朋友打电话，并完全感知对话。

（4）避免极端的饮食。为了不让自己吃到某种食物，你或许会极端地满足你对这种事务的欲望。不要这样。可以偶尔款待一下自己，并且以正念的方式享用它。用这种方式款待自己，会让食物更美味！

在数字时代体验正念生活

我有一部智能手机，但是它并不智能。在我写一本新书的一章时，我的手机收到信息；我开车时手机铃声响起。手机有让人上瘾的特点，让我在应该小睡一觉时，不自主地去查看社交媒体。

数字时代确实为我们的生活带来了巨大的便利：从挽救更多需要急救的生命到与世界分享信息，它的优势数不胜数。但是，如果没有正念，生活在数字时代可能会让人困惑！如果你不能时不时地关闭手机或计算机，你的专注力会完全被网络"绑架"，包括资讯、社交媒体、游戏等。电子设备对人们的主导性太强了。

如果你认为数字时代带来了太多的问题，可以了解下面的建议，帮助自己重新掌控自己的生活。

评估你对科技的上瘾度

如今，人们越来越多地使用手机。最近一项针对 4000 多名用户的调查结果显示：

（1）智能手机用户每天平均查阅手机的次数为 47；

（2）85% 的智能手机用户在和朋友或家人交谈时会查看手机；

（3）80% 的智能手机用户在走路时或睡觉前会查看手机；

（4）几乎一半的智能手机用户过去曾经尝试限制使用手机。

当你发现在手机上花费的时间远远超过了和他人交流的时间时，那么是时候重新思考一下手机使用的问题了。事实上，随着过度使用诸多互联网应用，智能手机成瘾问题越加严重。

下面是我设计的一项非常有趣的关于你对手机上瘾度的测试。

（1）你正在做某项工作，你的电话铃声在另一个房间响起，你会：

a. 完全不注意：一定是别人的，你的手机通常是关机状态；

b. 忽略它，一会儿再看；

c. 慢慢地走过去接电话；

d. 跑过去接电话，有时由于太急被绊倒了或向附近的人大喊"让开"。

（2）你正计划假期去哪里，但是你搜索的一家酒店里没有 Wi-Fi，也没有信号，你还会去吗？

a. 去，为什么不去呢？

b. 啊，我会爱上这次完全不带手机进行放松的机会，简直就是天堂！

c. 或许不会去了。

d. 没门！我怎么可以过一个没有手机或笔记本电脑的假期呢？完全没有意义。我需要 7×24 小时保持手机有信号而且网速要快。

（3）你的手机现在在哪里？

a. 我的什么？哦，手机。不知道，我不知道我是否有一部手机。

b. 或许在这附近的某个地方。

c. 在这个房间里。

d. 就在身边，我的漂亮而宝贵的手机，我非常爱它！

（4）你用手机做什么？

a. 当然是打电话，还有什么其他用处？

b. 时不时地打电话、发信息，主要是为了应急。

c. 打电话和发信息，有时也接收邮件，或者发几张图片。

d. 做所有的事情。手机就是我的生活！Facebook、Twitter、WhatsApp、Instagram、Snapchat、邮件、信息、照片、视频、游戏、健身、Skype 等。对了，有时也打电话。

（5）当你睡觉时，会把手机放在旁边吗？

a. 不会！

b. 有时会。或者只是作为闹钟使用，绝对不会成为晚上最后一件事和早上第一件事。

c．经常会。发送各种信息，早上查看手机信息也是第一件事情。

d．每天晚上，睡觉前最后一件事情就是查看手机；早上醒来的第一件事情，也是。手机简直就是我的灵魂伴侣。

加一下分数：字母 a 代表 1 分、b 代表 2 分、c 代表 3 分、d 代表 4 分。

5～10 分：你并没有对手机完全上瘾，或许你在忙着冥想。

11～15 分：你喜欢你的手机，但是不那么迫切。你仍然可以掌控它，而且如果没有它，你生活得也很舒服。

16～18 分：许多事情你都非常依赖手机。你需要时不时地放下手机，休息一下。

19～20 分：你热爱你的手机。如果没有手机你怎么办？或者它被偷了怎么办？要确保一天中抽出一些时间来，从电子设备中解放出来休息一下，做一下正念行走、正念拉伸，或者坐下来进行冥想，远离手机。如果你感觉对手机的使用已经完全失控，可以尝试下面的建议。

使用正念重新掌握自己

如果你发现你对数字设备的使用程度已经给你的工作或社交生活带来了消极的影响，那么现在是时候重新掌控自己了。

有很多种方法可以帮助你对数字设备的过度使用进行管理。这不像你想象得那么难。事实上，一旦你开始使用这些策略，你会发现你都不再想看你的移动设备了。

下面是一些建议。

（1）参与一些其他活动。你可以规律地发展一些新的爱好，比如针织、园艺或弹奏乐器。对你的爱好投入正念专注力，远离手机和计算机，你可以培养更强的正念意识。你也可以做一点儿家务活——你会发现完成的时候非常有成就感。同样，把电子设备关闭，把注意力聚焦到家务活上。你会发现，当投入高度的注意力，并保持微笑，擦干净餐桌或清理书桌会非常放松和快乐。

（2）使用飞行模式，或者关机。当我有一项非常重要的任务要做的时候，我会记得关闭手机或者调为飞行模式。这样我全程都不会被干扰。iPhone 甚至还有一个新模式"免打扰模式"（Do Not Disturb），它会阻挡打来的电话和提醒。所以从晚上 9 时到早上 8 时，我都会将手机调整到"免打扰模式"，自动地阻止任何打来的电话或发来的信息。

（3）设定界限。在睡觉之前，少看屏幕非常重要。电视、笔记本电脑、手机发出的光会给你的身体一种仍在白天的信号，然后会导致你很难入睡，醒来时也非常劳累。在一天中的某个时间，你或许也不太想被打扰。例如，当在公园散步时，保持手机关闭，可以享受大自然的美景，并和周围的朋友倾心交谈；当与朋友或家人一起用餐时，关闭手机，不让它影响心情。如果感觉远离手机有些挑战，可以试一下，看看结果会怎么样。最终，你会渐渐把手机扔在身后。

（4）关闭提醒。每次当收到邮件时，你的计算机都会发出声响吗？每次某个人在社交媒体上和你聊天或者给你发信息时，你的手机都会发出声响吗？如果是这样，你可以关闭它，不再被永久地分神。每次你在做某个任务时，你都被其他的任务干扰。你转移的注意力越多，培养的正念意识就越弱。尽量关掉提醒。这样，无论你做什么事，都会有意识地保持专注。

（5）当偶尔开小差时对自己好一点儿。你有没有遇到过这样的情况：花了好几个小时在网上休闲而不是完成自己的工作会有点儿失望的感觉？我有。但是当你确实这样的时候，不要对自己过于苛责，这很正常。每个人都有情绪低落和分神的时候。对自己说："没关系。让我从计算机和手机中解脱出来，休息一下，出去做正念行走。我会对自己微笑，重新回到工作任务上来。现在每个人的时间都被科技工具占用太多了。"

记住比较好

如果你感觉非常有必要减少互联网的使用，那么可以循证医学疗法（evidence-based therapy），比如认知行为疗法或接纳和承诺疗法，它们可以平抑你的冲动行为，改变对互联网使用的认知。专家会指导你使用灵活的方法，深度改善你的情绪和思维，对你使用智能手机情况会大有改观。

使用科技提高正念意识

如果你正在寻找一种方式提升自己的正念状态，你会希望避免使用科技工具，这是可以理解的。科技工具的使用会让你分心。但是对你而言，使用数字设备或许是你日常生活的一个重要组成部分，如果关掉电子设备太长时间，或许不太可能。在这种情况下，我鼓励你使用好正念应用、网站和更多科技工具。

你可以在手机和平板电脑等移动设备上下载并使用应用程序，在应用商店里搜索关键词"正念"或"冥想"，你会发现很多资源，好好使用。每周都会出现很多新的应用！

如果你使用社交媒体比较多，那么你可以看一下推送有关正念图片的人或机构，和他们保持联系，看看是否能给你更多帮助。我在 Twitter（@Shamashalidina）和 Facebook 上和我的粉丝互动，你可以在上面自由地和我打招呼！

你也可以在工作中使用软件工具帮助自己投入正念聚焦。我最喜欢的帮助我聚焦和提高工作效率的免费软件叫作"Self Control"（自我控制）。在苹果 Mac 上也可以免费下载，在 Windows 客户端也有对应的软件。

例如，早上我想做一些有创造性的工作，所以今天，我想专注几个小时去写这篇文章。中午我打开 Self Control 这个软件。我与社交软件和邮件完全隔离（这些东西会让我分心）。当所有这些因素被隔离后，我可以正念地专注于我的写作，然后下午再去处理邮件、使用社交媒体、投入各种会议。

非常讽刺的是，作为一个正念专家，我竟然还需要使用 Self Control 软件才能阻止自己使用社交媒体软件和电子邮件！这也说明了人们对这些科技工具的依赖性很强，当然我们也可以使用科技工具来科学地管理好它们的用途。

第9章

建立自己的正念练习日程

学习一门新的语言需要付出时间、精力和耐心。你需要全力以赴，但同时又不能奢求有较快的进度。你需要不断地有规律的练习，最好每天都练。你可以通过各种方式来学习，比如手机 App、书籍、电视、广播、网站或者家庭教师等任何方式——只要它适合你的生活规律和学习方法。练习正念冥想也有些类似。你可以从任何一种方式开始，只要你能有规律地坚持下去，以一种正确的心态和目的坚持下去（关于如何培养良好的态度，可参阅第 4 章和第 5 章）。如果你感觉投入正念冥想练习有些困难，没关系，你并不是孤独无助的，你可以尝试一些不同的方法，调整练习方式，探讨可能存在的障碍，甚至寻求支援——就像你在学习语言过程中遇到困难时一样。

记住，在学习语言的过程中，你可以通过已掌握多少单词这样的方法来评估自己的学习进度，但你不能用同样的方法，或者类似的方法来测量冥想练习的进度。因为正念冥想本身并不要求你追求进度。正念，是让你从此时此刻开始，展开想象的蓝图，探求内心感受，享受每一刻时光，忠于自己的内心和理念去生活。无论你练习了多久，你永远都要坚持体验和感受此时此刻，它历久弥新，充满愉悦和各种无限可能。

本章将首先介绍为期 8 周的正念冥想减压课程，接着探讨如何选择最适合练习的正念元素，还会给出一些实用的方法和建议，帮助你更深入地练习正念冥想。

尝试正念实证课程

目前，通过实践验证的最好的减压课程，或许就是为期8周的正念减压疗法（MBSR）了。它最早来源于美国马萨诸塞州立大学医学院 Jon Kabat-Zinn（乔·卡巴金）博士的减压诊所，通过数千人的参与和实践，证实了该方法在减压方面十分有效，因此，这套备受推崇的训练体系非常值得一试。如果8周之后你感觉变化不大，甚至感觉它并不适合你，那么你可以放弃练习。如果你感觉这套课程很有帮助，那么可以在体验各种正念冥想方式的基础上继续探索自己的练习方法。

小贴士大用途

在训练开始前，给自己一个承诺：停止胡思乱想和主观臆断，完全按照体系指导方式完成这8周的训练，之后再来决定冥想是否适合你。你可以寻求身边专家或者朋友的帮助，支持并鼓励你完成这8周的训练，或者至少在接下来的两个月时间里，给自己一些空间完成每日的冥想练习。在这8周的训练过程中，准备一个笔记本，记录你的训练过程及出现的任何思想和情绪。

连通心灵与身体

Heal（治愈）一词的本义是"使完整"（To Make Whole）。冥想的要义即完全、完整的感知，遇见完美自己的感知。无论你怎样，你就是你。

现代医学剖析人类的一个关键要素就是将人类的身体和思想视作两个完全独立的实体，你的态度、观点和信条不会影响到物理意义上你的身体的健康。现在大量的证据显示，一个人内在的态度与他的身体的健康和幸福有很大关系。在这种情况下，应将治愈这个词的意思理解为将心灵和身体这两个同一实体下的不同部分完整结合在一起。通过冥想，你能够清楚地感知到你的心灵承载了太多的东西——从呼吸频率到工作中对同事的态度，从星期一过山车似的情绪到星期三感冒症候群似的反应。这并不意味着由于想得太多导致你生病了，恰恰相反，这正是因为你的身体机能其实是与你正承受的压力息息相关的。

第1周：了解"自动驾驶"模式

你可能没有察觉到，你处于"自动驾驶"模式的状态要远远多于你的想象。比如当你驾车行驶了很长一段时间，你可能会突然意识到已经迷失在自己的思绪、烦恼或者白日梦里。如果这仅仅是片刻的状况，那没什么问题，但如果你整个人生都处于这种"自动驾驶"的状态下，那么可能错过了很多美好的生活。

你的思维持续地停留在那些旧想法里，当事情没有按照你预想的那样发展时，你可能会做出不恰当的反应，如果你依然没有意识到这一点，你的压力就会随之而来。和"自动驾驶"模式相反，正念意识是让你在有意识的状态下做出相应的反应，摆脱机械的思维模式、条件反射般的行为习惯（更多克服"自动驾驶"状态的知识请参阅第 5 章）。

下面是第 1 周的训练内容。

（1）从第 6 章描述的"吃一片水果"的冥想开始这一周的冥想练习。在你的日记中记录下影响到你练习的因素。反思"自动驾驶"模式对你的日常生活的影响，仔细考虑一下你有没有错过什么，什么正在不知不觉中影响你的想法、情绪和身体及你同自己、他人和这个世界的关系。

（2）利用本书提供的音频，每天进行"身体扫描冥想"练习（详见第 6 章）。尽你所能地按照音频上的指导去做。每天都要记录下今天是否进行过练习，以及练习过程中的感知。如果你不是很享受这个过程，不用担心，坚持下去，尝试在每天的不同时段进行"身体扫描冥想"练习，找出哪个时间段更适合你。

（3）选择一种日常活动作为这一周正念冥想练习的对象。这个活动可以是刷牙、洗澡、穿衣、走路或开车去上班、与你的伴侣交谈、做饭、打扫，任何一种你所能想到的日常活动都可以。同时将好奇心带入整个过程中。重要的不是你选择了哪个活动，而是在这个过程中你能否意识到自己正在做什么。

第2周：克服障碍

每天都进行正念冥想练习是很有挑战性的，它给平时被隐藏的各种各样的想法和情绪提供了崭露头角的机会和空间，而这些想法和情绪正是你所要极力避免的。大脑一般倾向于对所经历的事情给出是与非的明确论断，而正念所带给你的则是认识这些论断，并且将其释放。本周的重点是将练习坚持下去，无论在此过程中你的感受如何。当你不能掌控练习时，不要打击自己。你需要善意地理解自己，作为一个人，你不是没有瑕疵的。当你调整好自己以后，再重新投入练习。

记住比较好

"身体扫描冥想"或者其他冥想的目的都不是让人放松,所以如果在这个过程中你没有感到放松,不用担心,这很正常。这些练习的目的是让你尽可能地感知你的感受,它们可能是一些不愉快的感受,你甚至可能感觉更加紧张和焦虑了,没有关系,这依然是一次不错的体验,继续练习就好。你的思维可能正在进行情绪"排毒",所以保持耐心,不要去判断任何体验。

第 2 周的训练内容如下。

(1)继续按照音频上的内容进行"身体扫描冥想"练习。现在你应该比较清楚哪个时间最适合你练习冥想了,坚持下去。每天都要在日记里记录下"身体扫描"练习的感受,哪怕只是简短的记录,哪怕只是一句话。

(2)选择另外一种日常活动作为你冥想练习的对象,这个活动要有别于第 1 周你所选择的。尝试在开始练习前停止一两次呼吸,再开始冥想,一边练习一边感受你的感觉,注意你心中的想法和情绪。

(3)每天用 10 分钟的时间练习正念呼吸。方法很简单,选择一种你感觉舒适的坐姿坐好,上身保持正直,慢慢感知你的呼吸。如果你突然发现自己走神了,那么很好,你能够自己注意到这点,将你的注意力拉回到呼吸上来就可以了。在这个过程中,要注意避免自我批评这种负面情绪的出现,一旦出现了,不要陷入其中,它只不过是你诸多想法中的一个而已,不必小题大做,把注意力转移到呼吸上。关于如何练习正念呼吸的更多内容请参阅第 6 章。

(4)在你的日记中,完整地记录一件让你愉快的事情(有关这方面的内容将在第 11 章中介绍)。将你在经历这件让你愉快的事情时的所有想法、意识、情绪、身体感知全部一点一滴地、细致地记在日记里,越详细越好。

第3周:在移动中保持正念

冥想并不仅仅是让你一直坐在一个地方进行,直到你有所觉知觉悟,你还可以在移动时进行冥想。这一周就让我们来练习在移动中冥想。同时这也是练习巩固正念呼吸的很好的机会。呼吸在整个过程中就像是锚,一个永远有用的地方,它就在你眼皮底下,随时将你拉回到现在这一刻。当你陷入某种困境、遇到挑战时,将注意力集中到呼吸上,能够帮助你从不同的角度看待问题,并从某种程度上缓解你的紧张情绪。

第 3 周尝试做以下练习。

(1)第 1 天、第 3 天、第 5 天分别练习 30 分钟的正念行走和正念拉伸。许多人也会通过练习瑜伽和太极去提升正念能力，他们发现这种方法非常有效（你也可以参阅 *Yoga for Dummies* 或者 *Tai Chi for Dummies* 这两本书，进一步了解其中的方法）。

（2）第 2 天、第 4 天、第 6 天配合音频，练习"身体扫描冥想"。

（3）可以一天练习 3 次"迷你冥想"或 3 分钟的"呼吸空间冥想"（第 7 章有详细描述）。如果你决定在一周最开始时练习，那么会发现"呼吸空间冥想"的练习方法更容易记忆。

（4）每天写一篇日记，记录下自己的不愉快经历（第 13 章有详细介绍）。每天记录一件让自己感觉不愉快的事情；感知你身体的感觉，有什么思维穿过你的脑海，你的情绪感知和变化如何。

第4周：活在此时此刻

本周，专注于此时此刻。思考一下此时此刻的质量。将冥想时产生的想法与过去或者未来的想法进行对比，关注此时此刻的正念冥想对你的想法和情绪产生怎样的影响。

通常一个人的经历不外乎以下 3 种。

（1）愉悦的经历。

（2）不悦的经历。

（3）对每天的经历都很冷漠。

记住比较好

抓住那些愉快的经历，这些经历一旦失去，会让你感到不安和恐惧；而那些让人反感的不愉快的经历，通常会在你困难的时候让你更加难过。至于那些中立的没有任何感情色彩的事情，你可以让它们进入"自动驾驶"模式，也就是说在这个时候你可以不去思考生命的奥秘和奇迹。

同时本周练习的另一个重点是，关注那些不愉快的经历让你生产的反感的情绪。就像这个地球上的每一个人，都会经常遇到一些困难，问题的关键是你是如何面对这些挑战的，你是逃避、压制，还是反抗。有没有其他的方法来应对这些困难呢？当然有，那就是正念冥想，无论你正面对什么困难，只要将注意力转移到正念冥想中来，你会发现其实你正在慢慢地解决这些难题，你会考虑什么样的方法能够减轻这些困难所带给你的压力，而不是不断地给你加压。

下面是第 4 周你要做的练习。

（1）第 1 天、第 3 天、第 5 天分别练习 30 分钟的正念移动：包括正念拉伸和正念行走，然后进行 15 分钟的正念呼吸。

（2）第 2 天、第 4 天和第 6 天练习 30 分钟的"坐姿冥想"，第 6 章有详细阐述，你可以配合音频来进行。

（3）根据预定的计划，练习 3 分钟的"呼吸空间冥想"，每天练习 3 次。

（4）当有不愉快的事情发生时，你就练习 3 分钟的"呼吸空间冥想"。在笔记本上记录一下冥想为你的体验带来了什么效果。

（5）当有压力产生时，尽力去感知。你对压力有什么反应？你对压力产生了对抗、抑制、阻碍或者逃离情绪吗？感知一下自己身体当前的状态。当你对压力做出了某种反应时，你的身体和情绪发生了什么变化？如果你保持对此刻的困难情绪的感知，做出明智的反应，又会有什么效果？在你应对压力的过程中，始终怀着深深的好奇感。

第5周：学会接受

本周需要练习的是尝试接受事情或事物本身，而不是马上想要去改变它们。举个例子，当有人激怒你的时候，你可以保持愤怒的情绪，但不要马上做出回应，感受这个情绪在你身体里的感觉，并留意你无意识的想法。如果你感到头疼，什么都不要做，顺其自然，用心观察接下来会发生什么，注意头疼是更严重了还是减轻了。留意允许、接受和承认这些情绪会对那些愉快的或不愉快的感受产生什么影响。

如果你想更加放松，第一步就是接受事情或事物本身，无论它们是什么。如果你感到沮丧，试着接受这种沮丧的情绪，而不是纠结其中让自己越来越郁闷，毕竟这种情绪已经出现了，将意念集中在你的想法、意识和身体的感知上，你可以试着对自己说"没关系，管它呢，没关系，既然它已经来了，就让我感受它吧"。

记住比较好

我们强调的是接受，而不是屈服，是让你直面困难而不是逃避。冥想所涉及的接受意识，是让你在这个基础上进行改变，并不是让你陷入一种永远都无法改变的环境中。

第 5 周尝试进行下面的练习。

（1）配合音频，根据指导方法练习"坐姿冥想"，注意一下你对思维、情绪和身体感觉的反应。在笔记本上记录你所观察的。

（2）练习 3 分钟的"呼吸空间冥想"，每天练习 3 次。并把练习融入日常生活，比如在吃饭时、醒来后、睡觉前进行练习。

（3）当遇到困难时，练习 3 分钟的"呼吸空间冥想"。如果可以，用这种练习探索一下自己的思维和感觉，而不是从困难情绪中逃离。

（4）无论在冥想时还是在日常生活中，当遇到困难时，试着用控制的方法去做出反应，而不是用非控制的方法做出反应，看看对两者有什么不同的体会。感知一下你的反应、思维和情绪如何。

第6周：意识到想法不过是想法

通常，当你在想一些事情的时候，比如"他讨厌我"或者"我做不到"时，你在想的时候就已经接受了这个事实，认为这是千真万确的。你可能会认为几乎所有从你的意识里冒出来的想法都是绝对的真理。当你经常习惯性地冒出一些负面的或者没有用的想法时，你会把这些想法或印象当作事实，从而产生紧张的后果。实际上，你是可以将自己从这种负担中释放出来的。改变看事情的方式，试着将这些想法看作自然的、条件的反应，而不是事实；学会质疑这些想法和印象的真实性、有效性；如果可以，试着置身事外，从这些想法或现实中抽离出来，不要让它们跟着你，只是作为一个旁观者观看它们的来来去去，同时注意观察这样做产生的影响。

记住比较好

想法只是想法，它们可能是也可能不是事实。想法是精神活动——在你思维里出现的文字或图像。你不必成为你想象得那样，你可以成为自己想法的观察者。这会给你一种内部空间，在你和你的想法之间产生距离，你有机会去看清想法究竟是什么。

当你感觉遇到挑战时，读一读第 13 章的内容，然后试着判断在你脑海里的是什么类型的想法。

第 6 周的练习如下。

（1）这一周你可以开始随意地混合搭配练习方式。你可以将"坐姿冥想""身体扫描冥想"还有"移动冥想"结合起来，每天练习 45 分钟。你可以把这 45 分钟分成两三段，将它们分配到一天当中，每次练习一小段时间。你甚至可以选择某些天不再借助音频教学去尝试练习。

（2）每天练习 3 次 3 分钟"呼吸空间冥想"，在正常情况下可以练习 3 次，如果遇到困难或挑战，就再多做额外的练习。注意一些循环的模式，注意正念呼吸对你身体的影响。下一次，无论你遇到什么情况，都学会将正念融入其中。

（3）如果可能，抽出一整天的时间做一次正念冥想练习。详细内容请参阅本章后面，"留一天给冥想"部分的介绍，会教你如何计划并实施冥想。

第7周：关照自己

你的所作所为能够强烈地影响你的感觉，不仅仅是一下，每一分、每一秒、每一天都会影响到。通过关注那些能够让你积极向上的活动和消耗精力的活动，你能够调整你的选择，让它更好地为自己服务。

下面是第 7 周的练习内容。

（1）选择任何一种你喜欢的正式的冥想方式去做练习。比如"身体扫描冥想""坐姿冥想"，或者各种冥想方式的结合，每天都进行练习，不管有没有音频的帮助。

（2）继续练习 3 分钟"呼吸空间冥想"，每天 3 次，如果遇到困难或挑战，再做额外的练习。当处于困境中或面对困难时，尝试去做明智的选择。

（3）制订一个压力预警机制，写下所有当你处于过度压力状态时会出现的警告迹象，比如感到燥热或者表现得不耐烦；然后写下你能采取的相应行动的计划，通过行动来减轻你的压力，比如做一次"迷你冥想"、出去走一走或者和朋友聊天。这样当你下次再感到压力过大时，就按照你的行动计划去做，并留意它所带来的影响。

第8周：反思与改变

有时候，当你遇到问题时，无论你尽多大的努力、做多少尝试，都没有用，都解决不了任何问题，这些努力和尝试就像一点儿作用都没起似的。如果你继续试着去解决问题，很有可能会让你更加厌倦，甚至有可能会越来越远离答案而不是接近谜底。在这种情况下，停止尝试解决问题，接受当下的状况，当你这样做的时候，反而可能会有了解决问题的办法，即便没有也没有关系，你可能不会那么生气了，也不会那么沮丧、紧张或者消沉了。当你坚持去试着解决问题，而又迟迟不见效果时，无助的感觉就会油然而生，与其这样，还不如去接受，接受本身就是一种改变。

智慧语录

你可能已经知道下面的这段宁静"祷文"了。

用平静的心，接受那些我无法改变的。

用勇气和信心，改变那些我能改变的。

用智慧和敏锐，分清二者的区别。

在课程训练的最后一周也就是第 8 周，认真思考这段练习带给你怎样的感受，你从中发现的最有帮助的是什么，你愿意将哪一部分纳入自己的日常练习中，把这些都写入你的日记。

最后，第 8 周，让我们进行下面的练习。

（1）确定一种你所喜欢的正式的正念冥想方式，下周进行练习，并尽你所能地完成它。

（2）第 8 周的最后，反思这 8 周的课程你进行得怎么样，在日记中记下你的想法。在日记的帮助下，思考下面几个问题：通过这 8 周的课程训练，你的压力程度有了什么变化？通过这个课程，你会如何看待生活中遇到的困难？你将如何调整以适应这些冥想练习，让它们渗透到你的生活中？

（3）现在，恭喜自己吧。无论你在实际中实践了多少次正念冥想练习，都没关系，你已经做到这一步了，祝贺你自己吧。每日进行正念冥想练习本身就不是一件容易的事情，只要你设法完成哪怕练习的一点点，也很好了，毕竟有胜于无。

坚持你的决定

每天做多长时间的正念冥想练习，首先取决于你对正念冥想这项活动的积极性。研究发现，到目前为止练习正念冥想的时间越长，受益就越大。实验表明，即使是很短一段时间的正念冥想，哪怕只有几分钟，甚至只是几分钟的正念呼吸，都对你的健康有着积极的影响。每一次做多长时间的正念冥想练习，取决于以下几个因素。

（1）你的意图。

（2）以往你做正念冥想练习的经历。

（3）对于重复做这项需要长期坚持才能受益的练习，你有多大的毅力。

（4）你的自制力有多强。

重要的是，一旦决定这一次冥想练习要进行多长时间，就要坚持你的决定。这一点对训练你的意志非常重要。如果你每次练习都是随着性子，只要自己愿意，想练多久就练多久，然后起身再结束，那么你只是跟着感觉走，你停止冥想只是因为自己的大脑说该停止了。然而，如果你在练习前仅仅只是定好本次冥想10分钟，在5分钟之后起身结束，即便这样你也没有多少进步，你依然停留在原地，而且整个过程充满不安、无聊、沮丧或者烦躁的情绪。这样的冥想怎么能让你受益呢。但是，如果你表明立场，对自己的大脑说"这里我说了算。我要做10分钟的冥想，我要认真感知我的知觉和呼吸，让自己凝神静气"，这样你的大脑最终会平静下来。你也不再是你的大脑的奴隶。这就是冥想的自由——你自己决定去做什么、怎么做，而不是让你的大脑去决定。

快速减压

你是如何决定晚饭吃什么的？你可能会考虑自己或家人饥饿的程度、谁做饭、冰箱里有哪些食物、今天星期几、你昨天吃了什么，等等，很多因素都会被考虑进去。同样地，当你制订正念冥想练习日程的时候，你该如何决定选择哪种练习方式？这部分将给你一些可供参考的选项。

许多人进行冥想是为了缓解压力，压力影响着每一个人。只要你活着，就会经受压力。问题是，你该如何处理压力。

不开玩笑！危险

试图摆脱压力，只会让压力越来越大。就像一扇门上面写着"推"，你却试图去"拉"它，不管你多用力，门都不会开的，即便你用足了力气，门依然不会开，门把手却有可能掉下来。压力也一样，它来自于你的行为，做得越多，压力越大，你不可能通过"做"去减轻压力。想要减轻压力，需要你停下来，什么都不做，这就是冥想所给予的。

因此，让我们撇开减轻压力这个念头，先按照下面的提示用几周的时间做每日练习，再来看会发生什么。

（1）为了快速减压，你可以试着做3分钟"呼吸空间冥想"（本书第7章及音频上都有详细介绍）。这种冥想很巧妙地从各种不同的冥想方式中吸取一点儿，然后打成一个包裹，干净利落。一旦你已经掌握了这种冥想练习的窍门，就不需要音频教学了，甚至不需要闭上眼睛，只需要轻轻地盯着计算机屏幕的下端，如果你是在工作中，或者冲到厕所里进行练习——这有什么，那里很安静不是吗（但愿如此），你可以锁上门，盖上马桶盖，坐在上面，上身保持正直，然后做 3 分钟"呼吸空间冥想"。你的老板一定很好奇，为什么你每次从洗手间出来的时候看上去都那么平静沉稳。

（2）用音频上的曲目或者什么都不用，完全靠自己，练习 10 分钟正念呼吸。最理想的状况是，每天清晨做这种练习，它可以为你这一天做好准备。如果你不喜欢清晨进行正念冥想，就在一天中最适合你的时间冥想，或者任何你感到压力的时候都可以。

（3）"行走冥想"是将冥想融入你的日常生活中的一个绝好的方式。之后你可以尝试将冥想融入其他一些比较简单的运动中，这样你就有了用来缓解压力的强有力的组合。请回到第 6 章，阅读关于"行走冥想"的内容。

（4）花 10 分钟或者更长时间伸展你的身体，用正念的方式。做那些你喜欢的伸展运动。随着伸展，你的身体被激活，这些刺激又会把你的注意力从你的思想转移到你身体的感知上来。如果时间充裕，你还可以时不时地做一些动作奇怪但是温和的伸展运动。记住，做这些伸展运动的时候，重点是感知身体和思想，同时这些伸展也应当是温柔的。当你移动的时候，保持有意识的呼吸，如果可以，不要因为任何事情而屏住呼吸。

（5）抽出一段时间，从旁观者的角度或者只是不同的角度也可以，去观察一个紧张的局面，帮助你缓解压力。

（6）睡前，想 3 件令你感激的事情。这样做能够缓解你的压力，同时从长远来看会给你带来有益的影响。更多关于感恩的内容详见第 4 章。

同时也需要你记下每天让你产生压力的事情，事情发生时你都想了些什么，你有哪些固执观念，有没有注意到一些其他的现象。下一次当你陷于压力的困境中时，小心这些现象，留意这些重复出现的现象会有哪些影响。

借助冥想，发现自我

很多人借助冥想来实现自我发现的过程。自我发现就是对自我的深度感知——你是谁、你和自己的关系、和其他人的关系、和更广阔的环境的关系。在冥想中，概念性的想法连同思想和观念不再是你唯一的参照。

随着你的成长，你会发现，being（存在）模式独立于其他一切。宝宝们并不认同他们自己的身体，当宝宝好奇地看着自己的脚丫时，就像看着一串钥匙，他们并没有"这是我的"或者"不是我的"的意识。人类对于感知更大的整体有更深层次的需求，无论是身体上的还是精神上的。阿尔伯特·爱因斯坦就曾有过惊人的观察，内容如下。

"人类，是我们称之为'宇宙'这样一个整体的一部分，受限于时间和空间。我们体会自己本身，体会我们的感觉和想法，认为这些都是独立于世界其他万物的，这是一种自我意识的错觉假象。这种假象就像一个监狱，把我们囚禁在个人欲望和局限于身边人的关爱中。我们的任务是一定要将自己从监狱中解救出来，让我们的怜悯散布得更广，拥抱所有的生命和整个大自然的美"。

这是正念冥想的"任务"。爱因斯坦所指的"错觉假象"对应自我限制的思想和信条，这个信条有关你是谁、你在这个世界上的位置。通过冥想去深刻地洞察，你会看到这个独立的监狱正在一点点赦免，即便是短暂的。但是每一刻的自由都是一种孕育，都是一种振奋，都会激励你、赋予你能量，让你继续在道路上前行，朝着治愈、完美、健康和自我发现的方向前行。记住，你不必旅行得太远，这一刻就在这里，就是现在。

深入练习

现在，你已经建立了正念日程，已经为下一步做好了准备，也能够在越来越长的冥想练习中不断地进步。这部分将要传授给你的是让你跨出日程的框架，去发现更多能够在你练习正念的旅程中给你更多支撑的东西。

发现沉默的价值

我们生活在一个忙碌、嘈杂的世界。今天我同朋友和家人沟通、和其他人交流信息，在 Youtube 上看视频，我甚至制作了一个视频！

在所有嘈杂和忙碌中，仍然有宁静。当你终于发现了安静的地方，比如沙滩或森林或草坪，你可能会给朋友打电话，或者拿出相机去拍摄。我们一刻不停地在沟通，这似乎已经成一种冲动性习惯，而不是一种选择。

我邀请你探索一种全新的状态（如果你还没有），那就是沉默。抽出一段时间，探索沉默的价值，而不是和其他人交谈、沟通。在这段时间里，不要看电视、上网或者阅读。离开语言的世界，可以是几小时、一整天，或者如果你参加静修，则可以更长时间。

大多数人认为沉默对他们而言是不可能的。但是为什么不试试呢？你也不会失去什么，而且或许能从你时时刻刻的存在状态中发现一种全新的存在方式。

这就好像如果你相信地球是平的，那么你不会再去探索。但是如果你有勇气走到世界的边缘去看看，你会有一种完整的视野。同样，如果你相信保持沉默不会给你带来什么新的发现，那么你也不会去尝试。但是如果你乐意去尝试，谁知道你会探索出内心深处的什么美丽新世界呢？

从说话中脱离出来一段时间会有如下益处：

（1）会让你一直谈话的思维有机会平静下来，这样你就可以怀着更深刻和清晰的思维，更清晰地观察和看清周围的世界；

（2）你会有机会重新反思自己的人生，思考怎样会更好，未来你究竟想朝着哪个方向走；

（3）有时间去释放压抑已久的情绪（有些你知道、有些你不知道）；

（4）拥有更大的创造力；

（5）有额外的时间去释放压力，抚慰和发现内在的宁静。

你不必强迫自己保持沉默，当你准备好这样做时再去做。

记住比较好

安排一天时间专门进行正念练习

在如今这个时代，人们非常忙碌和辛苦。在外面，为老板或者自己的事业辛苦工作；在家里，还要照顾爱人和孩子，甚至连照顾你自己都需要时间、精力和力气。正念冥想正好提供了喘息的机会——一次让你停下忙碌的脚步的机会；一次让你停止满足那些无止境的需求和帮助他人或自己的欲望的机会；一次让你简单地做自己的机会。你有没有给过自己一整天的时间什么都不做？这里说的"什么都不做"并不是指不工作而去看一整天电视或者睡一天觉，其实当你睡觉的时候，你的大脑也是在高速运转的，从一个梦境到另一个梦境，不停地运转。这里所说的"什么都不做"是指放下过多的想法——回忆过去也好，担忧未来也罢，都放下，只是静静地停留在此时此刻。

一个正念日是你能给自己的最漂亮的礼物,它是指用一整天的时间专门进行正念感知,可以按照下面的指导来进行。

(1)前一天晚上,在你的床头或者房间其他明显的地方做好标记,提醒自己明天是你的正念日。你一定要清楚,明天你将关闭手机、计算机、电视及其他电子设备。躺在床上之后,通过感知你的呼吸渐渐入睡。

(2)在正念日这天,当你醒来的时候,先躺在床上,做几个冥想呼吸,以此来开始这一天。在进行冥想呼吸时,感受每一次呼气、吸气;如果你愿意,就轻轻地微笑;花一些时间回想那些你想感激的事情——你的家乡、你的亲朋好友、你的收入、你的家庭、你的身体、你的意识,以及任何你觉得自己拥有了而别人没有的东西。

(3)慢慢地、有意识地起床。如果你的窗外有美丽的风景,那就看看外面,欣赏一下外面的花草树木,或者看看那些为了自己的目标正坚定地走在路上的人们。看,仅仅是看而已,不要带任何评判色彩,也不要有任何反应。当然你的思想一定会转移,陷入一些想法或者顾虑中,没关系,一旦你意识到这一点,只需将你的注意力轻轻地拉回来就可以了。

(4)做一些正式的正念冥想练习,比如"身体扫描冥想"等。

(5)泡个澡或冲个澡,不慌不忙地、悠闲地,即使是你莫名其妙地有种急急忙忙的冲动,也不要着急,感受水流淌在身体上的感觉。世界上有很多地方的人们需要走几个小时的路去取水,你能够容易地得到水,应该对此充满感激。

(6)从从容容地准备你的早餐和早茶,和你的感知联系起来,将你的注意力放在此时此刻。在正式开始用餐之前,稍停片刻。在吃下一口之前,确保你已完全尝到了这一口的滋味并充分地咀嚼。这就是"饮食正念"。

(7)你可以利用上午的时间做一些"行走冥想",或者正念瑜伽,或者在花园里干一些活儿,无论你做什么,都要有意识地去做,用一种温和、诚恳的意识。不要去看书或者杂志,哪怕是几分钟的时间也不要。这样做的目的是将你的行动和你的感知联系起来,而不是让你的大脑想太多。

(8)花一些时间准备午餐,享用午餐。同样地,悠闲地做这件事,不要匆匆忙忙地做。如果出现无聊、烦躁不安或者沮丧的情绪,试试给它们一些空间,让它们发生、浮现,再逐渐减弱。怀着一颗感恩的心专注地享用你的美食,不紧不慢地咀嚼每一口食物。

(9)午饭过后,做一次舒缓的身体活动,或者午睡一会儿,为什么不呢!这是将你的意识和你选择的另一项业余爱好联系起来的很好的机会。时不时地用几分钟的时间做一下"呼吸空间冥想",这有助于将你拉回到此刻。你也可以选择做一些其他的扩展的冥想练习,比如"坐姿冥想",或者正念瑜伽、正念太极等。如果你发现整个过程有了挑战性或者情绪反应强烈,不必吃惊,也许是因为你很久没有给自己一个像现在这样简单的空间了,导致那些不该出现的想法和情绪跑了出来,进入你的意识里。没关系,依然要像以前一样,对自己充满热情和耐心。

(10)继续让这一天按照这样一种方式度过:饮食正念,坐姿冥想,正念行走。如果你实在忍不住想要去清理你的橱柜或者整理文件,那就一步一步地去做,不紧不慢地做,用多久都没关系。

(11)享用完晚餐之后,理论上说这顿饭应该是你一天中最简单的一餐,上床之前你可以休息和放松一下。当你躺在床上的时候,借助呼吸的起伏,让自己慢慢打盹然后自然地进入睡眠状态。

加入一个团体

冥想通常是一个人安静地坐下,闭上眼睛。只要环境是安静的,与其一个人冥想为何不和大家一起呢,独乐乐何如众乐乐?所以,要不要加入一个冥想团体,这个问题还有什么好烦恼的?下面是需要加入一个冥想团体的几点原因。

(1)通过定期参加团体活动,会保证你能够经常性地练习。没有这种保证,你可能会失去动力,不能坚持到最后,即便你真得很想练习也觉得冥想很有益处。

(2)在团队中练习,你的冥想体验会更加深刻。我的很多学员在他们参加完一个练习班后都这样说。当和他人坐在一起时,你很少会有不必要的烦躁不安的感觉。你的身体是安静的,你的思想也会安静下来。你甚至可能还会在你的坐姿上下点功夫,比如坐得更直了,更加端正了。人们在心理上更倾向于认为,当大家坐在一起冥想的时候能够让这个空间产生一种正能量,而这种正能量又激发出一种良好的氛围,从而提升了冥想的质量。

(3)和喜欢正念冥想的人成为朋友。它能让你的社交圈有一种良性循环,因为你和这些喜欢冥想的伙伴在一起的时间越多,你就越发地想要去冥想,并且能够记住要去做冥想练习;你也能听到更多的信息:最近有一本很棒的书、某某人是冥想导师,或者有关静修的信息。你开始在生活的其他方面帮助他人,这永远都是一个很好的行为。

应该如何选择一个团体呢？你可以通过上网搜索找一个在你附近的冥想团体。其实，你不必非要只参加一个冥想团体，可以加入很多不同类型的团体，然后通过反复尝试和不断摸索，找出让你感觉舒服的那个。

小贴士大用途

如果你找不到合适的团体，可以考虑自己建立一个。我认识一对夫妻，他们的小组一开始只是每周一次，逐渐发展，直到有了大概 15 名固定成员，整个成长都是靠口碑。每一期的冥想练习只需要花两段时间，一段安静的时间用来冥想，大概需要 30 分钟，另一段时间用来探讨和分享本次练习及这一周的练习进行得怎么样，或者你也可以读一段有关冥想的文字。在此之后，我建议你进行一些社交活动，形式很简单，让大家喝杯茶或者吃一些美味的小饼干就可以了。夏季我会在公园或者河边组织一些正念行走或者野餐的活动——你也可以组织这样的活动，把它们当作你建立自己团体的起点。

选择一个合适的静修之地

练习了几个月的冥想后，你可以做一次静修了，注意至少要练习几个月才可以。静修绝对是一次培养冥想练习、遇见未知自己的极好的机会。静修时间可以很长也可以很短，短到一天，长到一年。我强烈建议你从一日静修开始，然后渐渐地延长到一个周末，再到一周。如果你在练习的过程中非常认真，那么你可以静修更长的时间。

算上食物和住宿，静修每天花费 20 ~ 200 美元，每周 150 ~ 2000 美元。

在你决定冥想静修之前，先回答下面几个问题。

不开玩笑！危险

（1）静修环境是否安静？安静是加强冥想训练的一种有效的方式。当你说话的时候，会下意识地勾起很多想法，削弱注意力。通过一段时间的静默，你的思想会自然地回归平静，同时你会发现你的冥想有了完全不同的特质。你也许会觉得刻意安排去做一次静默静修有点过分，尤其是还要从头开始，你可以试着找一个假期进行静修，利用空余时间冥想，同时还能放松和进行社交活动。

（2）冥想导师的经验是否丰富？大多数的静修通常都会由一位经验相当丰富的人带领，但你还是应当核实一下，尤其是当你打算静修一段时间的时候。

（3）每一天的常规日程安排是什么？找出让你醒来的时间，这样你会知道为什么要让自己来这里。检查这一天花多长时间进行冥想。如果一个静修的日程安排是每天 4 点起床，然后做 2 小时的伸展冥想，如此这般的安排贯穿这一整天，这样的日程可能对你来说太过了，它会让你最后敷衍了事。打听一下，你会发现很多非常平和的静修日程。

（4）它是不是一个非正常组织？如果一个组织宣扬"我们的方式是最好的 / 唯一的""如果你不跟随我们，你就会脱离现实 / 死去 / 遭受痛苦 / 永远不会快乐"，那么说声谢谢然后离开。还有一些狡猾的机构，它们也组织冥想静修，但是它们什么都做，甚至包括一些可疑的事情。如果一个团体告诉你"你可以随时离开""我们的方式只是练习冥想的其中一种，还有很多其他的方式，如果你愿意，随时欢迎你去考察"或者"从根本上讲，只有你自己通过自己的亲身体验和观察才能发现最适合自己的冥想方式"，如果这样，你应该是找到了一个正规的团体，你很幸运。

寻找静修之地最好的方式是得到推荐。如果你不知道找谁推荐，可以上网搜索。有一些可能是有宗教信仰的场所，也有非宗教信仰场所。多数静修中心欢迎各种有信仰的人，或者没有信仰的人。即便这些地方不在你所在的地区也没关系，或许你可以通过它们找到一个离你很近又很舒适的静修场所。有一些是静默静修，有一些可以安排假日 / 假期冥想，如此一来，你既可以和一些团队一起冥想，还有时间以自己的方式休息和放松，顺便观察一下你周围的人和事：这一定很有趣。我的下一个计划是，在柏林和一位艺术家建立一个正念教学和艺术静修中心。

第10章

克服障碍，避免干扰

当你开始学走路的时候，在你能够用两条腿保持平衡之前，一定跌倒过很多次，没有上千次也有上百次。但你没有气馁，你甚至可能是咯咯地笑着爬起来再试一次。

当你第一次尝试练习冥想时，你差点跌倒（当然，我想表达的不是这个词的字面意思，除非你尝试的是鲜为人知的单腿跳冥想法）。在整个冥想过程中，挫折一直都有，问题是你该如何应对它们。如果你将这些挫折看作学习的机会而不是失败，那你一定会成功。每当问题出现时，你需要做的其实很简单，就是再试一次，如果可能，还要带着微笑。最后，你会发现，其实冥想并不是让你达到一定的思想境界，它是让你用热情、包容的方式去面对每一次经历。这一章就将告诉你该如何去做。

记住比较好

每个人进入正念状态都有最适合自己的方式。对于你而言，或许本书中介绍的正念冥想方法都让你感觉不太合适。在这种情况下，你可以通过做园艺、做饭、跑步、清洁或者一些其他方式培养正念状态。如果冥想方法对你不太奏效，你可以考虑进行哪些日常活动，或者已经进行的活动，用正念的方式去做，将注意力完全聚焦于此刻。比如在附近公园里遛狗或许是比较好的日常的冥想方式，你应该投入感知和开放的意识。通过这种方式发现并享受自己的独特的正念时刻。

从冥想中得到最大的益处

正念冥想是指尽你所能地在一段时间里刻意地去关注你的某一种感觉，同时每时每刻都怀着平和的心态去接受它。举个例子，你专注于自己的呼吸，注意力聚焦于它进入和离开你的身体，自然地按照呼吸的节奏进行。正念冥想也可以是对你每一时刻的体验怀着感知和开放的意识进行，比如你的呼吸、身体、声音、思考购物清单、对枯燥感的感觉等。

记住比较好

从根本上讲，你从冥想中得不到任何东西。我知道这听上去很疯狂，但它是非常重要的一点。冥想并不是得到什么东西的途径，因为你已经拥有了你所需要的一切，完整且完全的一切。相反地，冥想是关于放开的。冥想的所有好处最好都被看作边际效益。冥想是和你的感受有关的，无论什么感受，愉快也好不愉快也好，都会呈现在你面前，再从这些感受中去领会。冥想又有点儿像去做你最喜欢的事情。假如你喜欢绘画，你就去画，而你也是因为爱绘画所以才去画，不是为了绘画成果，那样你在绘画的时候一定是轻松愉快的。冥想就像是绘画——如果你花费时间希望能够得到冥想所带来的好处，那么某种程度上你会破坏冥想的乐趣。

保证时间

如果你对培养冥想的艺术感兴趣，可以尝试一些正式的冥想方式。至于是做 5 分钟的冥想还是 1 小时的冥想，取决于你自己，但是一定要保证每天都进行冥想，这样才会有很明显的效果。

"真得太忙了，无法每天都抽出时间冥想"，我知道这种感觉。我们的生活每天都充斥着各种各样的事情，还要抽出一些时间去冥想，这确实有点儿难。但是，你有时间刷牙洗脸，有时间打扮，也有时间睡觉，甚至能抽出时间去做你不得不做的家务活。如果你不做这些事情，你会觉得不好。冥想也应该这样。一旦冥想成为你日常生活的一部分，当某一天你没去做时，你会感觉不好，这时你会找时间冥想。

记住比较好

关于正念最重要的一点是：你可以随时随处练习它。现在，就是现在，你可以有意识地去感知你正在阅读这件事，你可以去感知当你读这句话时你身体的姿势。这就是正念。当你放下书起身随便走走时，你可以去感知你的脚在地上的感觉，或者紧绷的肩膀，或者脸上的微笑，这些你都可以去感知。当你有意识地去感知你正在做的事情时，这就是正念。

或许你会说冥想太耗费时间，实际上不然。研究发现，冥想者的工作效率要高于其他人。这是实际研究得到的结果。

磨快你的工具

从前有个伐木工，他有很多很多树要砍，为了能按时完成工作，他就疯狂地伐木，经常是气喘吁吁、汗流浃背。一位智者碰巧经过（在这类故事中通常都是这样）就问伐木工："你为什么要这样费力地伐树呢？如果你先花点儿时间把你的斧子磨锋利，再砍起树来不是会更快更容易吗？"伐木工抬头看了智者一眼说："你没看到我今天有很多树要砍吗，我哪里有时间磨斧子"。

我们自己的生活就有点儿类似。如果你抽出时间去冥想——去磨快你思想的斧子——你会在平时的生活中节省很多时间和精力。然而一提到冥想，最普遍的反应是"我很忙"。如果你也有这样的想法，那么想想伐木工的故事，想想如果他磨快斧子会节省多少时间。

摆脱无聊和烦躁情绪

在能量等级中，无聊和烦躁就像负极。无聊，通常是由于缺乏热情、缺乏交流；而烦躁则意味着原本应该进入身体的能量恨不得马上爆发出来。正念就是仔细观察这些状况，然后在两者之间找到一个平衡点。

1. 摆脱无聊的情绪

冥想听上去就像是一个极其无聊的活动，坐在那儿，什么都不做。还有什么比这更无聊的？即便是等待着画上的颜料变干，听上去都多少让人有点儿期待。这个社会似乎已经做好准备帮你摆脱无聊，电视广告很短但足够吸引你的眼球；一旦你有那么一丝无聊，手机随时都可以帮你分散注意力。这些不断出现的消遣的方式，其实会让你更快、更容易地感到无聊。冥想是帮你扭转这种势头的勇敢的一步。

如果你在冥想时感到无聊，你就没有真正地全神贯注，因为如果这时你感到无聊，说明你没有进入"连接"状态，或者你正在思考过去或者未来，而不是现在。如果你觉得关注呼吸很无聊，想象一下，当你的头浸到水中的时候，你一定会突然地关心起你的呼吸。每一次呼吸都是独一无二而且不同的。注意到无聊的感觉并将你的注意力重新移回呼吸上，这是所有正念过程中都会有的，很正常。

对于无聊的过度感觉或许说明你正强迫自己投入正念练习中。试着放下你的努力，将自我友善的情绪注入练习中。怀着友好的态度和温暖的情绪，感知一下自己的呼吸。就像观察一只小狗或可爱的小孩子一样，观察一下自己身体的感觉。可以尝试练习"慈心冥想"（可以参与第6章了解更多内容）。

小贴士大用途

下面这些技巧能够帮助你在冥想时克服无聊的情绪。

（1）承认出现了无聊的情绪。无聊的情绪既然已经出现了，此时此刻就要接受它。

（2）留意大脑中的想法。这些想法可能是"哦，我不能被干扰！"或者"这样做的意义是什么呢？"

（3）对无聊产生兴趣。允许你自己对无聊产生好奇心，比如无聊是从哪里来的呢？它要到哪里去呢？你能感觉到无聊在你身体里的某个特定部位吗？注意想要睡觉的欲望或者做其他事的欲望，而不是继续练习。

（4）将你的注意力放在对呼吸的感知上，然后观察无聊发生了什么变化。

（5）退后一步观察无聊。如果你去感知无聊，那么你不再是无聊本身。用一种旁观的、超然的意识，以这种姿态去观察无聊，就好像无聊和你是分开的。

观察无聊是一件很有趣的事情。当无聊的情绪出现的时候，你开始观察你的想法和感觉——每次你感到无聊时，都会出现一些想法和感觉，这些感觉能在不经意间控制你的生活，通过感知它们，它们开始松动，最终消散。你的心理活动会有阴暗的一面，冥想的光亮会穿透这些活动的表面，进而让其消失，而你什么都不用做。

2. 摆脱烦躁的情绪

烦躁和无聊有些相似，那是因为能量过度是一种普遍的精神状态。你用一天的时间马不停蹄地做了无数事情，然后当你坐下来冥想的时候，你的大脑仍然处于运转的状态。

小贴士大用途

试着用以下3步来应对烦躁。

（1）用一些正念活动开始你的冥想练习。你可以进行正念行走或者做一些正念瑜伽（在第6章都有介绍），这有助于慢慢平静你的大脑，这样你就能够开始练习一些诸如"坐姿冥想"或者"仰卧冥想"了。

（2）观察你的烦躁情绪，但不要对它做出反应。感觉你身体里的烦躁情绪，这时你的大脑会指挥你去做什么？不去管它，继续保持坐姿，这就是一次强有力的冥想，一次锻炼，训练你的大脑去做你说的事情，而不是做大脑让你去做的事情，是你在控制。这是因为你的大脑处于烦躁的状态，所以你完全不必像只无头鸡似的东奔西跑地去做它吩咐你做的事情。大脑可能会说"哦，我受不了了，我需要站起来做点儿什么"，你可以让这些想法在你的大脑中闪现，在这个过程中你可以喘口气，然后将注意力移到吸气和呼气上。你也可以对你的大脑做出回应，说一些话语，比如："感谢思维做出的活动，但是让我们继续进行稍长一段时间的正念练习吧，之后我们再做其他的事情"。

（3）问一下思维，它想做什么。最后一步是问一下你的思维："我发现你今天感觉很累，你想做什么？"或许你的思维会认为，它想跑步或者小睡一会儿等。如果这个建议看起来不错，那么可以尝试去做！最重要的是，观察一下正在发生什么。做完之后平静下来，你的思维更好地投入正念状态了吗？这种被我称为"友善"的方式，也是心理比较舒缓的方式。你在和自己的思维做朋友，而不是和思维抗争。最终你会找到最有利于自己的方式。

正念冥想时保持清醒的状态

由于生活的压力及数字时代的各种刺激，人们时时处于忙碌状态，你或许很难有充足的睡眠，或者你的睡眠质量并不高。不管是哪种情况，你会发现自己处于睡眠状态，而不是清醒状态。通过正念练习，这个问题可以得到解决。或许与正念相比你需要的睡眠时间更多，所以给自己一些时间舒服地睡眠。不要和自己抗争。然后，一旦你进入睡眠状态，正念会开始帮助你感觉到处于新鲜、活力和更加清醒的状态。

睡觉和冥想是对立的两件事，如图 10-1 所示，当你睡着的时候，你的意识等级较低，低于日常生活的正常水平。而冥想是要加强你的意识，以至于它比日常生活中的正常状态要强得多。

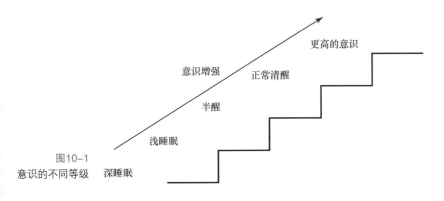

图10-1
意识的不同等级

有时候你的大脑会刻意地让你发困，以此躲避正念练习。正念冥想时出现困意非常正常，倘若你有过这样的感受，你也不是唯一一个，不要因为这个而自责。打瞌睡是你的大脑玩的一个聪明的把戏，这样是为了阻止你面对那些难缠的想法和情绪（参见后面有关"克服难缠情绪"的段落）。如果你一开始就感觉昏昏欲睡，就从承认这种感觉开始。

小贴士大用途

试试下面这些建议，用来对付或者避免瞌睡。

（1）确保睡眠充足。如果没有足够的睡眠，你很有可能在接下来的冥想中睡着。

（2）做几次非常缓慢的深呼吸。重复几次，直到你感觉更加清醒了。

（3）冥想之前不要吃太多。如果开始冥想前你感觉饿，提前吃一块小点心而不是一顿有三道菜的正餐。

（4）站起来，做一些正念伸展、瑜伽、太极或者行走，然后回去做"坐姿冥想"或者"仰卧冥想"。

（5）尝试在一天中的不同时段冥想。有些人在早上感觉非常的清醒，有些人却是在中午或者晚上，找出适合你自己的时间。

（6）睁开你的眼睛，让光亮进来。在一些传统的冥想练习中，所有的冥想都是在半睁眼或全睁眼的状态下完成的，试一下，看哪个更有效果。当你这样做时，仍然要将注意力集中在呼吸、身体、声音、景象、思想或者情绪上——任何一种你想要集中意念的事物上都可以。

（7）感知被称作瞌睡的这种大脑状态。这样做很难，但值得一试。在你感到太困了之前留意并关注你的身体、大脑和情绪如何。这样做有时能够驱散你的睡意，当它再次袭来时能够应对它。

极具讽刺意味的是，我的很多学生都反映冥想的一大好处就是能够让人更好地入睡。通过练习冥想，人们似乎把一些困难的想法从大脑中释放出来，让睡眠能够进入一种更加自然的状态。

记住比较好

如果你发现尽管已经尽了最大的努力，但还是睡着了，不用为此太过担心。我发现我的很多学生都对睡着这件事过度地自责。如果你睡着了，就是睡着了，没关系，没有人是完美无缺的。

不要邯郸学步

我有一个学习冥想的学生，当我们一起练习冥想时，他总是要低下头一会儿，然后猛地抬起头来，就像忽然清醒了似的。冥想结束后，我问他练习的时候做那样的举动是不是因为觉得困，他说一点儿也不，当他学习冥想的时候，他的导师就经常那样做，他以为这是冥想练习的一部分，就学了下来。很显然，他的导师在教这个学生的时候睡着了，而这个学生也真得效仿了他。

找到一个焦点

当你坐下冥想时，你如何决定用什么来集中注意力？

小贴士大用途

先试试用呼吸作为你的锚，你的焦点。当你想要练习冥想时，集中注意力在呼吸上，以此作为练习的开始，气息能将你的身体和精神结合在一起。呼吸可以是有意识的也可以是无意识的，集中注意力呼吸就像是用一种美妙的方式创造一种轻松的意识状态。你的呼吸会随着你的思想和情绪变化，因此，通过深刻地感知它，你可以调节控制日常中反复无常的情绪。当气息进入和离开你身体的时候，一种简单的感觉就像是在一个炎热枯燥的夏日喝了一口清爽的冷饮。所以，不要忘记呼吸。

当你感到已经建立了注意力和呼吸之间的联系，可以继续将注意力集中在身体感知、思想、情绪或者身体其他不同的部位，详见第 6 章的描述。

给激情"充电"

当你已经让自己和正念冥想练习之间建立起关联时，再将它培养成日常活动就很容易了。养成定期做冥想练习的习惯当然是有帮助的，但是如果你只是机械地去做，并不会有什么益处。如果你感觉自己每天都做同样的事情，每次都会睡着，或者坐在那里毫无目的，那是时候该给你的激情充电了。

小贴士大用途

这里有几点建议，可以帮你点燃激情。

（1）做一次不同的冥想练习。快速地浏览一遍本书或者查阅第三部分有关这方面的内容。

（2）加入一个冥想团体或者去做一次"禅修"。不管哪一个一定会让你有所改变的。

（3）尝试用不同的姿势练习。如果你平时是坐着练习，尝试仰卧的姿势或者慢走的方式。你甚至可以跳舞、跳绳或者跳康康舞，同时处于正念状态。

（4）改变练习冥想的时间。通常早上是最合适的，但是如果你感觉太困，可以在下班后或者午餐前进行。

（5）给自己安排一天作为正念日。从早上睁开眼睛的那一刻到晚上躺到床上的那一秒，在这一整天的时间里，除了正念，不做任何其他特别的事情。让这一天在自然的状态下度过，而不要干预得太多。让自己好好享受这一天。

（6）接触一位冥想导师，或者加入一堂课、去工作坊。你可以通过搜索引擎，搜索一下你所处的地区是否有好的导师。本书的一些读者已经参加了我的线上正念导师训练课程或教练训练课程；他们通过学习如何教授他人进行冥想的方法，也延展了更多自己练习正念的方法。你可以发送邮件给我和我的团队：info@shamashalidina.com。

小贴士大用途

练习是非常必要的，不管你是否对此充满激情。坚持练习，注意长期练习会给你带来什么好处。

克服常见的干扰因素

记住比较好

就像文字是书的一部分一样，干扰，无论内部的还是外部的，也是冥想的一部分，它们形影不离。当你发现你有些沮丧、开始责怪那些干扰、越来越不耐烦时，感受它，让它成为你练习的一部分，然后轻轻地将注意力拉回到呼吸上或者你冥想时的焦点上。

感到沮丧也是思想的一种形式，留心观察沮丧的情绪而不是去回应它，这样或许可以逐渐地改变这种形式。冥想的时候被干扰是一种很普遍的经历，也是学习过程的一部分。与其企图逃避沮丧，还不如期待它，这样就有机会见证如何应对它了。

小贴士大用途

尽量将外部干扰降到最小。下面是可以采取的几个预防措施。

（1）关闭手机或者拔掉电话线。

（2）关掉电视、计算机，最好是所有电子设备。

（3）如果可以，告诉你屋子里的其他人，给你一段安静的时间。

努力减少干扰因素会对你的练习有很好的帮助。如果你就是无法避开干扰，记住，每天都会有事情妨碍到你的练习，与其阻挡它们不如聆听一下，让它们成为练习的一部分。

你可以通过下面的方式控制内部干扰。

（1）如果你确实需要处理一些非常紧急或重要的事情，在冥想之前将它们处理掉，这样冥想时你的大脑就会处于休息的状态。

（2）感受出现在你大脑里的思想的河流，就像天空中飘过的云彩。从一个局外人的角度感受这些思想，就好像它们不是你身体的一部分那样，然后注意这样的分离会有什么样的效果。

（3）暂时接受你的想法，留心你的感觉。

（4）保持耐心。要知道大脑不停地思考是很自然的事情。把每一个想法用一个词做个标记，比如"想做的""计划的"，然后慢慢地将注意力转移到呼吸上。

应对不寻常的感受

冥想并不是让你获得一种特殊的感受，而是让你去感知当下正在发生的事情。愉快的经历来了又走，痛苦的经历来了又走，你要做的仅仅是看着它们，不要去抓住任何一个，练习本身就是接下来的事情。冥想远比人们想象的简单得多。

小贴士大用途

有时在冥想时，你可能会感觉到飘浮（这仅仅是幻觉，我可不是要讨论悬浮术）、闪光等差不多所有大脑能够想象出来的东西。无论出现什么样的不寻常的感觉，记住这些也只是感觉，重新回到冥想焦点上。在冥想时，不需要去评判或分析这些感觉，只是单纯地让它们走得越远越好，注意力还是要回到感知上。如果你觉得实在是在这些感觉中挣扎得很难受或者感觉很不舒服，就轻轻地从冥想中走出来，过一会儿再试。慢慢来，一步一步来。

学会放松

"放松"这个词最初来自拉丁语，意思是再次松开或打开。放松是个很常见的词，人们经常说"放轻松"。如果放松真得这么简单，那你该如何在冥想中放松？从根本上说就是学会接受你正在经受的紧张和焦虑，而不是与它们抗衡。

想象一下这种场景。你感到紧张，耸着肩，无法摆脱这种感觉，你该怎么办？如果你在冥想时出现这种感觉，尝试下面几个步骤。

（1）感知紧张。去感知这种紧张的情绪在你身体里的所在。

（2）注意紧张是否伴随着颜色、形状、大小或者质地等一些特征。用好奇的目光去观察紧张的情绪，而不是试着去摆脱它。

（3）感知压力的中心，并把压力呼吸进去。像感受自然呼吸那样去感受身体紧张的部分，让压力顺其自然地存在，去感知它。可以在你的意识中说"放松"这个词，看看有什么效果。

（4）注意观察是否有其他感觉或者愿望想要去摆脱紧张。尽你最大的努力放开它们，然后尝试能否比刚刚再多一点接受这种紧张的感觉。

（5）将身体的这部分注入友善。你可以这样做，向这种感觉微笑，或者把你温暖的手放在压力部位，安抚一下身体的这个部位；或者希望身体的这个部位变好。你可以对自己说："希望你变好，希望你柔和，希望压力消散。"将身体的这部分注入友善的感觉，是最终驱散紧张感的最好方式。

拼命想要放开紧张的情绪只会导致更多的压力和紧张。这是因为当你尝试这样做的时候，势必会付出努力，但是如果紧张的情绪没有消失，你可能会更加有挫败感并且感到生气。温和且友好地接受这种感觉会更加有效。

冥想能够让人深度放松，然而放松并不是冥想的目的，从根本上说冥想是一项无目的的活动。

培养耐心

每一次当我参加聚会被问到是做什么的时候，我都会解释说我是一名正念冥想导师，而我最经常得到的反应评价大致都是"哎呀，那你一定很有耐心，我就没有耐心去教什么东西，更别说冥想了"。我不认为耐心是你有我没有的东西，每个人都可以培养它。你可以训练你的大脑更加有耐性，这是一种值得开发的力量。

冥想是一种耐心训练，因为将努力与呼吸或者感觉建立联系是需要耐心的。如果在冥想练习中你感觉不耐烦，但你仍然坚持坐在那里，这就是在训练你的耐心。观察这样做产生的不舒服的感觉，看你的耐心是保持原样还是有所改变。就像你在健身房里锻炼肌肉会酸疼一样，从头到尾都要忍住焦躁的心理，坐在那里是一件很痛苦的事情，但是逐渐地这种不耐烦、不舒服的感觉就会减弱，坚持住，趁热打铁。

如果你是初学者，你可能会急于求成。你已经听说过了冥想的各种好处，你也想从中得到一些，这很正常。然而，从你有规律地练习冥想开始，你会发现越是着急就越是"求不成"，这是因为冥想需要耐心。

小贴士大用途

先决定本次正念冥想练习进行多长时间，然后坚持下去。把冥想一分一秒地进行下去，看看会有什么展现出来。你用你一生的时间想要有所成就、有所作为，冥想是专门抽出一段时间让你把这一切都抛开，仅仅活在此时此刻。冥想不但需要你有耐心，而且能培养你的耐心。

如果你无法静下心来坚持 10 分钟去感受你的呼吸，那么坚持 5 分钟，如果还是不行，还是太久了，就坚持 2 分钟，如果对你来说 2 分钟也久了，那就 10 秒。从你能够主导的时间开始，无论这个时间有多长，然后一步一步地增加。最重要的是坚持不懈地做下去，尽你所能地按计划、有规律地练习，然后逐渐地增加练习的时间，最终你会成为一个非常有耐心的人。想想有那么多的健美运动员，从瘦小的身材开始，一小步一小步地，最终达到了奥林匹克举重标准。相信自己一定能培养耐心，迈出下一步。

从消极的体验中学习

回想你第一次见到狗的情景，如果你第一次遇到狗的经历是愉快的，那么你会倾向于认为狗是很好的动物；但是，在你童年的时候，你第一次遇到狗就被它咬了或者它朝着你狂叫，你很有可能会认为狗是有攻击性的动物。你早期的经历和感受会对你日后对待相同事情的态度和方式有着很大的影响。学会将一次负面经历看作仅仅只是一个短暂的事情，不要把它当作是一件会永远持续下去的事，这样你才能够开始向前。

冥想也类似。如果你刚刚好很幸运，一开始就有了几次很积极的体验，你会把冥想坚持下去的。如果很不幸，你一开始的几次体验并没有那么愉快，也请不要放弃。你也只不过是刚刚开始这趟旅程，还有很多东西等着你去发现。坚持下去，在任何你所遭遇的负面经历中努力练习冥想。

应对身体不适

一开始，"坐姿冥想"可能会让人有些不舒服，学会应对这种不适是在冥想的冒险中一次非常重要的跨越。当身体上的肌肉开始习惯"坐姿冥想"后，不舒服的感觉大概也会减少了。

这里有几种方法你可以尝试一下，以减少冥想时的不适。

（1）坐在地板的垫子上。

① 尝试使用不同大小的垫子。

② 慢慢地、有意识地站起来，做意念伸展，然后坐下。

（2）坐在椅子上。

① 用书或木块之类的东西把椅子的两条后腿垫高，看看这样是否有用。

② 按照上一步把椅子垫高后，你是坐在一个斜面上的，轻轻地前后左右地挪动，找到一个中间点。

③ 叫一个朋友帮忙看看你的姿势，看你是否坐得笔直。

④ 确保你是以一种端庄和正直的感觉坐着的，但是不要过于紧绷。

你可以一直躺着练习正念。如果坐着感觉不舒服，你可以不必坐着。没有固定的规则，你可以根据自己的喜好去做。

克服消极情绪

我的许多学员是带着消极的情绪进行正念冥想的，他们忍受着抑郁、焦虑，或者承受着来自工作的压力；他们正在和怒气、自卑搏斗，或者他们已经筋疲力尽。他们经常会觉得自己已经用了一生的力气去和那些不良的情绪做斗争，现在实在是太累了，没有力气继续斗争了，正念是最后的对策，是解决他们的困难的有效方法。正念对人们的要求既简单又有挑战性，它要求人们停止逃避自己，每时每刻都要克服出现在意念里的难题。一旦你从正念中得到一丝效果，你的信任度就会增加，一种新的生活方式就出现了。

下一次当你面对消极情绪的时候，无论是不是在冥想中，都尝试一下下面的练习。

（1）感受此时此刻的情绪。

（2）在大脑里给这些情绪贴上标签，并且不断重复，也许是"害怕、害怕"。

（3）注意观察想要摆脱这种情绪的渴望，尽你所能地和它共处。

（4）留意在你身体里的哪些地方感觉到了这些情绪。大部分消极情绪都会引发一种身体上的感觉。

（5）观察大脑里匆匆来去的想法。

（6）在情绪中呼吸，让呼吸帮助你观察什么能让你感觉温暖和友爱。对自己的思维说："没关系，让我轻柔地和这种感受在一起，会过去的"。

（7）花几分钟去感知这个练习对情绪的影响。

小贴士大用途

试着从这个练习中体会一种柔和的感觉。看着这种情绪，就像你想要一朵花一样，想要去数花瓣，闻花香，温柔地对待它；想象这种情绪想要和你交谈一样，倾听它。掩饰、逃避是人们遭遇情绪时经常选择的方式，这些是和正常方式相反的。

如果这些听起来太有压力了，就一步一步来，从你能掌控的最小的一步开始，向这种感觉靠近，不用担心这一步实在是太小了这样的问题，只要有意图向消极的情绪移动就比逃跑好。很小的一步会带来很大的不同，因为它让模式开始改变了，这是冥想练习中绝对少不了的步骤。

不开玩笑！危险

一开始当你向消极情绪靠近时，它们可能会变得更明显，紧张的情绪会更强烈，这是因为你把你的注意力集中在了那里。这一切绝对正常。努力克服恐惧，不要逃避这些情绪，给自己一些时间，你会发现你的情绪在不断地变化和转变，不再像之前认为得那样固执不变了。

记住比较好

每次当你规避、压抑或拒绝你的感受时，就像你把汽油浇在了火上，这样反而给情绪带来更大的能量。正念的旨意是接纳、欢迎，并给自己的思维和心绪留出空间，顺其自然。当你知道每个人都会体验到这样的情绪时，你会把精力专注于生活中需要的地方，而不是改变自己的感受。

接受你的进步

正念冥想是一个长期的过程，你花的时间越多、投入的正确的努力越大，从中得到的就越多。冥想不是一项技术，你学会之后马上就能看到成果，它是一种生活方式。所以要尽可能地保持耐心，坚持练习，可以每一次都很短，但要经常练，注意观察会发生什么。你的大脑很多时候都是充满疑虑的，你感觉不到自己有任何成就，这种感觉并不真实，即使是在一段时间内每天都坐在那里兑现自己的承诺进行练习，这样的举动都会有很明显的效果，只不过短期内你看不到罢了。

把正念想象成播种，你把种子播种在滋养的土壤里，每天浇水，让它在阳光充足的地方生长。如果你挖开种子周围的土，想看看它长得怎么样了，会发生什么呢？毫无疑问，你扰乱了种子的生长。种子萌芽是需要时间的，你除了每天按时浇水和等待以外，没有任何其他办法。

对你的进步也要有耐心。一株植物实际上一直在生长，即便如此，哪怕是你盯着它看，也不会看到它长的。虽然一天一天地看很难看出来，但实际上每一次练习冥想你都会更加有意念。相信这种进步，享受给你的正念种子浇水的乐趣。

从无益的思想中解脱出来

"我做不了冥想"或者"冥想不适合我"是我在参加一次健康和保健会议时听到的一些论调。这些观点是没有益处的，因为它们让你认为自己无论如何都不会去进行冥想。我相信每一个人都可以学习冥想。"我做不了冥想"实际上代表了"我不想看到当自己审视自己的思想时会发生什么"。

下面是一些普遍无益的想法，以及有用的解决方法，记住它们。

（1）"我无法停止思想。"正念冥想并不是要你停止思想，它是让你从一个独立的角度去感知思想。

（2）"我无法安静地坐着。"你能安静地坐多久？1分钟？10秒？从一小步开始，逐渐地加强练习。可以试试将"行走冥想"作为另一种选择，详情参阅第6章。

（3）"我没有耐心。"那么，冥想很适合你。耐心也是可以一步步加强的东西。从短时间冥想开始，一点点增加时间，随着时间的增加你的耐心也一点点增强。

（4）"它不适合我。"你还没试过冥想怎么会知道适不适合呢？即使你试过一两次，那又怎样，这就足够了吗？用几周或者几个月的时间投入练习中来，再决定正念冥想是否适合你。

（5）"它根本帮不了我。"在冥想中，这是一个很普遍的想法。如果你这样想，只是在脑海里想一下就好了，然后轻轻地将注意力引到呼吸上。

（6）"这是在浪费时间。"你怎么能肯定地知道冥想是在浪费时间呢？成千上万次的科学研究，数百万的实践者，不太可能都是错的。如果你坚持下去，正念冥想是有益的。

只有当你用错误的态度去接近冥想时，才会有失败的念头。用正确的态度练习冥想，没有失败的想法，只有反馈。通过反馈，我的意思是思考你的冥想练习之所以没有作用都有哪些原因，你会知道什么方法是不起作用的，下一次你就可以调整方法了。回忆一下孩童的时候学习说话的经历，不难想象那一定是非常困难的，你从没开口说过话，但你在几岁的时候就学会了如何说话。作为小孩子的你并不知道失败意味着什么，所以你不停地尝试，虽然大多数时候发出的只是"啊，啊""咯，咯"的声音，那也没什么，一步一步地，不知不觉中，你已经能流利地讲话了。

记住比较好

没有所谓的好的冥想还是坏的冥想。你坐在那里练习冥想——或者不是以坐着的姿势也可以，有很多很多的想法，或者冥想时感觉非常差，这些都没有关系。关键是去试着进行冥想就好，努力培养正确的态度。

找到自己的练习方法

当你用一种正念的方式和见到的人相互交往时，虽然会影响每一个人，但冥想仍然是一段个人的旅程。很多人都走过这条路，但是每一段旅程都是独一无二的、特别的。最终，你是在自己的体验中学习，采用适合你的方法。如果冥想时感觉某种方法不合适，你很可能不会再用它。然而，如果一些安静的、平静的声音或者感觉也在内心深处叽叽喳喳，似乎与正念的理念产生了共鸣，你会开始采取行动，你会判定在下次活动的课程上能够用来更好地对付挫折和干扰。这些选择造就了你个人的正念冥想旅程。

用友善的心态应对困难

生活中遇到困难的时候，你会如何解决它？你和困难之间的关系对结果起着极其重要的作用。困难给你提供了一次把意念投入练习中的机会，用一种不同的方式领会困难。你是如何对待问题的？你可以直面它们，也可以回避它们。正念则是让你带着一种友善的态度直面它们，而不是回避它们。

困难就像令人讨厌的、恐怖的影子，你不好好地正眼看它们，它们就会不停地吓唬你，让你以为它们是真实的。然而，当你朝它们看去，即使它们确实吓到你了，你也开始知晓它们是什么了。你照向它们的光越多，它们的威力似乎失去的越多。正念或者仁慈的意念就是这道光。

自我批评是人们对自己非常不友好的表现，通常都是年轻的时候学来的。任何时候你正在面对困难或者犯错误，这种学来的自我批评的行为模式都会自动反应。问题来了，你该如何改变这种不断攻击你的、严厉的、批评的内部声音？正念的方法是倾听它，给它一些空间让它说它想说的话，而你只是听，但要用一种绅士且友好的方式听，就像你在听一个小孩子说话，或者像在听一段优美的轻音乐。这样做最终能破坏掉重复的声音和有攻击性的论调，让自我批评的声音镇定、缓和一点。仅仅是你对这些想法的态度上的一点小小的转变，就能在克服困难上有很大的不同。

小贴士大用途

如果在冥想练习的过程中出现对过去强烈的回忆或者对现在担忧的困境，那么尝试下面几个步骤。

（1）意识到这个事实，即一些有挑战性的东西出现了的事实，并不断地吸引你的注意力。

（2）观察当下这个困难会给你的身体和精神造成怎样的影响。

（3）倾听这个困难就像倾听你好朋友的问题一样，跟随着一种温暖的、心意相通的感觉，而不是批评的感觉。

（4）对自己说："没关系，无论困难是什么，都没关系，让我来感知它。"

（5）接受困难就像它只是暂时的一样。

（6）从体验中后退一步，回到自己的观察者上。成为你思想和情绪的见证人，而不是沉浸在其中。在你和你的内在体验之间创造一个空间，就像观察天空飘浮的云彩一样。

（7）在困难中呼吸，和这些感觉待在一起，尽管一开始它们似乎又变强了。随着练习，让困难的感觉待久一点。

（8）当你准备好时，轻轻地回到冥想的焦点上。

记住比较好

每个人都会时不时地经历不同程度的考验，如果你无法改变引起问题的状况，正念会帮助你和它共存。

想明白为什么会烦恼

有时候在正念冥想练习的过程中，你可能会突然想"我为什么要自找麻烦做这个练习呢？""我这不是在浪费时间吗？"，这很正常，也是学习冥想过程中的一部分。单纯地留心想法本身，温和地对自己说"想想而已，想想而已"，然后将注意力转移回呼吸上或者其他焦点上。当你练习了一段时间，并且开始见证冥想的好处的时候，你对这个过程的信任感就会增加，你的怀疑就会减少。

如果你忘记自己最初为什么要练习冥想，感觉缺乏动力，就重新阅读第 3 章。

认识到挫折是不可避免的

我一开始学习冥想的时候，非常努力，我想一定要从中得到些什么。我坐得非常笔直，但是很僵硬，不是那种自然的笔直。每一次当我的意识从呼吸中游离时，我总是用力地把它拽回来，而不是轻轻地引导它回到呼吸上。我等待一次体验，试图完全清空我的大脑。有时会有一种奇妙的极度幸福的感觉出现，那时我就以为终于得到结果了。但是很快这种感觉就消失了，我再一次想要试图得到它，而我感到的是一次又一次的挫败。

实际上，我当时正在经历一次学习的过程，开始懂得冥想是为了什么。如果你想要得到什么东西或者去什么地方，只需要一次挫折就够了。如果你没有目标，你不会真正地遇到挫折。从根本上说，冥想是放开目标关注此时此刻的存在。

想象一下你现在坐在家里，然后决定要回家，你需要做什么？你一定已经猜到了——什么都不用做，你已经在家了。冥想的旅程就像这样。你觉得你离真正的冥想越来越近了，实际上，每一分每一秒你的练习都是真正的冥想，无论你体验到了什么。

冥想大师

练习冥想的过程和训练成为音乐家的过程类似。你热爱演奏音乐，但你需要每天都抽出时间练习，有时会练得很好，这时候一些美妙的音乐就会从你的乐器中飘出来，你也会感觉和这首曲子和谐地合为一体；有时会很糟糕，你不想练习，你看不到自己的优点，你想要放弃。但是音乐家不会，他们还是会坚持不懈地练下去。在你的内心深处，你知道音乐的魔力，也相信付出一定会有回报，你演奏音乐是因为你热爱音乐。冥想也一样。你有练习得好的时候，也有不好的时候，但是在你的内心深处知道冥想对自己来说很重要，所以你仍然努力投入时间去练习。这种强烈的动机和远见是成就冥想的秘密所在。

设定现实预期

如果你认为正念冥想能够让你平静、放松、马上从所有的问题中解脱出来，那么在练习冥想的过程中不会人好过。当你刚开始学驾驶的时候,你不可能期望一堂课之后就能成为真正的驾驶员,甚至在你通过驾照考试之后还需要几年的时间才能成为一名好的驾驶员。学习冥想,像学习所有其他的事物一样,需要时间。要对冥想有一个现实的预期。

这里有 10 条很现实的预期可供思考。

(1)"我会走神。这在冥想时会发生,即使是几次凝神呼吸"。

(2)"没有所谓的好的冥想和坏的冥想,就像小孩子随便几笔的涂鸦也是在画画。这仅仅是它原本的样子"。

(3)"正念并不是为了要获得某种体验,它是为了存在本身和随时都会出现的任何事情获得认可"。

(4)"在冥想中,我有时感觉平静,有时感到不安和紧张。平静会随着时间增强"。

(5)"冥想是一项长期的练习。随着练习的进行,我应该逐渐学会放下期待"。

(6)"每天都鼓励自己练习可能是件困难的事情,尤其刚刚开始的时候。某些天我可能会忘记练习,这并不意味着我应该马上放弃冥想"。

(7)"有时候进行完冥想之后我可能比之前感觉还要糟,这是学习过程的一部分,我要理解"。

(8)"我可能永远都不会知道自己已经从冥想中获得了什么益处,只能每天不断地练习,去观察会发生什么"。

(9)"甚至多年冥想之后,我有时可能还会觉得没有进步。这不是事实,这只是想象。冥想是在意识之下运作的,所以我不知道那里发生了什么"。

(10)正念的重点不是我所专注的事物,而是我专注的过程,也就是我的态度。我是否能把更多的接纳、仁爱、好奇感带入此时此刻,这是最重要的。

第四部分
收获正念成果

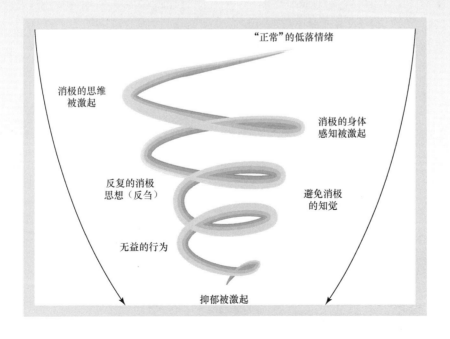

"正常"的低落情绪

消极的思维
被激起

消极的身体
感知被激起

反复的消极
思想（反刍）

避免消极
的知觉

无益的行为

抑郁被激起

本部分内容包括：

了解正念可以帮助你的奇妙方法，从驱动你的幸福感到应对焦虑；

尝试一些抵御焦虑的正念疗法；

学习如何交给孩子正念，以及正念管教的一些小技巧。

第11章

发现更多的幸福

记得我刚刚成为一名职场新人的时候，每个月都会有一定的薪水直接打入我的银行账户，它们远比我过去收到的任何一笔零用钱或是学生贷款要多。那感觉令人异常兴奋："我终于做到了！"回想那些在学校苦读的日子，那些数不清的考试，如今，我终于熬出头了！那么，我该用这些钱做什么呢？我想，当然应该花掉它们。于是，我买了一辆新车、一大堆新衣服，还有各种最先进的电子产品……但是，获得这一切的快乐十分短暂。

不久，我一直试图摆脱的那种空虚感又回来了，总感觉丢失了什么似的。尽管整个社会都在强调物质的重要性，我却意识到，追求物质上的满足并不能收获幸福。于是，我开始寻找真正意义上的幸福。

本章将探讨有关幸福的学说（积极心理学）和正念艺术之间的关系。通过正念训练解译幸福人生，进而逐步探索如何让你的生活更加趋于满足与平和。

发现幸福的方法

在我们探讨获得幸福生活的方法之前，我们多花一些时间去理解一下幸福究竟是什么。

多数人对幸福的理解就是感觉很好。真得是这样吗？如果感觉良好就是你对幸福的定义，那么你永远不会有完全的快乐。为什么？因为快乐的感觉只是你作为人类拥有的多种情绪之一，就像悲伤、反感、生气、害怕、吃惊等情绪一样。你不可能在所有的时间里拥有同一种感觉：这是不可能的。所以对幸福的定义如果仅仅是感觉良好，那是不健康的。

定义幸福的另一种方法就是过一种充实、完全、有意义的人生。这种定义方法是由古希腊哲学家们提出的，称为积极的幸福（eudaimonia），这种对幸福的活力、富足、有意义的人生定义，其实也是一种被称为接纳和承诺疗法（第十三章有详细描述）的循证正念疗法的目标和宗旨。

我发现这种方法是获得幸福的极佳方法。我并不专注于每天怎样才能开心，而是专注于基于我的核心价值观、培育一种有价值的人生。

从这个角度去思考，一种快乐的人生，其实并不是说我不经历痛苦和磨难，相反，我会离开舒适区，去做真正有意义的事，那么难免会经历痛苦。但是，通过使用正念方法，我会从思维中走出来，接纳我在追求人生梦想过程中的各种情绪。这样，我平时的情绪和消极思维会随着自己的意愿来回穿梭，它们并不会影响我的行为。我的专注点会聚焦于所选择的事情上：一切行为都是为了创造一种有意义的人生。

幸福需要努力和方法

或许你会认为，只要能满足衣、食、住、行这些需求，就会自然地感觉幸福。但是不幸的是，事实并非如此。即便你拥有了这些，甚至拥有更奢侈的，可能依然会感觉悲惨，为什么？因为作为人类，幸福感不是我们的自然状态。否则，拥有足够多的金钱和朋友的人自然会充满幸福。但是事实证明，并非如此。世界卫生组织的数据证明，抑郁是人类全球排名第一的缺陷。

人类能够生存的原因之一就是不快乐。所以，虽然我们吃了美味的食物或者和朋友愉快地相处就会感觉很好，但是这种感觉很快就会消失，我们的大脑需要进一步得到满足。

亨利·戴维·梭罗（Henry David Thoreau）说过："幸福就像是一只蝴蝶，你越是追逐它，它就越是躲着你。但是如果你转移视线，它便会轻轻地落到你的肩头。"

正念的目标不是获得幸福的感觉。相反，正念教会你的是，接纳和领悟你作为人类所经历的各种各样的情绪。你会感受到伤害、痛苦、生气、羞愧、愧疚、悲伤，以及幸福。

和消极的情绪抗争、压制、斗争，最终只能有一个效果：它会来得更猛烈。那么，你的人生意义就是处处去抵触和抛弃这些不良情绪，而不是专注于创造更有意义的人生！

如果对你的消极情绪保持友善、好奇、接纳的态度，那么会有另一种效果：它们会渐渐消散，然后你可以将专注力聚焦于人生中最重要的事情上。

科学证明，幸福的感觉能给人带来许多益处，当你幸福感倍增时，你会更容易：

（1）拥有良好的社会关系：你会结识很多朋友，并与他们相处融洽；

（2）发挥聪明才智：无论拥有怎样的才华，你都会将其施展得淋漓尽致；

（3）保持乐观积极：在大多数情况下，你都会从正面去思考问题；

（4）健康长寿：你身体的各项指标都会更佳，从而抵御疾病的侵扰；

（5）富有创造力：无论是在工作中还是生活中，你总能冒出许多新鲜、独创的想法。

如果你总想拥有快乐的感觉，那么这会使你用不健康的方式去追逐这种情绪。相反，你应该聚焦于寻找生命中最重要的事物，追求你的价值观，并为此采取行动。使用正念和接纳的方法，管理消极的情绪，幸福感会成为自然而来的副产品。

探索你对幸福的定义

对于幸福的意义每个人都会有自己的想法。你或许从未意识到自己对于幸福的理解和想法。

小贴士大用途

为了找出你对幸福的定义，有一种很有趣的方法，叫作"补充句子"（Sentence Completion）。请快速完成以下句子，给出五六种不同的答案。记住，千万不要思考太久。

"真正令我感到幸福的是……"

"为了比现在更专注 5%，我需要……"

"为了比现在更幸福 5%，我需要……"

把你的答案随手记录下来。每天做这项训练，坚持几周后，看看你都给出了哪些答案。或许，你会按照它们去实践，或许并不会。但这都没有关系，即便只是单纯地意识到了这些，实际上，你已经在不知不觉中变得比过去更幸福了。

挑战有关幸福的假定

幸福的假定中有一个最常见的观点：开心即幸福。这种观点认为，最大化所有正面、积极的情绪，最小化所有负面、消极的情绪，这就构成了幸福的人生。事实证明，这只是幸福人生中的很小一部分内容。调查研究显示，开心本身根本不能带来更多意义上对于人生的满足感。因此，像是入住豪华酒店、享受美食盛宴等带来的，只是一种稍纵即逝的"好感觉"罢了。

另一种很流行的观点是，有钱就幸福。事实上，幸福和金钱之间的确有着十分有趣的关系。因为整个社会正在朝着这样一个方向发展：人们为了生活得更加幸福而不断努力赚钱。有一项实验将以下两种人的幸福感进行了对比：人群 A 是彩票大奖的获得者，人群 B 是遭遇严重意外事故而瘫痪的伤者。或许你会认为二者根本没有可比性，然而结果显示，两年后，人群 A 的幸福感回落至他们中彩票之前的水平；人群 B 的幸福感也恢复至事故发生前的水平。这样的实验结果是不是令人相当意外？无论你是中了彩票，还是因受伤而瘫痪，从长期来看，你最终所保持的幸福水平没有任何改变。这简直令人难以置信！

造成这种效应的部分原因，被称为"享乐适应性"：虽然人们偶尔会经历生活的变化，获得某种积极或消极的感受，但是渐渐又会回到此前幸福水平感受的状态中。举个例子，你可以回想一下，你买了一双锃亮的新鞋子或者最新款的智能耳机时的感受。开始你会感觉很兴奋，但是很快你就适应了购买的过程；不久以后，你又看到了一款新产品，开始渴慕拥有它。这听起来很令人恼怒，但事实正是如此！

如果你住在美国，你会发现一个很有意思的研究。一项针对 50 万美国人的调研显示，当他们的收入达到 75000 美元时幸福感会上升，但是如果超过这个数额，却对人们的幸福感没有什么作用。这个数字或许就是满足人们生活所需的"甜蜜点"。

小贴士大用途

假设你能够出售你的幸福，并且，一旦将其售出，你将永远不会再感到幸福，你所有曾经拥有的幸福感都将消失。那么，你会以什么价格出售你的幸福呢？

"一千英镑？"大部分人都不答应。

"五万英镑？"很多人想了想，最终还是没答应。

"那么，一百万英镑现金，全部都是五十英镑面值的崭新钞票摆在你的面前呢？你会不会用一辈子的幸福来交换？"仔细地思考一下吧，一百万英镑呢，能买许多东西……那么，如果是十亿英镑呢？

有关出售幸福的这个问题，我觉得特别有意思，因为它让你真正用心去思考，幸福的价值究竟有多大。实际上，我们总是在日常生活中特别轻易地就出售自己的幸福，比如当你找不到停车位的时候；当搭档惹恼你的时候；当严苛的经理对你吹毛求疵的时候……每当这些时候，我们都会轻易地忘记幸福的价值究竟有多大。或许，幸福根本就是无价的？

智慧语录

马修·李卡德（Matthieu Ricard）在他的《幸福》（*Happiness*）一书中提到，幸福是一种深度的宁静与安详感，"形成并贯穿于一切情感中"，既包括喜悦，又包括忧伤。这种（对于幸福的）感知，可以通过"心流"训练（正念）而获得。"心流"训练的内容包括开始意识到一些负面的、具有破坏性的情绪（例如嫉妒和愤怒），强化其自身不断发展的过程，但并不去执行它们。在你的意识中观察它们，不做任何判断。当你能够旁观这些负面情绪在你体内滋生，同时使其不表现出来时，实际上，这些情绪很快就会在你的意识中自然而然地消失。当然，这并不意味着你需要费尽心思地挤出笑容（尽管从表面上看这不是一件坏事），你只需将各种不同情感的出现视为加深你对其了解的机会，并试图找到一种情感上的平衡。既没让你将其推开，又没让你抓住不放，你只需每时每刻冷静观察。

幸福的秘诀

以下是我获得幸福感的秘诀：

（1）规律的正念练习，正式的冥想或日常练习都可以；

（2）对我所拥有的一切心怀感激；

（3）重视社交关系，抽出时间好好陪伴别人；

（4）放下自己所能掌控的任何东西，接纳此时此刻的生活；

（5）设立和我的核心价值观一致的有意义的人生目标，享受为实现这一目标所经历的行为，不要执迷于结果；

（6）练习从我的冥思苦想中退后一步；

（7）学着与消极的思维和情绪和平相处、接纳它们，而不是对抗、压制、否定它们；

（8）每天行动一小步，培育积极的习惯；

（9）养成轻松的习惯：时不时地面带微笑；

（10）怀着一种服务的态度，与周围的人一起工作和生活。

我并不是完美的，有些时候可能表现得比其他人好一些。但是我对此并不是特别在意。我不再认为幸福只是一种感觉，所以我并不完全在意此刻我是开心还是不开心的。相反，幸福是培育一种与我的价值观一致的、深入、富足、有意义的人生。我经常投入正念练习，它能够让我获得内心深处的慰藉、幸福和宁静。思考一下，你的幸福密码是什么，把它写下来。哪些因素导向了你所需要的真正的幸福？

将积极心理学应用于正念

积极心理学是一门促进个人和企业繁荣发展的强大科学。这门科学基于人们对幸福追求的普遍信念而建立，包括追求有意义的人生，培育内在良好的心理状态，提升工作、娱乐、爱等方面的内在感受。

正念是积极心理学中最强大的工具之一。有证据显示，进行正念训练和人的深度幸福水平之间有着某种关联。

传统心理学通常研究的是人们遇到的各种问题。心理学家感兴趣的是诸如沮丧、焦虑、精神分裂、神经错乱之类的症状。这当然不是什么坏事，否则，现在也不会有那么多精神疾病能被治愈。运用谈话疗法及药物，心理学帮助人们减少了烦恼和忧伤。然而，当心理学家忙着帮助患者的时候，他们却忘了帮助那些相对正常的人们如何才能活得更加幸福。心理学家能使人从不幸福模式恢复到正常状态，可他们没有考虑过如何让人从一般状态提升至幸福模式。积极心理学家关注的恰恰就是这个：过程——如何使人们获得更多的幸福。

获得幸福的3种方式

积极心理学中描述了获得幸福的 3 种不同方式。当然，你也可以同时交替使用这 3 种方式。

1. 寻找快乐

最大化你所经历的快乐通常能带来幸福的感觉。吃最爱的巧克力、出门看一场电影或购物，这些都是你寻找快乐的方法，它们能使你暂时感到幸福。然而，如果你持续不断地重复做这些事，它们就会变得不那么讨人喜欢。举例来说，当你吃一块巧克力的时候，你会觉得它特别美味；但是当你吃 100 块时，你一定不会再有这种感觉。

2. "心流"体验

进入"心流"（Flow）体验的状态，无论你正在做什么，无论你是否感到快乐，你都必须全神贯注、全身心地投入。"心流"体验通常需要你付出一些努力。所涉及的活动本身必须足够具有挑战性，才能使你在放松状态下保持专注力。有关"心流"体验的完整描述参阅第 5 章。

记住比较好

只要保持全神贯注，你就能够投入地去做任何一件事。这也正是正念产生的源泉：无论何时，无论当时你在做什么，构筑一种放松的、平静的、专注的意识。甚至当你在洗碗或是遛狗时，你都能使自己进入"心流"体验状态。记住，无论何时，无论你在做什么，都要投入百分之百的注意力。

3. 实践意义

要想过一种有意义的生活，你需要明确知晓自己的力量，并将其用于服务比自己更重要的事务上。我们生活在一个崇尚个人主义的社会，"服务"这个词在人们眼中并不具有多大的吸引力。然而，帮助他人绝对是幸福人生的核心组成部分。

不要担心，你不必换一种工作或者生活方式才能过有意义的人生。实际上，你需要的只是态度上的一次真心诚意的转变。如果你是一个一心只想多赚钱的律师，这一点绝对会严重影响你人生的整体幸福感。而良好的动机，能使你即便做的是同样的工作，获得的幸福感却完全不同。公正、平等、帮助他人的内在需求等，都能使你发现这份职业远比过去更有意义。

此外，还有其他一些方式能让你的生活更有意义，例如，做志愿者服务，或者加入某个社会团体。即便是最简单地在平日生活中多行善事，也能让你从中感知到生活的意义。你不一定非要做成举世瞩目的大事才会幸福，做一些小事，比如和朋友开个玩笑、为办公室的人准备一杯茶，或者组织一次假期聚会，只要去做符合你的人生价值观的事情，都会让你感觉到生活的意义。

小贴士大用途

抽出一些时间思考一下，你的核心价值观是什么。价值观是引导你过自己想要的人生的重大方向。例如，我的一些核心价值观包括同情心、创造力、趣味性和追求真相。然后思考一下你的生活中哪些事情可以帮助自己实现心中的目标，如发起一次会面。抽一些时间思考，你希望实现哪些价值观的目标，比如创造力和趣味性。那么你可以邀请一位朋友，看他是否愿意去一个有趣的地方进行这次会面。用这种方法，你会拥有实现目标的驱动力，也会过得很开心，因为这个事情符合你的趣味性的价值观。所以，你可以选择做符合自己价值观的事情，尽情去做。这就是一种正念的行为方式，它可以让你过上有意义的生活。

使用个人的正念能量

积极心理学家潜心分析了一系列能量和品质，从中找出了 24 种在不同文化背景下都被普遍认可的素质。发现你的个人能量，并将其运用在你的工作及家庭生活中，你会收获更大的幸福感，因为这些事情既是你擅长的，又是你喜欢的。

表 11-1 中列出了这 24 种具有代表性的个人能量，分属六大类别。对照列表，想一想，你认为自己最突出的五大个人能量和品质包括哪些？

表11-1　24种具有代表性的个人能量

智慧	勇气	爱	公正	克制	超越
创造力	勇敢	亲和力	责任心	原谅	欣赏
判断力	坚持不懈	仁爱	公平	自制力	感恩
好奇心	正直	社交能力	领导能力	谦逊	乐观
学习能力	热情			谨慎	幽默
视野					灵性

在发掘自己最具代表性的个人能量时，最有意思的一点是，你或许会发现一种此前从未意识到自己拥有的个人能量。比如我自己，我发现自己所拥有的个人能量之一是友善。过去，我从来不觉得这也是一种能量，可它确实是。而当我对他人表现出这一点时，我能体会到幸福感。你也可以像我这样，把那些尘封多年、未被发掘的个人能量发掘出来，好好应用到生活中。

将你的个人能量与正念训练联系起来，逐渐懂得什么时候该使用你的个人能量、什么时候不该使用。同时，试着去体会正念冥想对于你最具代表性的个人能量有何影响。比如你可能会发现，当自信心或好奇心增强时，你的领导能力也会随之增强。

举例来说，假设"爱学习"是你未被发掘的个人能量之一，然而你所从事的工作很枯燥，每天都在重复做相同的事情。那么，你应该如何去发挥"爱学习"的能量呢？你可以选择去读夜校，也可以去考取一个在职文凭，或者在业余时间多读书，你还可以以一种正念式的方式将这一能量集中投入工作中。首先了解你需要做的每一项任务，然后思考一下为什么它们会那么枯燥。观察身边的同事，看看他们是抱着怎样的态度来工作的，为什么他们不会觉得枯燥乏味。每天都试着在工作中发现一些新的东西，或者直接寻找一份更适合自己的工作。这样，你每天都能发挥自己擅长的个人能量，而且一定会感觉越来越棒。

为了提高你每天的幸福指数，可以尝试做以下 3 件事。

（1）发掘你的标志性个人能量。

（2）随时随地以正念的方式将你的标志性个人能量运用到日常生活中。

（3）不要过于纠结结果，尽情享受过程。

发现生活有趣的一面

我的五大个人标志性能量之一是幽默，但这并不意味着我就得是下一个喜剧之星，这仅仅表示：我喜欢笑，同时我也喜欢对别人笑。我从来没有觉得幽默是一种能量，直到我在网上的个人标志性能量测试中发现自己在"幽默"这一项得分很高。现在我知道了，我喜欢和那些善于发现生活中有趣一面的朋友或同事相处。当生活不顺心的时候，我也会用幽默来化解烦恼。

正念是一项重要的训练，但是如果你把它看得过于严肃，你很难体会到其中的真谛。首先发掘出自身标志性的个人能量，接下来你还能在正念训练的同时使它们不断壮大。当我在指导客户进行正念训练时，有时会将发掘个人能量作为一项有效的办法推荐给他们。

撰写感恩日志

人的大脑似乎生来就被设计好了，总是能轻易记住不好的事，却很容易忽视好事。这是由人类求生存的机理所决定的，目的是确保你不会一而再再而三地犯同样的错误。因为这些错误很有可能会威胁到你的生命，比如你生活在原始森林里，就必须记住老虎出没的地方。当然，如果你没有生活在原始森林里，那么，一味只关注生活里的负面信息就不是一件好事了。对于人脑的这一倾向，有一剂很好的解药，那便是感恩。

撰写感恩日志被证明是提升幸福感的一个既简单又极为有效的途径。感恩日志，顾名思义就是通过每晚回顾这一天中让你觉得值得感恩的人或事，记录下你所感激的部分。调查显示，坚持撰写感恩日志，不仅能大大提高你感恩的能力，还会使你的幸福感倍增。相信我，这个方法非常管用！

小贴士大用途

如何有效地撰写感恩日志？方法如下。

（1）准备一个本子。没有什么特殊的要求，最普通的本子，保证每天能写三四个句子就行。

（2）每晚睡觉前，写下你最感恩的3件事。试着每天去感恩不同的3件事，这比你每天都反复感恩你的猫、你的小屋、你的爱车要更有效。没有必要刻意去感恩所谓的大事，任何一件特别小的事，哪怕你只是稍微觉得感恩都行。例如，一个很好的同伴、工作中一次愉快的谈话、开车回家的路上感到轻松惬意、拥有一个遮风挡雨的小窝等。其实，你是在训练自己的感恩细胞，训练得越多，你对生活会越来越感恩。

（3）留心观察一下，撰写感恩日志会对你的睡眠质量产生怎样的影响，以及将如何影响你每天的生活状态。记录下你的感受以及产生的影响，并以此为依据不断进行调整。了解到感恩所带来的益处后，反过来还能推动你坚持撰写感恩日志。

（4）如果你认为对自己有帮助，就请坚持每天撰写。相信坚持一段时间后，感恩将会成为你的一个好习惯。

如果你不喜欢在晚上撰写感恩日记，那么可以尝试在早上进行，我就是这样。你可以回顾一下，过去的一天或者生命中对什么事情充满感恩。

通过正念冥想训练，你会发现自己在不知不觉中开始感恩生活中越来越细微的一些小事，感恩的同时收获幸福感。实际上，撰写感恩日志对于你每天的正念训练来说是一个很好的补充（如何制订每天的正念计划，请参阅第9章）。这些都被证明能大大提升你的幸福指数及情感上的复原能力。你甚至还可以与你的伴侣共同撰写感恩日志，增进你们之间的感情。

小贴士大用途

对于积极心理学家们来说，感恩拜访是非常流行的一项实验内容，因为它有很强大的效果。首先，想一位对你的人生影响很大，你却还没来得及感谢的人。接下来，给他写一封信，表达你的感激之情。如果有可能，就直接安排一次拜访，当面向他表示你的感激。调查显示，通过这种方式表达感激之情，即便是长达3个月，你依然能够体会到一种幸福更强、失望更少的感觉。将正念意识注入练习，在练习过程中意识到思维升起的感觉。看看有什么效果。

享受此刻时光

"享受这一刻的美好"指的是有意识地专注于此刻，体会这一刻所带来的快乐。以下是培养这项技能的方法。

（1）正念。只有当你感知到这一刻时，才能最终享受它。如果你的身心完全处于两个维度，你会错过这一刻的美好——微风拂过树梢，轻拂路边的花儿。本书中涉及的大部分练习，都是在帮助你从内心深处进行正念实践。

（2）与他人分享。将快乐传递给你身边的人，这是"享受这一刻的美好"得以实现的一个非常有效的途径。如果你偶然间欣赏到一幅绝妙的日落景象或是浩瀚星空景象，将你的这份欣喜与他人分享。因为分享本身，对于所有人来说都能带来美好的感觉。但是请别忘记首先要完整地去感受这一刻，因为有些时候急于分享的心情会让你错失这一刻的美好。

（3）寻求新鲜的体验。不断寻求让你感到愉悦的新鲜体验要好过反反复复地进行同一项体验。新鲜的体验会让你感到更加幸福。如果你喜欢吃冰淇淋，记住每次只吃一个，千万不要一次吃很多。尽管我知道，这一点说起来容易做起来难，有时候的确很难管住自己的嘴。

享受粉刷的乐趣

去年，我突发奇想地打算自己动手刷卧室的墙。对于这件事，如果你看到的只是刷墙这个动作本身，你会觉得这是一项超级无聊的任务；反之，你也可以认为这是一次进行一次百分之百正念式的体验的绝好机会。

当我用刷子去蘸取厚厚的涂料时，我试着去体会刷子的感受；当我举起刷子沿着墙的边缘粉刷时，我试着去感知胳膊运动的轨迹，欣赏涂料从刷头延伸至墙面时的那种神奇。就这样，我进入了一种非常平静的、具有律动的状态中，并逐渐从正常的自我感知中抽离出来，完全沉浸在这一过程中。当我粉刷完卧室所有墙面的那一刻，我感到前所未有的振奋和充满活力。十分有幸能够经历这样一次绝佳的沉浸式的正念体验。

当你在进行一项非常枯燥或机械的任务时，尝试向任务投入正念意识，看看会发生什么。

通过正念惠及他人

在前面提到的获得人生满足感的 3 种不同方式（寻找快乐、"心流"体验、实践意义）中，目前来看，"心流"体验和实践意义是较为有效的，其中，实践意义又被认为是最有效的方式。

为了实现更深层次的人生价值，你会为了一些比自己更重要的理由而去做一些事情。比如为了他人而去做某件事，换句话说，为他人服务。以独一无二的个人能量去满足这个世界上某一部分人的需求，这才是有意义的人生。通过服务于他人更高层次的需求，你会构建一个双赢的局面：一方面，被你帮助的人会感觉更好；另一方面，你也会因为自己帮助了他人而感到无比欣慰。

同理心会让我们去减轻别人的痛苦。研究表明，同理心有很多潜移默化的好处，比如你的心跳速度会变慢，你会释放一种被称为后叶催产素的社交类荷尔蒙，从而感受到愉悦。另一项研究表明，同理心的培育，可以增强人们的长期幸福感。

自私的幸福 VS 无私的幸福

在积极心理学的课堂上，学生们有时候会被分配一项任务，单纯只为了实现自己的满足感而去完成；相反，另一项任务的目的是让他人感到满足。学生们通常为了一己的快乐，会去看一场电影、享用一顿美食，或是上网冲浪。然而，他们发现这样获得的快乐一般都很短暂，而且缺乏深度。接下来，学生们在另一项任务中，为了让他人开心，通常会给搭档发一些消息或者赞美一个朋友。大家普遍认为，在愉悦他人的过程中，自己也会感到充实与满足，从中获得的幸福感要远远超过单纯为了愉悦自己时的所得。看到这里，你也可以尝试着在愉悦他人的同时收获幸福。

记住比较好

只为了满足自己的需求而去做某件事并不是最好的状态。想象一下，你辛辛苦苦下厨做了一大桌菜，最后只有你一个人享用，而其他人还在挨饿。试问，你还能体会到下厨的乐趣吗？或许，这一大桌菜真得非常美味，但是如果没有人与你共同分享，你一定会少了许多乐趣。幸福也是如此。如果你做正念训练只是为了自己获得幸福，正念的作用会非常有限。扩大你的视野，并试图通过正念体验惠及更多人，最终你会收获巨大的满足感。在你每次进行正念训练前，想一想正念会给自己、更重要的是你身边的朋友带来哪些积极的影响，而所有这一切的最终目的是为大家创造一个更好的世界（请参阅第 6 章中的"慈心冥想"训练，鼓励大家对自己及他人保持善念）。

运用正念激发积极情绪

正念是从意识上对你每时每刻的经历表达一种温暖的、友善的、友好的接受。这种接受与你究竟经历了什么毫无关系。正因如此，任何一种正念训练，从长远的角度来看，都是在培养你如何将内在（想法、情绪）和外在（世界）的各种经历相结合，进而获得一种积极的感受。接下来的这部分内容将指导你进行这方面的相关训练。

记住比较好

正念训练如同你在健身房里做身体训练一样。一开始，你可能会感到很不舒服，但是经过一段时间的系统训练，你会逐渐感到越来越适应正念这种方式。而这种改变是伴随着一个渐进的过程而产生的，因此，起初你或许根本不会察觉到任何改变。只需相信这个过程，努力去尝试，坚持正念训练，总有一天，你会体会到正念带给你的神奇体验。

呼吸和微笑

一项很有趣的调研结果显示，人们微笑时用到的肌肉和人的心情之间有着某种奇妙的关联。当你心情好的时候，你会不自觉地微笑；有意思的是，当你微笑时，好心情也会随之而来，两者相互作用。

你可以尝试一下。在微笑的同时，试着去想一件不开心的事。你能做到吗？我的发现是，微笑对于抵制负面情绪是绝对有效的。

微笑是会传染的。你有没有意识到微笑的感染力有多么强大？当你看见某人在微笑时，你也会禁不住微笑。微笑还能缓解压力。你可以有意识地去呼吸和微笑，刻意阻止身体的自动防御机制运行，从而达到一种平和、宁静的状态。

试着在你吸气和呼气的时候朗读以下句子：

吸气，我平息身体和思维；

呼气，我在微笑；

我在此刻，

我知道这是唯一的此刻。

播放音频

尝试一下正念微笑练习，音频 18 也有介绍。

音频 18

（1）坐在一个温暖又舒服的地方，让你感觉安全和舒服。

（2）用一点时间拉伸胳膊，同时保持微笑。

（3）回到放松的坐姿，或者保持任何一种你感觉舒服的姿势。

（4）慢慢地闭上眼睛。在脸上保持微笑，即便此刻你并未感觉到有什么值得开心的事情。

（5）享受每一次呼气和吸气的感觉。每次呼吸，想象你的呼吸中有幸福的品质。每次吸入气息，你都吸入微笑的能量。

（6）当你吸气时，对自己说："吸气，我平息我的身体和思维"。

（7）当你呼出气息时，对自己说："呼气，我微笑"。

（8）当你进行这种练习时，在每次吸气时对自己说"呼吸"，每次呼气时说"微笑"。

（9）坚持几分钟看看有什么效果。这一过程可能有些不自然或不舒服，但也可能感觉很棒！

（10）5 ～ 10 分钟后，停止这一练习。看看整个过程你感觉到了什么。

记住比较好

试着微笑，特别是在你不想笑的时候或者感觉不太好的情况下。尽管微笑不会对改善你的心情产生立竿见影的效果，但它或多或少还是能达到一定效果的。实际上，微笑就像是你播下了幸福的种子，假以时日，定会开花结果。

正念式欢笑

每个人都喜欢笑。一次腹部的欢笑在身体、心理和社交上都有良好的功效。

从身体上而言，欢笑可以放松你的整个身体，降低你的压力荷尔蒙，释放内啡肽，并改善心血管功能。从心理上而言，你的焦虑感会降低，对生活的各种压力的抵抗力更强；从社交上而言，欢笑可以让人们更乐意接近你，更容易化解矛盾，增强团队凝聚力。

一项有关正念提升幸福感的实验

美国马萨诸塞大学医学院教授 Jon Kabat-Zinn、威斯康星大学麦迪逊分校心理学与精神病学教授 Richard Davidson，以及他们的同事，证实了正念能够提升人的幸福感。

调研人员随机地将一家生物技术公司的员工分为两组。第一组员工接受了一项为期 8 周的正念减压培训（MBSR），另一组员工什么也没做。调研人员对第一组员工接受培训前后的脑电活动情况进行了研究。

8 周后，接受过正念训练的第一组员工，大脑中被称为左前额叶皮层的活化程度远比另一组要高。大脑的这个区域与积极的情绪、幸福感、经验的接受度相关。左前额叶皮层活跃的人通常会形容自己是有趣的、兴奋的、强大的、活跃的、敏捷的、热情的。相反，右前额叶皮层活跃的人会认为自己是胆怯的、紧张的、害怕的、烦躁的、苦恼的。

这项实验结果显示，即便是在繁忙的工作环境中进行为期 8 周的正念冥想训练，都能使人的幸福感有如此大的提升。其他一些针对资深冥想者的研究同样表明，正念训练对大脑的这些改变会成为永久性的特质——这一点或许能够解释为什么那些资深的正念训练者脸上总是挂着一缕微笑。

我把正念练习和爱笑瑜伽（Laughter Yoga，由印度内科医生麻丹·卡塔利亚博士发明）进行了融合，以改善练习效果。用这种方法，你就不必非要找一个理由去微笑，你可以在任何时候微笑！

下面是一些关键原则。

（1）你无须有一个欢笑的理由。你不必通过开玩笑、看喜剧或类似的形式才笑。如果你愿意并且需要，可以怀着玩耍的心态，制造欢笑的声响。

（2）假装笑，直到你真的笑。开始假装笑，如果变成了真的笑，非常好；如果没有，也没关系！通过练习，你会越来越好地掌握这一技巧。一开始可能感觉有些怪，坚持做，你会发现整个过程都很愚蠢可笑，然后自己真的笑了起来！

（3）无论怎样，保持知觉并享受这一过程。多数人可能习惯于经常笑，还有些人可能一点儿都不笑。所以开始的时候需要一些时间。通过大量实验，你笑起来会更容易。习惯成自然，通过练习，你大脑中的神经会燃烧在一起，并连接在一起，然后，对于生活中的起起落落，你会很容易地笑起来，而且享受这种感觉。

尝试下面这种正念欢笑的练习。你可以和一位朋友、一群朋友或亲人去做这个练习。

（1）开始进行一种正念练习方法，同时面带微笑。你可以选择本书中提到的任何一种正念冥想方法。呼吸和微笑练习是最好的。

（2）现在看着某个人的眼睛，开始拍手，并说："吼，吼，哈，哈，哈。"制造笑声。尽量保持玩耍的心态。保持不判断的态度，释放拘束感。下面几分钟的练习，像一个孩子一样。

（3）进行握手欢笑。当你和你的朋友握手时，互相看着彼此的眼睛，做一下假装的欢笑。你会感觉很有趣。如果没有这种感觉，也没关系。你只是在热身。

（4）在这些欢笑练习之间，平静的呼吸，坚持一段时间。

（5）现在坐成一个圈，或者面对面坐着笑。任何一种假装的傻瓜式的笑都可以。睁开眼或者闭上眼都可以。听别人的笑声，也能激发你自己笑。笑是有传染性的。让欢乐充满你的内心。记住：如果此刻你不是真实地笑，不要觉得自己做得不对。你只是刚刚开始正念欢笑的旅程。通过认真地欢笑，对于欢笑要保持认真的态度！

（6）用本书中所讲的另一种正念练习方式结束，可以是"呼吸正念""行走正念"，或者"平躺正念"和"身体扫描"冥想。

如果这种方法不能让你欢笑，你可以看喜剧片，或者和一些能让你发笑的人在一起。看到事物有趣的一面，不要对事情太过于严肃，你可以问自己："能不能用更轻松的一种方式来看待这一情况"？

释放你的创造力

"什么是创造力？""创造力从何而来？""我们如何才能更具创造力？"问得好！创造力的由来就是一个深邃的谜。如果创造力的产生能够如机械式地步骤化，它也就失去了固有的独特性。

比如当我在写这本书的时候，感觉自己充满了创造力。我只是简单地将出现在大脑中的语句敲打出来。我不知道这些想法从何而来，它们似乎就是突然出现在我的意识中，当然也会以同样神秘的方式突然消失。创造力的产生是一个充满魔力的过程，而这一过程又似乎自然而然地存在于宇宙万物之中。当你试图让自己的意识沉静下来，你或许会惊讶地发现，一个充满创造力的过程就这样非常自然地展现在你眼前，这时候，你会感到无比的幸福。

探秘创造力

玩耍是促使创造力产生的一个重要因子。如果你非常喜欢玩乐，创造力很有可能就会随之而来。当人在玩耍的时候，更多使用的是人脑中支配创造力的右脑，而且通常会倾向于抛开常规。一个墨守成规的人是不可能想出新主意的。要知道，新鲜事物总是来源于思维的转变。

举一个例子，比如你正在考虑如何与家人度过一个不同寻常的周末，下面我要讲到的办法能够促使你创意的火花尽情迸发。

（1）将你预期达到的效果写下来。例如，我想与家人外出，尽情玩闹，度过一个令人兴奋的周末。

（2）抛开一切烦恼。允许你的思维休息一下、打个小盹儿，并伴随着呼吸持续5分钟以上。

（3）将你们过去是如何度过周末的写下来。例如，去你姐姐家玩、去离家最近的海滩度假、寄宿在朋友家、参观博物馆、做各种运动等。

（4）彻底转变你的思维。你可以尽情展开想象，如果你超级富有，或者你还是单身，又或者你生活在森林里，那么，你会如何度过周末呢？比如你是一个富翁，你可能会飞到繁华大都市去过周末；如果你还没有孩子，你可能会计划一次浪漫的周末之旅；如果你住在森林里，你可能会考虑建一栋树屋。

（5）看看哪些想法能被付诸实践。例如，你可以坐火车或者选择有优惠折扣的航线，去一个你没去过的城市过周末，住相对便宜的旅馆；你可以向邻居询问，能否去他们郊区的小屋过周末；或者你可以找一家为小孩提供餐饮代管服务的宾馆，这样你就可以利用这段时间，与你的另一半共度宝贵的私密时光。

天才时刻

过去100年中最伟大的科学创意之一并非诞生于学术报告厅，或是顶尖科学家们参与的研讨会。它产生于一名少年自在、开放、充满好奇和质疑的大脑中。爱因斯坦的最伟大的天才时刻来临时，他还只有16岁，一边散步一边思考着，如果骑在一束光上会是什么感觉——而正是以这一想法为起点，最终诞生了爱因斯坦著名的理论——相对论。如果让我来说，爱因斯坦当时的思维状态可以被称为"正念式思维"，他让自己的思维到处漫游的同时，还能意识到灵感的产生。

发明家们通常会在日常生活中遇到问题时，准确地意识到一项新发明即将诞生的可能性。James Dyson 有一次在家里使用当时最先进的真空吸尘器时，发现吸尘器失去吸力后开始堵塞。他随即意识到或许能在吸尘器的设计上进行改良（正念体验）。在经历了 5000 多次不同的设计改版后，终于发明了无（集尘）袋式真空吸尘器。

另一位发明家 George de Mestral，绝对是好奇催生灵感的杰出代表。在一个美丽的夏日午后，当他带着爱犬从林中漫步归来时，发现自己的裤子和狗的身上粘满了带刺的苍耳。这一现象激发了他的好奇心。他将苍耳放到显微镜下进一步观察后发现，苍耳每一根刺的顶端都是一个小钩子，正好能够轻易地勾在有毛圈结构的裤料上。就在那一刻，他产生了发明 Velcro（尼龙搭扣）的想法，一头是钩子结构、一头是毛圈结构的尼龙搭扣带。真是天才式的想法啊！

为了实现非凡的创造力，你需要完完全全地让你的意识平静下来。许多研究报告显示，人在平静而自在的状态下，会比处于焦虑、紧张状态时更富创造力。创造力的这种状态被称为孵化状态（incubation）：你可以让自己的思维去孵化你的挑战，看看会生成什么创造性的解决方案。

当你处于平静状态时，你的各种想法不会过于频繁地出现，这就给灵感、创意的迸发留出了足够的空间。创意的产生有些类似于水下寻宝。如果湖水浑浊、波涛汹涌，你永远都发现不了水下有什么宝物；但是如果湖面清澈、风平浪静，你便可以轻松地觅到宝物。正念为你的意识留出了足够的空间，与此同时还提高了你的感知力。你并不是在迫使自己平静下来，而是在允许那个正确状态的来临。

我总是在进行非正式正念训练时产生新的想法和创意。经常是当我在公园里散步，看着道路两旁郁郁葱葱的树，或者仰头欣赏湛蓝的天空时，突然一个灵感在脑中闪现。我总是会随身携带一个小小的记事本，方便我将这些突然迸发的灵感和创意记录下来。然而，当我在进行正式的正念冥想训练时，我不会这么做，因为这会分散我的注意力。我从来都不会刻意地去促使灵感产生。

保持你的意识专注于此刻，很多想法会自然而然地产生。想象一下，你正在试图努力地记住你把钥匙放在哪里了，但无论你怎么努力地回想，都想不起来钥匙在哪里。然后你慢慢地忘记了这件事，突然间"嗖"的一下，放钥匙的地方闪现在你脑海里。

下面来看看图 11-1。

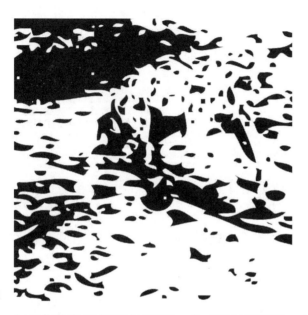

图11-1
视觉幻想

如果你从来没有看过这幅图，你或许只能看到一大堆随机的小黑点。那么现在，试着感受你的呼吸，感知你体内的情绪，然后以更轻松的方式再去看这幅图。尽你所能地去摆脱任何挫败感或是急于看出这幅图的渴望，只是单纯地凝视这幅图，你所看到的有没有发生什么变化？能否换一个角度再去看？耐心一些，看看这幅图会如何呈现。好，现在我要公布答案了。准备好了吗？……答案就是一只斑点狗。如果你知道答案后，依然不能看出这只狗，你能做些什么呢？你可以去问问其他人，几分钟后回来再看，或者尝试从不同的角度来看。换句话说，你在寻找一种富有创造力、不寻常的观点。你能否体会到，失望是一个自然过程，但毫无助益这样一个事实？

这个例子还表明，可以通过两种完全不同的方式来看待同样一件事（比如这幅图）。第一种看起来就是随机的小黑点；第二种看起来就是一只轮廓十分清晰的狗。现实世界是由我们自己创造的。当你抛开一切、深入观察，其他现实也会自主展现出来。有趣的是，一旦你曾经看见过，你就不会再忘记。有时，这一点也会带来许多问题。总是反反复复地看见同一个问题，而不去寻找解决它的新办法。你可以试着抛开那些显而易见的答案，出去走走、做做冥想。总之，做点其他事情后再回来，以一种全新的、更具创造力的思维来寻求问题的答案。

为独创性创造条件

你可以通过练习冥想，驱动创造力。冥想会帮助你思考自己的改变、允许孵育的时间、为新想法的产生创造空间。举个例子，我要使用下面的练习方法，产生新的创意，以更好地服务我培训过的正念老师，现在我每个月都对他们进行辅导。

下面是具体的练习方法。

（1）思考具体的挑战，并在思维中清晰地进行陈述。例如，"我正在寻求一种简单、强大的方法，更好地服务现在同我上课的冥想老师，让他们成为更快乐、更有效率的冥想老师"。

（2）保持一个舒服的姿势坐下或躺下，保持微笑，提醒自己保持乐观和玩耍的心态：这是创造力的根基。

（3）无论你喜欢什么，都保持正念。例如，我现在在公园里，我喜欢对所听到的鸟叫声保持正念。你可以选择任何喜欢的事情，比如你的呼吸、身体感觉、想法等，现在什么对你最好就选择什么。练习几分钟。

（4）当冥想时间结束时，看看从大脑中产生了什么想法。在我做这个练习时，我脑中产生的想法是：对已经完成初级课程的老师，在线提供一种高级的正念老师训练计划。这会帮助他们提高教学的质量。我也可以培训他们教授基于同理心类型的冥想方法，而不仅仅是基于正念的方法。你的大脑中产生了什么想法？

（5）如果没有什么想法产生，继续做这种练习。记得去看看，你是否能享受正念练习，而不是过于挣扎。

（6）如果你没有什么想法，或者感觉有些气愤，起来进行正念散步，或者用正念方式喝一杯茶或咖啡。或许你需要给大脑放松一下！

通过以上训练，你体内创造性的思维空隙中充满了新的想法。为了给即将产生的新想法腾出足够的发展空间，及时将过去陈旧的想法清除。你可以随时自由地停止冥想，将脑中闪现的创意灵感记录下来。因为这并不是一次正式的冥想训练，而是有关创造力的训练。所以，尽情享受其中的乐趣吧！

本章内容包括:

了解压力是如何形成的;

运用正念减少压力和愤怒;

探索如何提升能量水平。

第12章

减少压力、愤怒和疲劳

困难是人生中的重要组成部分,对于它的出现,你永远都无能为力。你所能做的只能是当困难出现时,选择到底如何去面对它。或许你会习惯性地拒绝接受,或者不假思索地开始行动,最后往往把自己累得过度疲劳。如果能以正确的方式来应对,你不仅可以很快把问题解决,甚至还能利用事件所产生的能量来管理情绪和行为。

正念为你更好地了解自己惯常的行为模式提供了绝好的机会。如果你并未留意过自己通常情况下是如何面对挑战的,那么,你很难判断自己所采用的方式究竟是否有效。而你做出的反应对于解决问题到底有没有帮助,直接取决于你的反应会产生怎样的效果。如果你根本不清楚会产生怎样的效果,那么你无法从中获取经验教训——而只能一遍又一遍地重复。正如本章所讲述的,运用哪怕一丁点儿的正念思维,都能使你的感知力获得提升,同时改变些什么。要知道,就算是最细微的改变都有可能形成巨大的影响。正如宇航员尼尔·阿姆斯特朗的那句名言:"这是个人迈出的一小步,却是人类迈出的一大步。"

正念减压

如果你感觉正在承受巨大的压力,你要寻找快速减轻压力的方法。但是正念是采取完全不同的减压方式,它不是快速减压的方法,而是探索你和压力的关系。调动你所有的思维、感知、感觉，对压力投入好奇心。

调查显示，无论从短期还是长期来看，正念都具有减压的效果，即使是在你刚刚完成一次正念训练的时候。这是因为当人们发现正念的益处时，几年后仍会有许多人倾向于坚持进行某些形式的正念训练，并将其列入他们的日常计划中。在接下来的这部分内容里，将探寻压力侵袭你的多种方式，并了解正念如何帮助你摆脱压力。

了解压力

人每天都会感受到压力，这是非常自然的现象。每当你需要面对某项挑战时，就会触发压力的产生。压力并不是一种疾病，而是人身体和心理的一种状态。然而，如果你总是感觉压力特别大或者压力持续的时间特别长，那么，你的身体和心理健康都会受到极大影响。

记住比较好

有压力并不总是坏事。当你或你身边的人遇到危险时，压力是有帮助的。比如你看到一个小孩冲到马路上，这时候压力的反应会让你充满能量，并且使你集中注意力跑去拦住他。然而，当你躺在床上、忧心忡忡地想抽屉里堆着的缴税单时，压力就不会给你带来任何帮助，只会导致你辗转反侧地睡不着觉。如果这种压力持续很长时间，一定会影响到你的健康。

专门研究压力的学者 Richard Lazarus 发现，压力产生于你将遇到的状况解读为危险或困难，并且开始快速寻找自己有何资源来应对它之时。这时候，如果发现自己没有办法应对，你就会感受到压力。这就是为什么有些人极度享受玩过山车的刺激感，而对于另一些人来说，简直就是一场噩梦。

当你将眼前的状况解读为具有威胁性时，你的神经系统会本能地自动唤起你身体的一连串反应：释放压力荷尔蒙，瞳孔放大，对于疼痛的感知能力下降，注意力集中，血液流动从皮肤、消化系统转至肌肉中，呼吸急促、心跳加快、血压上升，体内开始释放大量糖分，为你提供足够的能量来源。

人在应对威胁时的这种生理反应，在心理学上被称为"或战或逃反应"。你将每件事都视为潜在的威胁，并且进入一种攻击模式。你看问题时会出于一种短期的、幸存者的角度，与多年形成的惯常的言行举止、思维模式完全不同。

试想当你的老板怒斥你的工作报告有多么糟糕、指责你工作不够努力时，如果你将此解读为人身攻击，你会表现出血压上升、瞳孔放大、开始冒汗、感到无比焦虑。你的身体呈现出来的反应就像是你将会被一头壮硕的黑熊袭击，生命受到威胁，你随时准备迎战或者逃跑。然而，如果你将这一状况解读为"老板今天心情不好"或者"他对每个人都这样，没什么大不了的"，你就不大可能会触发刚才描述中那些压力反应。从压力产生的角度来看，你对事件的解读远比事件本身的实际情况更为关键。

调查显示，每个人的压力水平都会有一个最佳值。你可以把压力值想象成类似于用一支铅笔在一张纸上画画。如果你用力过猛（压力值过高），就会把纸划破或者把铅笔折断；如果你用力太轻（压力值过低），那么根本看不出画了什么，同样不能令人满意。最佳的平衡是在这二者之间，这样才能画出一幅漂亮的作品。压力过小会导致缺乏动力，压力过大会导致过激反应，甚至影响健康。正念能够在你的压力反应被触发前，帮助你很好地缓解压力。

下面我把压力进行了分类，并阐述了如何用正念方式消除压力：

（1）身体压力。当你的身体面临巨大的压力时，这种压力就会到来。或许你长时间保持一个姿势坐着，或许你提了很重的东西，或许你过度健身。你可以抽出更多时间休息，以减少身体压力，也可以结合"身体扫描"（第 6 章讲过），了解对身体更有好处的方法。

（2）心理压力。如果在很短的时间内需要做大量的工作，这种压力就会产生。时间压力会导致心理压力。过多的思考和忧虑是心理压力的源头。你可以通过规律地练习"迷你冥想"（第 7、8 章）和"行走冥想"（第 6 章），以减少心理压力。

（3）情绪压力。这种压力往往是由关系问题导致的，它由你和某个人沟通不畅，或者感觉失望、焦虑、孤独而引起。你可以练习"慈心冥想"（第 6 章）或者"谅解冥想"（第 4 章），以消除情绪压力。

（4）精神压力。你的人生缺乏目标和意义而导致精神压力出现。或许你感觉和其他人或大自然失去联系。"慈心冥想"（第 6 章）和在大自然中冥想可以起到作用。阅读正念书籍，花一些时间和朋友在一起，或者和人生导师对话也可以帮助你。

发现压力的早期信号

怎样才能知道你将会对某件事感到压力？压力产生的早期信号是什么？是你开始频繁眨眼睛，还是感到头痛；又或许是你很容易失去耐心，开始变得忧心忡忡。如果你对自己压力的早期反应有所了解，就能通过一些适当的手段去应对压力，而不至于任其发展，最终无法控制。

当我发现压力过大时，我的肩膀会紧张，也很难微笑，不愿意和朋友交谈，对生活的态度会过于严肃！上次我感觉到压力过大，是需要在很短的时间内完成大量工作的时候。

有规律的正念冥想训练，以及在你的日常生活中进行正念感知，能够使你更加了解自己的想法、情感和身体感知。你会更容易察觉到自己的压力值正在上升，从而及时采取适当的措施。

想一想你最近一次感到压力时，你的身体有怎样的反应？哪里感到紧张？你的行为举止有什么变化？你的情绪如何？有过哪些想法？意识到自己的这些压力反应后，在下一次感到压力时，特别留意这些方面。那么，你就能运用正念来将你的压力值调整至可以接受的程度。

评估压力

你会发现，每天撰写压力日记是评估压力值的一个很好的办法。压力日记使你更了解自己在生活中的哪些方面容易感到压力，以及你在压力来临时会有哪些反应。这些信息帮助你在压力值过高时，采取有效的办法来适当缓解压力。

小贴士大用途

准备一个专用的记事本来撰写你的压力日记，试着记录以下信息。

（1）在 1 ～ 10 的范围内（10 代表压力值最大），你的压力值为多少？

（2）什么原因导致压力产生？

（3）产生压力时，你有什么想法？你的情绪怎样？你的身体有什么感觉？比如头痛或者肩膀酸痛等。

（4）你采取了哪些办法来应对压力？

当你面临压力时，通常情况下，逃避不是一个好办法，除非是你正在面临危险。对压力感的避免被称为"经验性回避"。实际上，如果采取逃避措施，下次你在面临同样的挑战时，你会感觉压力更大。如果能做到，你可以用正念态度，以微小和可管理的方式应对困难。采取对你比较重要的行动，而不是陷入压力的被动控制中。

从被动应对压力到主动应对压力

当你感到有压力时，那些你根本不用思考就自动产生的行为，被称为压力反应。如果你很幸运，有些压力反应是对你有帮助的，在这种情况下，压力会慢慢地自动消失。但是在更多的情况下，人的压力反应是不健康的，反而会导致更大的压力。人对于压力所做出的反应（主动应对）是经过思考的，并非自动产生，这种反应往往对人更有帮助。

你对压力的本能反应，部分取决于你在儿童时期受到的熏陶，部分由遗传基因决定，部分来源于你曾经经历过的压力事件。比如抚养你长大的父母或亲朋，他们在面对压力时会有怎样的反应，那么你有很大的可能性也会有类似的压力反应。你个人应对压力的经验也是很重要的一个影响因素。或许，你总是在感到压力时不停地喝咖啡，并且发现咖啡因能帮助你很好地完成工作，因此，你一定会觉得喝咖啡对于应对压力非常有效。其实，咖啡因在某种程度上是一种兴奋剂，你喝得越多，反而有可能会感到压力更大。

面对压力时过于依赖身体的本能反应暗含的意思是缺乏可选择的解决办法。通过正念训练，你会了解到许多缓解压力的办法可供选择，从而达到你想要实现的效果。

小贴士大用途

列出你认为应对压力时有效和无效的解决办法。

（1）无效的解决办法可能包括摄入过多的酒精或咖啡因，还包括消极的想法、走神儿、埋头工作、暴饮暴食或者绝食。

（2）有效的解决办法可能包括散步、运动、参加朋友聚会、冥想、听音乐等。

当你制订自己的列表时，不要对自己太苛刻。对自己的"短板"笑一下，或者至少微笑一下。没有人是完美的！

当遇到压力时，意识到你做出的选择，选择一个小小的有帮助的策略，比如散步。使用正念方法帮助你做出更明智的选择。记住，当你做出积极的选择时，给自己一个鼓励，即便你觉得好像没有什么值得鼓励的。每一次小小的改变都会起到作用！

当你感到压力值上升时，可以采用以下正念方法来应对压力。

（1）意识到你对压力的本能反应。你的身体、意识和情感都有哪些反应？它们有没有表现出压力的信号？首先，接受你感到压力这个事实。然后，观察你对压力有哪些本能的反应。你身体的某些部位可能会感到紧张；你或许一个多星期都在感冒或消化不良；你的某些行为举止可能与以往大不相同；你可能会因为很小的事情而大发雷霆；你可能会不愿意花时间与朋友聚会；你的情绪波动会很大；你会感到疲惫，情绪不可控制；你会有很多极端负面的想法；你发现自己无法集中注意力……在这一阶段，你需要做的只是意识到正在发生什么，而不用去判断情况到底是好还是不好。当你意识到自己的身上正在发生着哪些变化时，情况其实已经在发生转变了。因为这时，你已经不再是单纯地感到有压力，而是开始观察压力。作为这一经历的观察者，你已经不再深陷这段压力的情绪中。你不可能既是旁观者，又深陷其中，你已经将自己从压力中抽离出来了。

（2）选择正念式应对方式。在了解到你正处于哪种压力状态，以及你通常是如何应对压力的基础上，可以选择一种正念式的最佳解决办法来应对压力。你比任何人都更了解自己，因此，只有你自己最清楚哪种办法的效果最好。为了找到应对压力的最佳方式，你可以适当地舍弃那些过去曾经采用过多次的早已习惯了的、陈旧的方法，为更加有效的、创造性的应对方式留出空间。

对此，本书给出了以下建议。

① 如果有时间，尽量多做几组正念呼吸。

② 做一个 3 分钟的"迷你冥想"训练（具体请参阅第 7 章），或者在正式的正念冥想训练后加做一次延长训练。

③ 去公园里散散步，或者做瑜珈、打太极拳、做伸展运动。

④ 避免摄入过多的酒精、咖啡因、药物，以及糖分或脂肪含量过高的食物。

⑤ 与别人聊聊天，或者参加社交活动。

⑥ 看一部令人捧腹的喜剧片，或者没有任何理由地大笑。

⑦ 以一种完完全全、彻底自由的状态，观察压力是如何在你的体内产生及消失的，把自己想象成压力的目击者。

⑧ 做一些充满活力却适合正念的运动，比如跑步、游泳、骑车等。

⑨ 积极地看待压力。

用RAIN法则消除压力

正念专家有时会采用一种 RAIN 法则，用正念态度应对情绪。RAIN 法则会帮助你改变内心的思维世界。下次当你感觉有压力、焦虑、生气或任何一种消极情绪时，可以采取以下 4 个步骤。

（1）承认（Recognize）当下有一种强烈的情绪。

通常，你会沉溺于情绪中，而且立刻会反应式地采取行动。情绪是一种对于自我认知的综合认知，但是你并不会给予它应有的赏赐。你可以承认情绪，比如对自己说："嗯，我现在感受到了压力。"

（2）接纳（Accept）这种情绪就在那里。

有时候当某种强烈的情绪出现时，人的自然反应是假装这种感觉并不存在。这一步骤中，你要接纳此时此刻，你正在感受愤怒。你可以对自己说："我接受此时此刻我正在强烈的情绪中。"不要被动或者放弃接受这种感觉。如果你不能接受此时此刻的情绪，那么也不会拥有管理好这种情绪的方法。

（3）调查（Investigate）这种想法、感觉和身体感知。

不要去分析，而是观察你的大脑、心脏和身体正在发生什么。现在是好奇的时候！你的头脑中正在运行什么思想？你正在产生怎样的正念感觉？身体中的哪个部位感觉到压力、燃烧、温暖或者放松？你是否能感觉身体是一个整体？你是否有灼烧、抽搐、不愉快的感觉，或者身体表达了愉快的情绪？核心的情绪产生在身体的哪个部位，持续的正念感知对于这个身体部位产生了怎样的影响？观察这些情绪。

（4）对穿梭的情绪不要做判断（Non-identification）。

Emotion（情绪）这个单词包含了运动（motion），因此，情绪总是处于波动、运动、变化的状态。任何情绪都不会处于完全固定的状态。最后一步就是在你自己和你的情绪之间创造一个空间，把两者隔离开。通过你创造的这个空间，情绪会保持自然运动状态。记住，你和你很生气是两码事。情绪来回穿梭，但是你并没有来回穿梭；你一直稳稳地在这里。你还可以看天空的云彩，云彩来回穿梭，有些云是黑色的，有些云是白色的、毛绒绒的。无论云的形状发生了什么变化，天空一直不受影响。同样，情绪来回穿梭，但是你的意识就像天空，是自由的。

呼吸法解压

呼吸是你在应对压力时一个非常特殊的好帮手。许多减压课程中都提到了呼吸对于调节压力的神奇力量，并向大家推荐将深度呼吸用于缓解压力。通常在练习正念时，你只需要简单地去体会你的呼吸，而不需要改变呼吸频率。接下来将介绍几种不同的技巧来帮助你缓解压力。

（1）腹部呼吸。你可以选择躺下或者保持挺直后背的坐姿，或者任何一个你认为舒服的姿势。正常吸气，让你的腹部充满空气，接着像往常一样呼出。不断重复这一过程，感觉你的每一次吸气与呼气（参见第6章，了解更多有关腹部呼吸的内容）。

（2）呼吸计数。选择一个舒服的姿势，如果你愿意，可以闭上双眼。感觉你的每一次吸气与呼气。每当你呼气的时候，数一次。每轮从1数到10，接着再进行下一轮，重新从1数到10。无论你数到多少时中断了，回到1从头开始数。如果你的大脑里总在想很多事或是担心什么，你会发现自己甚至很难数到2或3。没关系，你需要做的只是当你发现自己走神儿了，马上从头开始数，而且不要因为总是走神儿而指责自己。

（3）正念式深呼吸。做一次深呼吸，让你的腹部充满空气。接着屏住气息，然后慢慢地呼气。在你感觉舒服的前提下，不断重复这一过程。呼气的时候，尽可能地让你体内所有的紧张和压力随之释放。如果你感觉很难做到这一点，不用担心，只需要过一会儿再试着去做一做。

（4）在日常生活中进行正念式呼吸。将正念式呼吸应用在日常生活中，相信我，这绝对是一个对抗压力的好办法。在进行某个简单而重复性的活动时，你可以试着开始感知你的呼吸。例如，当你在散步时，感觉你的呼吸，去体会呼吸频率的变化；当你在等待计算机重启或是排队时，你都可以像这样通过意识去体会你的呼吸。

如果你经常做这样的训练，你一定会与你的呼吸成为很好的朋友，并且伴随着吸气、呼气的过程，与它一起感受那种平静的、富有节奏的流动。

用意识管理压力

压力的产生不只来源于压力源本身。首先，你要将压力解读为会给你带来负面影响的一种威胁。接着，人们会对压力产生一些本能的反应。这个简单却基本的过程能从图12-1中看到。请记住，你是压力的旁观者，而非压力本身，做到这一点能让你感觉更自在，压力在你眼中也会变得没那么沉重。

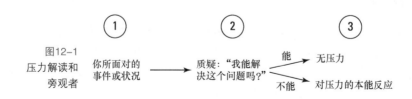

图12-1
压力解读和旁观者

小贴士大用途

运用以下技巧，学会如何解读你所遭遇的情况，从而缓解压力。

（1）将压力产生的原因记录下来。例如，你刚与男朋友分手，这时候，只需要把大脑里所有的想法写下来。除了你以外，没有谁会看到你写的东西，所以你可以如实记录。实际上，这个记录的过程能够使你的思维慢下来，让你将压力分解成一个一个的事件，逐个处理。请注意，你写下来的只是你的想法，而想法并不等同于事实。此外，你的压力并不都来自于你的想法，而来自于你认为你的想法是对的。如果你只把这些想法看作你脑中闪现的一些声光图像，就能大大降低它们对你造成的影响。

（2）扩大你的视野。从不同的角度来看待问题会对问题本身产生怎样的影响？如果试图站在别人的立场，你会有怎样不同的想法？这个人可以是制造压力的那个人，或者任何其他人，由你来选择。又或者你可以想象自己不断上升，彻底脱离你的生活，从空中俯视你生活的街区、工作的城市、生长的国家。你甚至可以继续想象，你离开了地球，飞出太阳系，到一个无限广阔的空间……这时候，你还会觉得你的那些压力有什么大不了的吗？

（3）预想最坏的结果。有些时候，你想象中的状况会比实际情况更糟糕。因此，事先预想出最坏的可能性，到头来你或许会发现结果并没有想象得那么不好。

（4）将问题分解。如果你面对的是一个很大的问题，想要解决它根本无从下手。那么，你可以试着将它分解成一个一个的小问题，然后逐个击破。比如你失业了，手头很紧张，那么，你寻找新工作的第一步可能是更新你的个人简历。你甚至还可以将这一步继续分解为：打电话给你的好朋友，让她指导你如何更新个人简历，或者去图书馆借一本有关撰写个人简历的辅导书。

（5）从不同的角度看待问题。如果你把生活中遇到的困难看作难题，你的大脑就会立即自动开始搜索解决难题的办法。如果你把每一件事都看作难题，那么你不可避免地会感到筋疲力尽，感到肩上的压力重如泰山。试着换个角度来看问题。比如遇到挑战时，将其看作更好地了解自己、发掘自身潜力的机会。

（6）与别人谈论压力的起源。与别人谈论这件事最大的好处是帮助你看到某些你甚至从来都没想到过的方面。即便没有这些，向别人倾诉这个过程也能在某种程度上降低压力对你的影响。

（7）摒弃完美主义倾向。完美主义倾向是导致高压力产生的一个很常见的原因。要知道，绝对完美是不可能实现的。因此，你可以适当降低标准，比如你可以将目标定为 80% 的完美，看看压力是不是比过去小多了。

（8）怀抱感恩之心。想想那些发生在自己身上开心、顺心的事，并将它们写下来。它们不需要是什么惊天动地的大事，哪怕是一件特别小的事，只要你觉得值得感激就足够了。当你意识到还有这么多值得感恩的事，那点压力又算得了什么呢。

生活就是你所看到的那样

你多长时间会经历一次高压力的状态，不是全部，至少部分源自于你看问题的角度。下面这个故事精彩地诠释了这一观点。

一位年轻的旅行者在途中路过一个国家，看见一位长者坐在树下，于是便问他："这个国家的人怎么样？"长者抬起头看了看她，反问道："你觉得你们国家的人怎么样？"年轻女子开心地回答："他们热情好客又慷慨大方。""那么，你会发现这个国家的人也是非常友善好客的。"长者微笑道。

过了一会儿，另一位旅行者恰好也路过这个国家，也看到了坐在树下的这位长者。他向长者问了同样的问题："你们国家的人怎么样？"长者反问他："你觉得你自己国家的人怎么样呢？""很可怕。"旅行者叹息道，"他们总是在争斗，对人冷漠而狡诈。"长者回答道："恐怕你会发现这个国家的人也同样如此"。

要想改变你的压力状态，秘诀就是改变你看问题的角度。因为，生活就是你所看到的那样，世界就是你所看到的那样。

冷却你的愤怒

愤怒并不一定就是不好的，但你要将其保持在可控的范围内并有节制地使用。例如，当你被不公正对待时，你需要通过表达愤怒来保证你被公平对待、受到尊重。然而，如果你的愤怒超出了可控制的范围，将会为你自己以及与他人的关系带来极大的伤害。使愤怒冷却并不是一个容易的过程，它需要明确的决策、足够的努力，以及他人的支持。正念能帮助你实现这个过程，这就是接下来将要讲述的内容。

了解愤怒

愤怒是人类常见的一种情绪。当你被虐待时，愤怒是一种再正常不过的反应了。问题在于如果你的愤怒会伤害到自己或他人，你该如何处理愤怒的情绪。

愤怒产生于当你觉得某件事应该发生，可它没有发生时，例如，你购买了一件产品后，卖方提供的客户服务却非常糟糕；或者是，你所居住的城市犯罪率不断上升，你会感到愤怒，因为你认为政府应该对此采取相应的措施。

我一般不会生气。上一次我生气，是在几年前去印度的时候。一个人跑过来坚持要给我擦鞋，我们协商好了价格，她就开始给我擦鞋。但是她之后要多收我10倍的钱。我拒绝了。然后她就不给我鞋了。我就做出了如果她不给我鞋子我就很生气的行为！这奏效了。我提高了我的声音，吸引了很多人来围观。然后我给了擦鞋的人之前协商好的价格，她很快把鞋子给了我。我对她有点儿失望，但是也对她有点抱歉。她很穷，或许我应该给她更多的钱。但是这是一个很简单的例子，愤怒的行为，可以帮助你要回你的鞋子！

记住比较好

行为愤怒和情绪愤怒是不同的。当你的行为愤怒时，你的行为不会失控，也不会失去理智，你可以在愤怒的时候保持微笑。

不同的状况会使不同的人感到愤怒。像所有其他的情绪一样，愤怒的产生更多地取决于你对状况的解读，而非状况本身。当有人在结账时算错了零钱，如果你将其视为忙中出错，你大概会直接原谅她，根本不会去想是不是她的疏忽。然而，如果你认为她是故意对你这么做的，你很有可能会感到烦恼、挫败或者愤怒。因此，促使愤怒产生的是你对情况的解读，而不是情况本身。

超市里的愤怒

一家超市的经理无意中听到一段对话。一名超市工作人员正在帮一名顾客包装货物，顾客问："你知不知道什么时候会有？"工作人员回答："我不知道。我们可能整整一周都不会有，甚至更长的时间。""哦，好的，谢谢你，再见。"顾客说完就走了。经理怒视着这名工作人员，赶忙追上刚才那名顾客，说道："我们明天就会有一些。别担心，我们保证提供给您。"回到超市，经理愤怒地对那名员工喊道："永远不要说我们没有什么，如果我们真的没有，就说我们明天会有，这是我们的策略，懂吗？！她刚才到底想要的是什么？""她想要雨。"员工回答道。

有些时候，你之所以承受巨大的压力，很有可能是因为你错看了某些事。

愤怒产生于一个想法或是一系列想法。愤怒不会自己单独形成。你可能并没有意识到是哪个想法导致了愤怒的产生，但是肯定有一个想法促使愤怒的情绪浮现。还是上面的那个例子，如果你认为"这个工作人员是故意算错的，想要敲我竹杠"，立马就会有一股怒气涌上心头。

记住比较好

当你感到愤怒时，你会经历一些特定的身体感受，例如，肩膀紧绷、胃部收缩、头痛、紧握双拳、咬紧牙关、注意力不集中、浑身冒汗、呼吸急促、坐立不安、心跳加速等。

愤怒产生时的应对方式

当你加完班好不容易回到家时，却发现你的另一半并没有准备好晚餐。这时候，你感到体内的怒火在升腾。你会怎么做呢？从理性的角度，你知道应该心平气和地谈论这件事，解决问题，而不应该因为一场争吵毁了这个夜晚。或许，你可以这么来处理。

（1）感知愤怒时的身体反应。当你感到愤怒时，观察你身体各个部位的反应：面部、胃部、胸腔等。心跳是否加速？呼吸是否变得急促？有没有本能地握紧拳头、咬紧牙关？

（2）呼吸。呼吸时体会身体的感知。如果你愿意，可以闭上双眼。你或许会发现从1数到10的呼吸方法很有效。吸气时，想象气息从你的鼻腔进入，然后充满腹部；呼气时，想象气息顺着你的手指和脚趾流出。

（3）持续关注体内的感知。将友善、温和的感受带入愤怒的情绪。以欣赏风景的心态去看那些令你感到不舒服的事物。慢慢来，不用着急，试着调动你内心深处那些美好的感觉。将愤怒的产生视为提供给你的一次了解愤怒的机会。愤怒是怎样在体内产生的？呼吸调节的方式究竟是否有冷却愤怒的效果？

（4）留意你的想法。人们常常会有类似这样的想法——"这太不公平了"或者"为什么别人有我却没有"，正是这些想法点燃了愤怒的火种。试试如果摆脱这些想法会对你有哪些影响？主要关注对你自身健康和幸福的影响，因为它们比其他任何事都重要。如果你摆脱不了这些想法（这非常正常），就可以继续观察这些想法和你所产生的一些情绪之间是如何互相作用的。你会发现，这些想法会不断地滋生出各种情绪，除了愤怒，还有诸如内疚、失意、悲伤等。如果你感觉体内涌动着各种能量，可以在屋里走一走，边走边体会你的双脚与地面之间的互动。当然，除了散步，你也可以试着做一做正念式缓慢的伸展运动，在延展你的各部分肌群时，感知你的身体。

（5）后退。从个人情绪中抽身出来。你需要意识到，你是这些想法和情绪的旁观者，并非它们本身。正如一幅图像被投射到屏幕上，但屏幕本身并不受影响。同理，这些想法、情绪和感受在你的意识中形成，但是你的意识本身并未受到影响。

（6）智慧地沟通。一旦你的愤怒情绪开始逐渐减弱，这时候，你可以与他人沟通一下你的感受了。记住，使用以"我"开头的陈述，而不是以"你"开头的谴责。如果你将自己的不良情绪的产生归因于对方，你将使对方瞬间产生强烈的防备心。你应该这样来表达——"我很生气，因为你这么晚都没有准备晚餐"，而不应该说——"你怎么这么晚都没有准备晚餐，我很生气"。因为，你应该对自己的情绪负责。而当你继续沟通时，请时刻保持清醒，要知道自己在做什么，不要被情绪冲昏了头脑。尽可能地收起一切带有攻击性的言行，少一些攻击性，多一些坦诚，那么，你们的沟通才会更和谐、更有效，最终也更容易达成一致。

实际上，控制愤怒是非常不容易的，几乎没有谁能完全遵照以上的步骤来完成。你只需把这些步骤记在脑子里，尽可能地按照步骤去做，争取把愤怒控制在微怒的程度，而不是任其彻底地爆发出来。如果你能做到这一点，就已经非常了不起了。

此外，还有一些办法可以用来控制愤怒。

（1）尽量避免一些容易引发愤怒的思维模式，包括以下几个方面。

① 过分夸大：通常使用的句子是"你总是忽略我"或者"你从来都不尊重我"。尽量做到就事论事，不要将某个具体的事件过分夸大。

② 想当然：想当然地认为自己知道其他人的想法，而且总是猜测别人的想法是负面的。例如，"我知道你觉得我总是缠着你"。尽量避免做出这样的猜测，不要想当然地认为自己都是对的。

③ 指责他人：总是把自己愤怒的原因归结为他人，诸如"你总是惹我生气"或"都是他们的错"。你应该对自己的愤怒负责，而不是去责怪别人。

（2）正念式运动。有规律地运动能够使你更快地从压力状态中恢复，同时消解部分愤怒情绪。正念式运动是当你在进行运动时，关注身体的感受，同时塑造你的正念肌肉，从而提高你的感知力，减少身体的自动反应及"自动驾驶"模式行为。

（3）与你的感觉相连。聆听你周围的声音或者用正念状态听音乐；闻你喜欢的味道，特别是一些让人平静的味道；尽可能慢地吃些小点心，细嚼慢咽、用心品尝；洗个澡，试着与你皮肤的感知连通；透过窗户欣赏窗外的风景：天空、云彩、树木、雨水等。

（4）质疑你的反应。向自己提问："这么做值得吗？""从更大的角度来看，这件事真的有这么重要吗？""在这种情况下，我还能怎么做？""现在我要怎么做才会更有帮助？"

图 12-2 展示了如何运用正念打破"愤怒圈"。

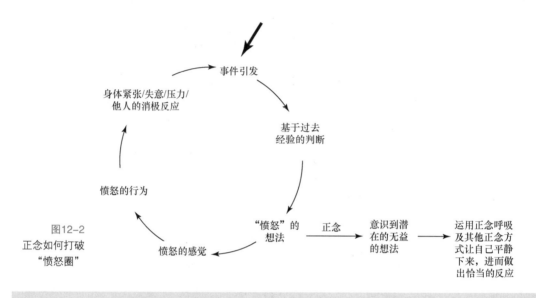

图12-2
正念如何打破
"愤怒圈"

如何应对愤怒

如果你是一个脾气暴躁的人，可能会想知道为什么自己那么容易生气。对大部分人来说，原因都得归结为从小到大的成长环境。如果你的父母经常生气，那么，生气或许是你应对各种情况的唯一办法。如果你的父母对你不好，你的内心深处一定压抑了大量的愤怒情绪。高压力的环境和创伤性的事件同样也会导致愤怒情绪的产生。

如果你非常易怒，你可能是在通过愤怒掩盖其他更深层次的感受。愤怒实际上是你的保护壳，用来掩饰一些更敏感的感受，例如，害怕、羞愧、内疚或者难堪。当你意识到那些被愤怒掩盖的感受之后，可以试着去打开一直以来束缚你的那个情绪枷锁。有一种方法是一旦发现某种情绪在你体内滋生，你就抱着友善、包容的态度去体会它，而不是责备自己。这样，你就开启了自我治愈的过程。

应对愤怒情绪的过程有些类似于救火。当你在愤怒产生前去处理导致愤怒的原因，就像是提前安装火灾烟雾报警器，以便在事态失控前及时采取措施。

应对愤怒的有效途径包括正念冥想和宽恕正念。"仁爱冥想"或"慈心冥想"同样也非常有效（参阅第6章）。

减少疲劳

如果你是一个充满能量的人，你会觉得完成每天的任务简直是轻而易举的事。即便是下班回到家后，你还会有充沛的精力去准备晚餐、打扫房间，或者外出与朋友聚会、参与社交活动。总之，你每天都会过得非常愉快。相反，如果你不是一个充满能量的人，你会觉得从每天早晨起床到晚上睡觉，做每一件事都特别吃力。在接下来的这部分内容中，你将了解到一些帮助你减少疲劳的有益建议。

评估你的能量水平

你可以选择具有典型代表性的一周或一个月来对你自己的能量水平进行评估。方法很简单，只需要在你的日记或日志中做好记录。这么做的好处有很多，如下。

（1）了解到你的能量水平每天是如何变化的。

（2）发现一天当中的哪个时间段你的能量最充沛、适合处理最棘手的问题。

（3）逐渐了解到某些食物或体育运动，能够提高或降低你的能量水平。

每天做一些正念冥想训练，观察正念会给你的能量水平带来怎样的影响。正念的作用并不是一个短期的修复，而是一种长期的健康生活方式。任何程度的能量水平的提高都需要花费一定的时间，但效果是持久的，因此，要坚持训练。

发现能量的损耗源

在日常生活中，人的有些行为类似于吸食能量的"蚂蟥"，它们会耗费人的大量能量。你可以通过正念的方式，找出究竟是哪些活动和行为吸食了你的能量，进而重新管理你的生活方式，或者减少那些损耗能量的行为。能量的损耗源包括以下4个方面。

（1）压力过大。如果你在感到压力过大时，并没有采取任何措施去控制压力，那么这时候，你就是在消耗大量的能量。这是因为你身体的压力反应，或者"或战或逃反应"，会促使你的能量从消化和免疫系统转至肌肉中。如果你的身体持续不断地做出压力反应，你体内的能量储备就会逐渐被耗尽。有关这一点，你可以按照本章前面所介绍的方法有效地缓解压力。

（2）思考过度。如果你过分专注于思考，将许多不必要的精力也用于思考，这会促使你思考得越来越多。你在思考时，大脑耗费的能量会占到体内总能量的20%。因此，如果你总是过度思考，你的思维会变得逐渐失去控制，进而耗尽你的能量。在这种情况下，你应该退一步，放松思维，不要让过度的思考成为你的主人。

（3）糖分过高。尽管从短期效果来看，糖分的摄取能提高你的能量，然而会很快大幅度降低你的能量水平。因此，你要在平时尽量减少糖分的摄取，尤其要注意某些低脂食品，为了具有更佳的口味，它们往往含糖量过高。在这里，推荐大家阅读由 Nigel Denby 和 Sue Baic 撰写的 *The GL Diet For Dummies*，其中介绍了许多既满足能量摄取又美味可口的菜肴。

（4）不吃早餐。众多研究表明，一顿健康的早餐能给人的身体带来诸多好处。不吃早餐的人，不仅会缺乏能量，还容易长胖，因为他们更有可能在午餐和晚餐中吃更多的食物。

记住比较好

如果你感觉很累，有时需要你休息，有些需要忽视你的思维，做一些有能量的活动，比如正念健步走。因为你的思维会说："我的能量为什么这么低？我累了。我想再睡一觉。"但你不必听思维的声音。记住，是你来决定什么对自己最好，而不是你的思维决定，这就是自由。

能量倍增的途径

你可以通过一些积极、健康的方式来控制自己的能量水平，使自己变得更加充满活力。记住，你需要的是那些能使你充满活力，而不是过度兴奋的能量。亢奋的状态最终只会导致你筋疲力尽，因为你在短时间内迅速消耗了大量能量。当然，有些时候为了开心，保持兴奋的状态固然是可以的，但不能总是这样。你可以参考以下建议，通过较为温和的正念式方法来提升你的能量水平。

（1）正念式运动。规律的运动不仅不会损耗你的能量，反而能提升你的能量水平。这是因为一种称为血清素的化学物质被释放到大脑中，它能让你感到愉悦，减轻压力和沮丧感。健康机构建议大家每天进行 30 分钟的体育运动。这里所说的"运动"范畴很广，任何能使你心跳加速、呼吸频率提升、略微出汗的活动都可以，包括轻松愉快地逛商场。更多有关信息，请参阅第 7 章。

（2）正念式规律饮食。保持规律的少食多餐，比享用一顿大餐更加健康，也更有助于保持你的能量水平。全麦面包、粥、豆类、面条等都含有足够支撑你一天的能量，并且这些能量是缓慢地被你的身体吸收。你还可以采用正念方式用餐（"吃饭正念"）：观察你的食物，用心品尝，不狼吞虎咽，用餐时不做其他事情。

（3）多喝水。每天饮用 6 ～ 8 杯水。如果运动，则还需更多。提高自己对口渴的感知，争取在感到口渴之前就喝水，以防你的身体已经处于缺水状态。当你喝水时，要为你能有水喝而感到感激，用心体会水从你的口中流入胃里时带来的清爽感觉。

（4）发现你的快乐源泉。抽出一些时间，享受你喜欢的活动。或许你工作压力太大、太辛苦。如果你不能改变你的工作，看看是否可以在工作中做一些小事，让工作更有趣。花一些时间和朋友或家人在一起进行"正念"，无论对你意味着什么。可以多微笑，做一下正念欢笑练习（第 11 章）。给某个人讲个笑话，转变情绪。时刻保持傻瓜和孩子的方式与态度。如果可以，要保持有趣的方式进行。

（5）冥想。每天进行非正式的冥想和正式的冥想练习都有助于提升你的能量水平。这是因为正念能帮助你缓解压力。如果你每天坚持进行正念训练，会大大减少压力的产生，从而使你的能量提升至一个健康的水平。同时，当你保持冷静和专注的能力得到提升时，你的能量也会变得更加冷静和专注。

小贴士大用途

当你每次练习正念时，你的思维是不是会长时间处于游离状态？每次练习结束是不是感觉更累了？如果是这样，停止冥想。睁开眼，思考一下最初是什么思想让你迷失？然后处于正念站台，不要陷入某种特别的思想。如果可能，多做几次。通过这样的练习过程，不要把思想放在让自己游离、迷失的想法里，当你的思维不那么挣扎时，你会感觉更有能量。

使用冥想提升能量水平

播放音频

为了提升能量水平，你可以尝试做以下冥想训练，音频 19 有详细介绍。

音频 19

（1）选择一个舒适的姿势，既可以保持后背挺直地坐在椅子上，又可以躺在床上。

（2）冥想时，调整你的注意力。不用刻意去关注或忘记什么。保持好奇、友善的心态，关注此刻。

（3）感受你那轻柔、富有律动的呼吸。只需感知，不做任何判断。自由自在地呼吸。吸气时，想象清新的、充满能量的氧气被吸入体内，逐渐遍布整个身体，慷慨地滋养每一个细胞。呼气时，想象所有的毒素被排出体内，随之而去的还有你的烦恼及那些纷纷扰扰的思绪。

（4）随着每一次呼吸，感受自己被充满越来越多的能量。其实从本质上来看，你可以算是一个承载能量的容器，每时每刻都在与周围的能量进行交换。认识到这一点后，当你呼吸时，试着去感知你的能量与周围能量的互动。要知道，这个过程是一个包含给予和索取的互动循环。

（5）现在请回到呼吸本身上。以接受、包容、关爱的态度去感知并享受每一次吸气与呼气的过程。

（6）当冥想训练进入尾声时，使自己回归至日常自然、清醒的状态。试着在日常生活中也去感知自己与周围能量的互动。

此外，再向你推荐几个能够帮助你提升能量水平的冥想训练。

（1）"身体扫描"。这是无论你在多累时都能进行的冥想训练。你只需躺在地板、垫子或床上，聆听本书音频 8。即便你没有太多空闲时间来做这项冥想训练，也一定会有所收获。或许能摆脱一个让你感到压力重重的想法；或许能不知不觉地进入一段轻松的睡眠；或许你能在训练之后突然感到能量倍增（请参阅第章中有关"身体扫描"的完整叙述）。

（2）3 分钟的"呼吸空间"训练。当你没有足够的时间去进行冥想训练时，这是一个非常理想的训练方法。如果你能在一天中保证有规律地多次进行这项训练，就能区分体内不同类别的想法和情绪，有助于将重要的能量保存下来（请参考第 7 章中对"呼吸空间"训练的详细介绍）。

第13章

利用正念克服焦虑、抑郁和上瘾

" 你不是你的疾病。"

抑郁、焦虑和上瘾都是我们社会面临的巨大挑战。据世界卫生组织（WHO）称，抑郁是导致疾病的最主要的原因之一，影响着世界各地 121 000 000 人口。生活中，有 1/6 的人会在某些时候患上病理性抑郁症，有 1/5 的人会在某些时候经历一般性焦虑，一般性焦虑就是指一整天都感觉不安。

医学证明，正念在辅助人们治疗周期性抑郁症的问题上有着显著的效果，同时针对焦虑患者的研究也表明正念冥想是很好的辅助治疗手段。如果你正遭受抑郁或者焦虑的折磨，按照本章的建议进行正念冥想练习，它能够真实有效地帮助你。

事实上，多数研究者共同认为，应对人们面对的各种心理问题的最好的循证方法被称为认知行为疗法（CBT）。这种疗法的最新形式充分应用了正念原则和接纳法则，目前最流行的方式是接纳与承诺疗法（ACT，Acceptance and Commitment Therapy）及正念认知疗法（MBCT）。你会在本章中有详细的了解。

不开玩笑！危险

如果你认为你的身体有疾病，那在使用本章的建议之前，请先去看医生。如果你目前所忍受的抑郁情绪已经被健康专家诊断为是抑郁症，请等到症状最糟糕的时期过去，而你也比之前更健康一些的时候，再去消化和练习本章所提到的正念冥想训练。通常正念冥想能够与其他治疗手段或者药物很好地配合，但是即便如此，还是建议你去医院检查一次，让医生给你一些合理的建议和指导。

探索接纳与承诺疗法（ACT）

有许多循证方法来应对不同的心理健康问题，但是有一种非常流行的全新的方法，叫作接纳与承诺疗法，适用于许多心理问题的应对和治疗。

关于 ACT 方法总结如下。

客户：我想要改变，但是我太焦虑了！

ACT 治疗师：你想改变，那么你要让焦虑的感觉存在！

客户认为，在采取某个行为之前，他 / 她只有剔除焦虑的感觉才能让自己舒服。但是 ACT 疗法表明，这样无济于事、收益甚微。

ACT 和其他形式的疗法完全不同，因为 ACT 的目标不是减轻症状，这听起来很疯狂，但它是事实！换句话说，不是要减弱你的抑郁、焦虑或其他消极情绪、记忆、冲动或感觉。

那么 ACT 究竟要实现什么目标呢？它的目标是让你接纳时时出现的消极的情绪和思维，从而投入一种丰富和有意义的生活。许多循证研究结果表明，ACT 让人保持开放、正念、接纳、承诺的态度，从而过上一种更有意义的生活，症状也自然减轻了。

ACT 也不同于其他正念疗法，它没有固定的模式和流程。它允许客户可以使用各种创造的适合自己的方法。ACT 应用场景非常广泛，可以一对一使用，也可以应用于学校、团体、企业或其他组织里。ACT 疗法本身是非常灵活多样的。

ACT 非常强大，它不仅仅在你遭受抑郁或焦虑等症状时才有用。它可以增强人们的一种被称为心理灵活性（Psychological Flexibility）的内在机能，从而建构每个人的心理和情绪机能。心理灵活性可以让人们更好地活在当下，投入于长期的重要之事，可以让人们时刻保持更机敏理性的思维、情绪、记忆或感觉。

临床实验表明，ACT 通过帮助人们建构心理灵活性，从而改善了人们面临的各种临床症状，包括抑郁、强迫性神经症、慢性病、晚期癌症压抑、焦虑、创伤后压力心理障碍症、厌食症、精神分裂症等。

记住比较好

通过 ACT 训练，你会过上一种有意义的生活，并且发现自己的核心价值观及内心深处的渴求。你会知道每天围绕自己的价值观采取行动，使用正念方法为各种时时出现的困难的思维和感觉留出空间。

人类都有痛苦，这很正常

记住比较好

ACT 和其他疗法还有一个很大的不同，那就是，即便一个正常、自然、健康的人，在拥有富足的衣食住行条件和良好的社交环境下仍然会遭受许多痛苦。一个处于自然、正常和健康状态下的人，他的大脑对于心理痛苦是高度敏感的，这就是为什么心理健康问题非常普遍的原因。实际上，有一个令人震惊的统计结果：正常人产生心理健康问题的概率是非正常人（比如糖尿病、心脏病、中风、癌症、肺病等患者）总和的两倍。

痛苦实际上起源于你应对心理产生疼痛的方式。下面我们介绍 ACT 的六大变通技能，可以帮助你提升心理灵活性。有了更好的心理灵活性，你仍然会体验到疼痛感，但是你的痛苦感会减轻。

接纳与承诺疗法的六大要素

超过 1000 项科学研究表明，心理灵活性的建立可以导向健康和有意义的人生，下面是培育心理灵活性的六大技能（图 13-1 有详细描述）。

（1）认知解离。这种技能可以让你看清思维不过是思维，并且识破是什么思维，尤其是消极的思维，这样的思维往往会让你与有价值的人生背道而驰。当你面临消极的思维时，你可以练习把思维看作单词和图像，同时在你和你的思维之间产生隔离空间。有一种方法可以尝试，你可以想象："我的大脑现在有这样的思维……"

（2）接纳。当出现消极思维和感觉时，不要排斥它们，而是对你的体验怀着开放的心态，不要和它们对抗。让你的思维留出内在消极体验的空间。记住，你不必喜欢它们，只是允许它们存在，因为排斥和回避会带来更大的痛苦。

（3）与现实此刻连通。激活感受现实此刻的体验力，无论你的注意力放在哪里，你可以灵活地选择专注的焦点。与现实此刻连通的最简单方法就是把脚放在地面上，感受两只脚。

（4）价值观。基于你的信念和原则，追求自己的价值观。

（5）承诺性行为。去做那些符合你的人生意义和价值观的行为。

（6）自我观察者。你拥有正念技能，从对自己的自我定义中后退一步，无论你的思维告诉你怎样的故事。

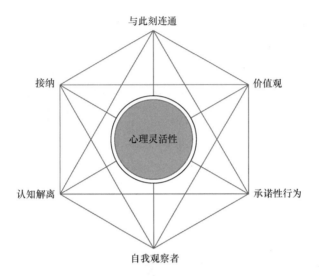

图13-1
ACT矩阵也经常被称为六维图，它包含培养心理灵活性的六大技能

接纳与承诺疗法练习

下面介绍几种 ACT 练习方法。

（1）行动比思考音量更高。在你心里说："我不能抬高我的右手，我不能。"同时，你把右手抬起来。至少做 5 次这种练习。这个练习说明，你拥有的某种想法，其实并不是事实！

（2）感谢你的想法。比如你有这样一种想法："我的工作已经落后了，我永远都完不成了。"然后对自己说："感谢你，我的想法！"等下一种想法出现时，再对自己说："感谢分享想法，你还想说什么吗？"这种练习可以改善你和自己思维的关系，并且在你和自己的想法之间产生隔离，这样你就不会陷入想法的泥沼里。

（3）把你的想法大声唱出来。如果你有一种非常消极、痛苦的想法，可以用另一种非常诙谐的音调把它唱出来，比如用《生日快乐歌》的曲调。举个例子，如果你的想法是"我完不成任务了。"那么你可以用《生日快乐歌》的曲调唱："我完不成任务了，我完不成任务了，我完不成任务了，我完不成任务了！"这种方法会让你看清自己的想法，只不过就是几个词语或图像，而不是事实。

这种练习也非常有趣！

（4）探索"好"。把注意力放在阅读的任何一段文字上，当注意力转移到其他事物上时，在你的思维中大声说"不！"对你看到的事物，怀有一种判断和不喜欢的感觉，你甚至还可以做一个拒绝或防卫的动作，让肌肉紧张、把胸膛紧闭。这样做的时候，观察一下自己的感受。

现在，做同样的练习动作，但是对你看到的事物说"好！"怀着一种接纳、开放的感觉，欢迎它自然的样子。让自己的身体保持一种开放的姿势，可以让胸膛更开放，肩膀向后，胳膊伸展开。感受如何？和你说"不"的时候有什么差别？

在你怀着拒绝和接纳的态度时，或许会有完全不同的感受。当你有某种具体的想法、情绪、冲动、感觉时，再观察和练习一下。

（5）正念感受双脚。这是一种 ACT 练习中常用的一种强大的正念练习方法，它不仅能教会你现实此刻的技能，还能帮助你培养灵活的专注力。设定一个 2 分钟定时器，感受一下你的左脚，看看有什么感觉。然后设定 2 分钟定时器，感受一下你的右脚，仍然观察一下有什么感受，以及和左脚有什么不同的感受。最后，设定 2 分钟定时器，同时感觉一下双脚的感受。

（6）想象自己正坐在公交站台。你只需要坐在公交站台，一辆接一辆的公交车停下又离开。每次公交车到达时，把你的思维聚集在公交车的一边，让公交车离开。这种练习会训练你和思维分离而不会陷入某种想法中的能力。你会渐渐感受到自己是自己思维的观察者，而不是把自己定义为自己的想法。

（7）使用你的魔杖。想象一下，我有一个魔杖，只需要舞动一下魔杖，所有想象的事情就会变成现实。你感觉到完全的自信和快乐。你不必讨好任何人或者向任何人证明什么。现在开始，你可以去做任何想做的事情。那么这时候：

你最想要的生活是什么样子？

你会怎样度过自己的时光？

你会有什么不同的行动？

你会用什么不同的方式与自己、别人交流？

会发生什么改变？

这种练习会暗示你自己的价值观是什么，什么对自己是最重要的。通过回答这些问题，你会开始设定一些符合自己价值观的微小但是可以实现的目标。

关于 ACT 练习有成百上千种方法。如果你想了解更多，可以参阅 Freddy Jackson Brown 和 Duncan Gillard 创作的 *Acceptance and Commitment Therapy for Dummies* 一书，或者 Steven C.Hayes 的 *Get Out of Your Mind and Into Your Life* 一书。

行为流沙

想象一下，一个人正在走路，突然走进了一片流沙。他开始大叫，疯狂挣扎。他努力从沙子中游出去，但越陷越深。他拼命用自己的双脚让自己出去，可是陷得更深了。无论他做了怎样的尝试和努力，都很难从流沙中出去。实际上，他发现越是努力挣扎，陷入得越深。他开始出现放弃的念头。

一个路人听到动静，对他说："嗨！不要努力挣扎，才能成功出来！"

那个人回复说："你在说什么！我不得不挣扎，否则，我会更深地沉入沙子！"

"正是你的挣扎让自己越陷越深。你可以试试：停止挣扎一会儿。不要总想着让自己赶快出来，把你的整个身体在沙子中展开，和沙子保持完全的接触。"

那个人认为这简直是一个疯狂的建议！他觉得如果和沙子保持更多的接触，那么会陷得更深、更快！但是他也意识到，已经采用了各种方法，都没有什么效果。所以他决定放弃挣扎。他开始聚焦专注力，把自己的身体在沙子中展开，逐渐停止挣扎。神奇的是，他竟然停止了下沉！这时候，他可以更加清醒地思考，重新找回自己的能量，他需要一根绳子，缓慢而安全地让别人把自己拉出去。现在他重新掌控了自己的人生。

这个寓言经常被用到 ACT 练习方法中。它说明：当你和自己的消极情绪抗争、战斗时，你会更深地陷进去，而且自我抗争和战斗也会更加激烈。这是可以理解的，因为痛苦的感受并不舒服，但是挣扎和逃离会让事情变得更糟。解决方案是和人们的认知比较反常的：不要从痛苦中挣扎、战斗、逃离，停下来，对困难怀着开放的心态，接纳它们，与它们共存，感受它们，投入正念心态。这就是通向自由的路：不要和自己的内心感受对抗。

使用正念克服抑郁

在所有的心理健康疾病中，周期性抑郁症对正念的反应最大，这一点已经得到了很清楚的印证。如果上面所提到的医学案例继续增加，正念恐怕要成为世界上控制抑郁症的标准疗法了。这一部分将解释什么是抑郁；为什么正念对抑郁特别有效，尤其是对多次经历过抑郁折磨的人。

了解什么是抑郁

抑郁和悲伤不同。

悲伤是一种自然而健康的情绪，每个人都会时不时地体验到悲伤，比如某件事没有按照你的预期发展的时候，你可能会觉得伤心难过。这种低落的情绪可能会持续一段时间，并且影响到你的思想、言语和行动，但是不会持续很久，也不会影响很大。

抑郁则完全不同。当你陷入消沉的情绪中时，无论你怎么尝试，好像都无法让自己好起来。

遗憾的是，有些人仍然坚信抑郁并不是一种疾病。抑郁是一种真正的疾病，有着非常明显的症状。

根据英国国家医疗服务体系（NHS）的解释，如果每天大部分时间都有持续低落的情绪，这种状态每天都会出现，连续出现两周以上，就是患上了抑郁症，需要去看医生。抑郁症有以下一些症状。

（1）处于一种低落的、消沉的情绪中。

（2）感到内疚或者自卑。

（3）睡眠容易被干扰。

（4）对什么都不感兴趣，很难感到快乐。

（5）无法集中精力。

（6）胃口大变。

（7）没有力气。

为什么抑郁会反复发作

抑郁是很有可能成为周期性复发的病症的。想要弄明白为什么会这样，首先需要了解两个关键因素，是这两个因素将轻度悲伤变成了抑郁。

（1）持续消极地思考（反刍）。即企图去改变一种情绪状态，在这个过程中不断地、反复地自我批评、负面思考。你知道了事情的真相是这样的（这个真相让你感到难过），你原以为事情是那样的（是让你感到高兴、放松、平静的），这样的事实反差让你很难接受，满脑子都是之前的想法，不停地在想为什么会和你想的相差这么远，越是这样想，状况似乎就越不乐观，越是不乐观，离你想要的那种状态就越远。非常遗憾，用这样的思考方式去调整一种情绪，只会让糟糕的情绪越来越糟，导致失败感油然而生，这个时候就容易产生抑郁。反刍是不起作用的，这是因为情绪本身就是人类的一部分。想通过"我想要什么"这种简单的思考去调整或者改变情绪是行不通的。反刍是思维 doing 模式的一个很明显的特征（第 5 章介绍了该模式）。

（2）强烈地想要逃避消极的思想、情绪和感觉（习惯性逃避），即想要逃避不愉快感受的愿望。习惯性逃避不但不能减少负面的情绪，反而会助长情绪的火焰，越是想逃离，越会让它们变强大。

你第一次感到抑郁时，会产生一些消极的想法和负面的情绪，会无精打采。这些消极的体验出现时，你会把这些想法、感觉和身体上的感知结合在一起，即使你感觉好一些了，这些潜在的联系仍然存在，它们静静地躺在那里休眠。然后，当你偶然地感到一点点悲伤，就像前面说的每个人都会时不时地悲伤一样，你就会开始想"这种感觉又来了""为什么会出现在我身上"等，消极的思想再次袭来。而这些消极的思想触动了消极的情绪，导致身体精力处于低迷的状态，这些又引发了更加消极的思考。你越是努力要避开消极的思想、情绪和感觉，它们越是强大，这就是所谓的螺旋式向下情绪，即恶性循环情绪，如图 13-2 所示。

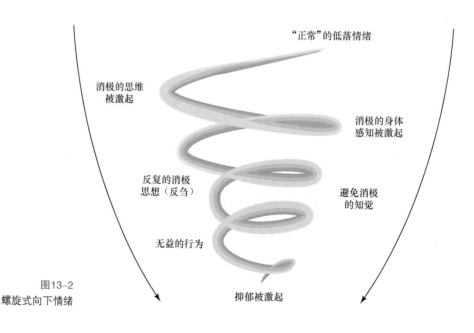

图13-2
螺旋式向下情绪

利用正念转变低沉情绪

导致抑郁复发并且长时间不消失的一个关键原因，就是主动想要避开消极的情绪。正念是让你用一种不同的态度去对待这种情绪。抑郁是让人不舒服的一种情绪，但是当你用一种友善、好奇、同情、包容的心态去接近它时，会有不同的事情发生，这种方法和你平时遇到情绪挑战时所用的方法可能完全不同。这里有一些方法教你改变情绪之间的关联，进而改变情绪本身。

当你情绪低落时，从下面这些训练中选一个，尝试练习一下，就当是实验了，再来看看会发生什么。

（1）明确是身体里的哪个部位感觉到了这种情绪。比如是胃部感到紧张还是胸部感到沉闷？不管是什么样的感觉，带着友善和好奇的心态去感受这种身体上的感知，看看会发生什么样的变化。让身体上的感知自然地存在，去感知它，想象在这种感知中呼进呼出气息，观察这样做会产生哪些影响。如果你觉得做这样的练习很不舒服，那你如何才能接近那些不愉快的感觉？尝试一下迂回战术，从你能够集中注意力的地方开始，慢慢再向身体感知的部位靠近，不要过于强求，但也不要退缩。试着对自己说"没关系，无论我感知到了什么，都没关系，就让我来感知它吧"。

（2）让自己从这种情绪、思想或者感觉中脱离出来。你是来观察这些感受的，不是来感知这些感受的，试着退后一步，再去研究这些感受。看电影的时候，人和屏幕之间是有距离的；看天空飘过的云朵，人和云朵之间也是有空间的。同样，你和你的情绪之间也存在分隔的空间。注意留心这个练习会有什么样的影响。

（3）留意大脑里出现的是什么样的想法。是自我批评的，还是消极的；是更糟糕的想法，还是要下定论了？这些想法有没有一次又一次不断地重复？用好奇的心态去观察大脑里的思维模式。

（4）注意观察想要摆脱低落情绪的倾向。尝试从逃跑策略转向接受策略，再来看看会有什么不一样的效果。试着将自己的接受度提高哪怕一点点——1% 也可以。接受这种情绪，只是让你现在去感受它，不会让你永远感知下去，所以你完全可以暂时地放下那些抗争的想法，哪怕一点点也好，看看这样做会发生什么。

（5）练习第 7 章介绍的 3 分钟"呼吸空间冥想"。这样做会有什么效果呢？跟随呼吸空间，能够让你做一个明智的选择——现在做什么对你是最有帮助的、最能让你关注自己的。

（6）认识到反复出现的反刍思想和低落情绪都是感受的一部分，不是你本质的一部分。一种情绪会在意识里出现，也会在某个时刻消失。采用去中心化的方法，用一种超然的视角去观察低落的情绪，意味着你已经认识到它并不是你作为独立个体本身的核心方面。

逃避模式和接近模式

你越是想要避开负面情绪，负面情绪越会紧紧地抓住你。然而，通过接近这种情绪的方式，你为自己打开了从扼制中释放出来的可能。用一种友善的态度、同情和温柔的心态去接近这些情绪，你为自己创造了一种可能，一种能够让你允许并包容此刻情绪本身的可能。同时你也给了自己脱离恶性循环的可能，这种恶性循环就是由逃避模式引起的。

理查德·戴维森教授是美国威斯康星大学麦迪逊分校顶级的神经学科专家，他曾经指出逃避思维模式能够激活大脑右侧前额叶皮层（通常认为抑郁的神经就在这部分），而接近思维模式能够激活大脑左侧前额叶皮层（通常认为这部分神经会让人更加积极）。同时戴维森教授还指出，冥想能够帮助人们大脑的活动从右侧转移到左侧，也就是说从逃避模式转向接近模式。

冥想让人们以一种更加健康、更加开放、更加独立的姿态面对消极情绪，从而给情绪提供了一个更加自然的相互作用的方式。总之，冥想能够锻炼你的大脑，让它更加健康。

探索正念认知疗法（MBCT）

正念认知疗法（MBCT）是一组为期 8 周的治疗计划，以冥想减压（MBSR）课程为基础（第 9 章详细介绍了冥想减压法）。冥想减压课程对人们身体和心理的一系列问题有着很大的帮助，而正念认知疗法则是专门针对那些遭受抑郁反复发作折磨的群体。截至目前，调查研究已经证实正念认知疗法比一般性的疗法有高出 50% 的效果，尤其是对经历过 3 次或 3 次以上抑郁的人群。

正念认知疗法是一种普遍形式疗法，被称为认知行为疗法（CBT），该疗法秉承的理念是思想、感觉和行动之间的非常紧密的联系，也就是人们思考的方式会影响人们的感觉和行动；相反地，人们感知的方式或者采取的行动也会影响思考方式，如图 13-3 所示。

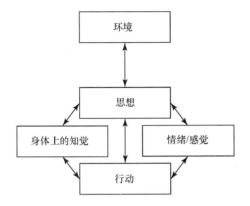

图13-3
思想、感觉和
行动关系

传统的认知行为疗法（CBT）鼓励你向不切实际的、消极的思想挑战，不仅是向自己，还要向其他人、向这个世界的消极想法挑战（更多内容请参阅罗比威尔森和蕾娜布朗尼合著的《Dummies 系列之认知行为疗法》）。正念认知疗法在方法上有些许不同。该疗法鼓励你用去中心化的方法，带着友善、好奇和同情的心态面对不愉快的想法、情绪和身体的感知——也就是正念的方法，而不是故意地去思考另一种想法。重点不是改变这种感受，而是用一种不同的方式去感知它的存在，你可以通过正念冥想锻炼这种感知的能力。

正念的科学根据

美国的一次调查发现，有 40％ 以上的心理健康专家会使用一些正念形式的治疗方法，用这些方法促进身体和精神上的康复。在临床医学上，冥想治疗方法主要有两种。

（1）正念减压疗法（MBSR）：为期 8 周的正念冥想训练，用来减轻压力，适用于普遍的身体状况。

（2）正念认知疗法（MBCT）：在 8 周正念减压疗法的基础上，再加上认知行为疗法。最初是用来治疗临床抑郁症复发的问题，现在已经尝试用在更多的病理上。

正念减压疗法是 20 多年前由乔·卡巴-金博士和他的同事们在美国马萨诸塞州立大学医学院的减压诊所里发明的。科学依据也已证实正念在医学上的贡献是显著的。

下面是针对正念疗法进行研究时使用的一些简单的案例。

（1）对 200 多名慢性疼痛患者采取正念治疗方式，通过观察，按照正念减压疗法治疗的大部分患者在身体和心理健康方面都有了很大程度的改观。

（2）一项针对焦虑性障碍患者的研究表明，通过正念减压疗法的治疗，这些患者的焦虑和抑郁情绪降低了 90% 以上。

（3）一项针对牛皮癣患者的实验为一部分患者提供正念冥想的指导，这个指导是从一个光盘里发出声音，从而可以发现这部分患者的康复速度是没有得到冥想声音干预的患者的 4 倍。这说明冥想本身具有加速病情好转的功效。

（4）两项针对正念认知疗法的实验表明，该疗法在预防抑郁症复发上很有效果，主要是针对之前经历过 3 次或 3 次以上抑郁的患者，使用正念认知疗法的病人病情复发的概率降低了 55%。

第 9 章讲述了正念减压疗法。

如果你想按照本书练习正念认知疗法的课程，可以结合第 9 章介绍的 8 周正念减压疗法课程，在此基础上再练习本章的内容。这个课程的练习与在正念团体里的练习不同，也不同于跟着专业导师的练习，但是它能让你清楚应该期望什么，当然也会对你有所帮助。

愉快的和不愉快的经历

每天你都会遇到很多不同的经历，所有这些经历都可以归为 3 类：愉快的经历、不愉快的经历和没有任何感情色彩的经历。人们喜欢愉快的经历，比如听鸟儿"唱歌"、看最喜欢的电视节目；讨厌不愉快的经历，比如交通堵塞或者工作中遇到难缠的客户；而那些平常的经历，你甚至可能都不会注意到它们，比如你所在的房间有哪些东西，你正在喝的茶或咖啡的味道。正念鼓励人们用一颗好奇的心，去观察所有这些经历的方方面面。

如何做到这点呢，可以通过下面的练习来实现，这些练习通常需要两周的时间。

小贴士大用途

拿一张纸或者你的日记本，将其分成 4 栏，分别写上经历、想法、感受、身体感知，对应着每一栏，写下一件让你感到愉快的经历、愉快的经历发生时脑子里的想法、当时的感受是什么以及身体的感觉。每天写一件，坚持一周。

在接下来的一周，重复同样的练习，但是这一次记录的是不愉快的经历。记住，这里所指的愉快或者不愉快的经历并不一定是那些让你有很大情绪起伏的经历，哪怕是一个很小的、看上去微不足道的经历都可以。

这个练习的目的在于以下几点。

（1）帮助你认识到经历并不是多大的东西，它可以被分解成想法、感受和身体的感知。这样你会发现再遇到困难的经历时就好掌控了，不至于不知所措。

（2）注意到你的"自动驾驶"模式和习惯性模式，这些模式一直都在作用着，甚至在你还没意识它们的时候。你认识到你习惯性地抓着这些愉快的经历，强烈地渴望它们能够继续下去；拼命地推开那些不愉快的经历，不想记住它们，这就是所谓的经验性回避。

（3）学会用好奇的眼光去观察经历、分析经历，而不是单纯评判这个经历是好的还是坏的，是我喜欢的还是不喜欢的。

（4）鼓励你了解不愉快的经历，承认自己遇到了不愉快的经历，而不是一味地逃避它们。

解读想法和感受

你可以用一个舒服的姿势坐着或者躺着来完成这个想象的练习。

（1）想象你正走在一条熟悉的路上，路的对面走过来一个朋友，你叫他的名字，挥手，但是他没反应，他只是往前走，越走越远。

（2）回答下面的问题。

在这个练习中，你感觉到了什么？

你产生了怎样的想法？

你的身体有什么样的感知？

如果你想的是"哦，天哪，他不理我了，我没有朋友了"，那你一定会感到很沮丧，甚至可能会萎靡不振。但是如果你这么想"他没听到我叫他。好吧，回头我再联系他"，那这件事就不会对你有什么影响。这个练习最主要的目的是用来说明：一个人对一种状况的理解，取决于他在这个状况下出现的特定的感觉，而不是取决于状况本身。

几乎每一个人对这个练习都有一个不同的反应，因为他们对这件想象的事情有着不同的理解。如果你本身就已经处于一种很低落的状态，你很容易就会向消极的方面去理解这件事。记住：想法是对现实的一种解读，它会受到你当前情绪的影响。不要把你的想法当作事实，尤其是当你处于低落状态时。想法只是想法，不是事实。

防止自发性思维模式

正念鼓励人们认清并克服消极的自发性思维，这种思维会使抑郁情绪久久不能平复甚至可能会更糟。

思考下面的表述（该表述改编自 Kendall 和 Hollon 所写的"自发性思维模式问卷调查"，它于 1980 年发表于《认知疗法与研究》杂志）。

（1）我感觉好像全世界都在与我为敌。

（2）我没有优点。

（3）我永远都不会成功。

（4）没有人理解我。

（5）我让人失望了。

（6）我觉得我坚持不下去了。

（7）我希望我能更优秀。

（8）我真得太差了。

（9）这不是我想要的生活。

（10）我对自己非常失望。

（11）没有什么是令人满意的。

（12）我再也无法忍受这一切了。

（13）我无法重新开始。

（14）一定是哪里不对了。

（15）我真希望自己现在是在其他地方。

（16）我无法冷静下来。

（17）我讨厌我自己。

（18）我一无是处。

（19）我真希望我能消失。

（20）我是输家。

（21）我的生活一团糟。

（22）我是一个失败者。

（23）我永远都做不到。

（24）我感到无助。

（25）我的前途一片灰暗。

（26）不值得。

（27）我什么事都完不成。

如果上面的某些想法现在出现在你脑海里，你会多大程度上相信它们是真的？当你情绪低落时出现上面某些想法时，你又会在多大程度上相信？这些想法就是我们称为疾病的抑郁症的基本特征，而实际上它们和真实的你并没有多大关系。

用一种中立的立场去看待抑郁，你会离抑郁这种疾病越来越远。抑郁只是人们生活的一种状态，它并不是只针对你而不针对其他人。把抑郁当作一种状态，一种通过合理的方法能够改变的状态。

换一个角度去思考

换一个角度去思考指的是用不同的方法判断一个特殊的环境或者经历。

小贴士大用途

这个练习来自于正念认知疗法，是为了证实感觉能够影响想法，想法也能够影响感觉。这个练习与本章前面提到的"解读想法和感受"的练习有点类似，但是侧重点不同，该练习关注的重点是如何理解遇到的状态取决于你已经产生的感觉。

考虑下面的情形：因为工作的问题，你刚刚被老板批评了一通，你的心情很糟。你路过一个同事的位置，想要和他说点什么，可是他说他现在真的非常忙，没有时间和你说话。写下你的想法和感受。

现在考虑一个不同的情形：你的老板刚刚表扬了你，表扬你工作得出色。你路过一个同事的位置，想要和他说点什么，可是他说他现在真的很忙，没有时间和你说话。写下你的想法和感受。

你大概会发现这两种情况下的想法和感受完全不同。对某一状况的理解能够影响你的想法和感受，明白了这一点你就不太可能做出消极的反应了。正念让人们时时刻刻都去感知自己的想法和感觉，也让人们对某一情况用不同的方式做出回应。通过这种方式你会明白，想法只是想法或者是对事实的一种理解，但不是事实。

从困难的想法中转移注意力

练习 3 分钟 "呼吸空间冥想"（详见第 7 章），然后问自己下面的问题，可以选择其中一些也可以选择全部。这样做有助于让你从困难的想法中脱离出来，或者让你从一个局外人的角度去观察那些想法，同时还有助于你去感知自己的思维模式。

（1）我有没有把想法和事实混淆？

（2）我是从正反两个方面去思考的吗？

（3）我是匆匆做出结论的吗？

（4）我是不是只关注了消极的想法却忽视了积极的想法？

（5）我是完美主义者吗？

（6）我有没有猜测别人在想什么？

（7）我是不是在往更坏的方面去想？

（8）我是不是对待自己或别人都过于严厉？

（9）用这种方式思考的优势和劣势是什么？

（10）我是不是对待事情太主观了？

列出你的活动清单

小贴士大用途

将你平时经常做的事情列一个清单，比如做饭、穿衣打扮、工作、社交、业余爱好、运动、上夜校等。然后为这些事情贴上标签，是能够让你充实的还是消耗你的精力的。那些能够让人充实的活动会使人感觉精神振奋、充满热情、给人力量、让人愉快。那些消耗人精力的活动会榨干你的体力，让你处于一种低迷的状态。思考怎样做才能在日常生活中增加使人充实的活动，减少那些消耗精力的活动。

现在将那些能给你一些成就感或者愉悦感的事情列一个清单，能给你成就感的事情是指那些对你来说有一点挑战性的事情，比如整理橱柜、接听你不想接听的电话、强迫自己出去见朋友或者亲戚；能够让你感到愉快的事情包括洗热水澡、看电影或者出去散步。

当你感到压力大或者情绪低落的时候，选一件能带给你成就感的事情或者让你愉快的事情，在做这件事情之前先练习 3 分钟"呼吸空间冥想"，这样有助于将冥想的感知带到做事情的过程中。

用明智的选择做理智的行动

当你心情低落、思想消沉、身体感觉疼痛的时候，或者压力大的时候，练习 3 分钟"呼吸空间冥想"，然后从下面几项中选择一项去练习。

（1）以正念心态去做事情。重新去做你刚刚做的事情，但是这一次要以正念心态去做，用更加宽广、开阔的心态去感受，用思维的 being 模式去做（第 5 章解释了思维的 being 模式）。每一个动作都用正念的心态，最好将活动分解成一小部分一小部分的，虽然这样做对你来说改变可能很小、很细微，但是跟随"呼吸空间冥想"，你一定会有不同的感受。

（2）用正念状态感知你的身体。紧张的情绪通常会以收紧下巴或者紧缩双肩的形式在身体上表现出来。身体感知是让你用一种开放的、友好的、热情的意识走近紧张的状态去感知这种情绪。在这种紧张的情绪里呼吸，去感受它的存在，或者说正在打开、正在承认、正在包容这种情绪，尽管这会让你感到不舒服。当出现消极或者不愉快的情绪时，不要试图逃避它，而要去试着找方法，寻找如何能和它们友好相处的方法。

（3）用正念心态感知你的思想。练习完"呼吸空间冥想"之后，如果消极的想法仍然占据着主导地位，那么将你的意念集中到你正在想的事情上。试着退后一步，从所想的事情中抽离出来，把这些想法当作心理事件而不是事实。尝试把这些想法写下来，这样有助于放慢思想，同时为你提供看清它们的机会。重新思考"从困难的想法中脱离出来"一节中所涉及的问题，如果可以，就从一种好奇和友善的角度去思考这些问题。这个练习可以和思想之间建立一种不同的关系，无论这个思想是什么，而不是一味地接受它们，把它们当作百分之百的现实。

（4）做一件让你愉快的事情。做一件让你感到愉快的事情，比如读一本小说，或者听你喜欢的音乐。当做这件事时，将你的注意力主要集中在事情本身，留心观察你的情绪感受和你的身体感觉，时时感知你的思想。不要试图通过做这件事改变你的情绪，而是尽你所能地去接纳你所感知的一切。

（5）做一件让你有成就感的事情。去做一件能带给你成就感的事情，不管这件事情有多小，哪怕是洗车、游泳、烤蛋糕之类的事情都可以。同样地，将你全部的精力都集中在事情本身上。注意你有没有急着想不顾及做这件事情的感受，而是回到了习惯性的 doing 模式（第 5 章详细介绍过）了，如果是这样，回到 being 模式（见第 5 章），尽力让自己接受做事情过程中的感觉和感受。用一种纯粹的、好奇的心态去感知这个经历，感知的仅仅是"去做这件事本身"的经历。

建立抑郁的预警机制

建立一个抑郁的预警机制是将抑郁扼杀在萌芽状态的一个好方法，而不用等到抑郁情绪出现恶性循环时再去对付或治疗。按照下面的方法制定预警机制，写下它们。

（1）预警信号。你需要留意观察那些可能导致抑郁情绪出现的警告信息，比如产生消极想法、睡过头或者有意避开不想见的朋友，都有可能成为出现抑郁情绪的信号。你也可以让和你关系亲近的人帮你留意这些情况。

（2）行动计划。一个你能够执行的行动方案是很有用处的，比如冥想、练瑜伽、行走或者看喜剧片。同时你也要写下那些可能对你不会有什么帮助的事情，也要尽量避免在这个时候去做比如改变饮食习惯、消极的自言自语或者工作到很晚等事情。

平复焦虑情绪：顺其自然

当感觉紧张、对什么事情感到担忧，或者生理上有变化，比如血压升高时，都会让人产生焦虑的情绪，这是一种很自然的人类情感特征。当你认为被威胁的时候，你会感到焦虑。恐惧意识是人类求生机制的一部分。如果没有恐惧意识，那么人们很可能不会意识到正在冒险，由此可能导致危险的结果；没有恐惧意识，人们就不会意识到走在悬崖边上和走在公园里有什么不同，然而很显然悬崖边可不是个安全的地方。

记住比较好

焦虑和恐慌是多种因素相互作用导致的结果，包括你的基因、过去的经历、目前所处的环境。

这一部分用来研究冥想如何能够帮助你应对焦虑和恐慌，不管是你偶尔出现这种情绪，还是一直都受这种情绪的困扰，即医学上所定论的广泛性焦虑障碍（GAD）。

感知忧虑情绪并与它为友

消除忧虑的思想并不是一件容易的事。忧虑的思想是很黏人的，你越是想要把它推开，那些担心的焦虑的想法就越是紧紧地抓着你不放，这样你反而陷入了消极循环的怪圈里，你越是用力地把这些消极思想挡回去，它们就越是猛烈地反弹回来。

正念是让你去面对、去感知所有的感受，哪怕是不愉快的感受，而不是一味地去逃避焦虑的想法和感觉，逃避只会让这些情绪更强烈甚至可能控制你的生活。冥想是让你用一种亲切友好的方式，慢慢地但坚定地敞开心胸面对它们，这样做反而能够阻止它们过分的强大。

或许下面这个类比能够帮助你理解上面的内容。想象一间房间正在进水，你在外面把门关上了为了让水不流出来，水流进去的越多你在外面就要越用力才能保证门一直关着不被水顶开，终于你撑不住了，门"砰"的一下打开了，水瞬间大量涌出。相反地，如果你一开始就慢慢地把门打开而不是把门关上，因为一直开着门，水就会一股一股地流出来，而不至于像洪水一般涌出来，你也不用再费力地顶着门、堵着水了。水就是你内心焦虑的想法和感觉，打开门就是用亲切友好的意识去感知这些消极的思想。

使用正念克服焦虑

如果你担心很多东西，很可能是你把自己封闭在了那些让人心里感觉沉重的话题上，比如你担心你的儿子能不能通过考试，实际上是你所谓的担心的思想挡住了真正忧虑的感觉。虽然担心的感觉是让人不愉快的，也会引起焦虑，但是是担心这个想法本身将你带入更强烈的情绪中的。除非你敞开心胸面对那些强烈的情绪，否则忧虑的情绪会一直存在。

忧虑就是习惯性逃避的一个例子，本章前面部分介绍过习惯性逃避。正念是训练你自己越来越放开去接受那些有挑战性的情绪，这种接受也不是单纯地接受，而是带着认知、好奇、友好的意识去感受。正念能够让你看清你自己，并不是你的情绪，你的感受也只是暂时的，以此来减少你的焦虑感。正念鼓励人们关注此刻，这样会忽略忧虑的事情。

下面是针对焦虑而进行的正念练习。

（1）坐在椅子或沙发上，保持坐姿端庄且身体舒适。问自己"此时此刻，我的感受是什么？"认真思考经过大脑的想法、意识里出现的情绪、身体上的感知。尽你最大的努力，敞开心扉去体会此时此刻的感受，努力坚持几分钟。

（2）把手放在腹部，感受由于呼吸所带动的腹部起伏，将你的注意力保持在这个部位。如果在这个过程中那些焦虑的思想抓着你不放，让你无法集中注意力在腹部，那就接受这个情况，但是要回到此刻，而且尽量不要带任何自我批评的情绪，把注意力放在呼吸的一呼一吸上，坚持几分钟。

（3）完成前面两步之后，用意识去感知整个身体的呼吸，在这个过程中要放宽你的注意力，而不是仅仅集中在呼吸本身上。如果你愿意，还可以想象一下气息从身体里进出的轮廓外形，这个轮廓是身体通过皮肤描绘出来的。这一步你想做多久就做多久。

（4）注意将正念练习运用到日常生活中去。将这种友好的、令人愉快的冥想感知方式遍布到各种日常活动中去，然后留意正念冥想带来了哪些影响。如果你觉得这个练习有用，那么当你出现不好的想法或者担忧困扰的时候，就用这套冥想练习来减轻痛苦。

记住比较好

正念并不是消除你的焦虑或者其他一些消极的想法，它只是帮你建立一种健康的态度去面对不愉快的感受，而这种不愉快的感受不管你愿不愿意它都在那里不会消失。短期内你可以用分散注意力的方法来应对不愉快的感觉，但是从长远来看，这样做会让人疲惫而且也不是很有用。正念的魅力之处就在于它是"激进"的，它向困难迈出了勇敢的、具有挑战性的一步，不管这个困难是什么，都要去面对它，看看它到底是什么。通过这种认知的行为，你和焦虑的关系就会改变，因此，当你准备好的时候，就给这种情绪继续前进的自由。

接受吵闹的邻居

焦虑的想法就像是从隔壁邻居家传出来的音乐声，正念并不是强迫邻居关掉音乐，虽然这样做可能有用也可能没用，正念是用另一种方式去听这个噪声。当你听到你喜欢的曲子时，让声音进入你的耳朵，而你也会完全沉浸在旋律中。同样地，你也应该用你的耳朵聆听你的思想，感受内心深处的情绪，而不是一味地想要修正或者改变它们——接受它们本来的样子。训练你的大脑做到这点可不是个简单的过程，需要不断地练习。"音乐声"（也就是焦虑的思想）可能会改变也可能不会改变，无论怎样，你要做的就是保持你的态度积极地面对它们，而且尽可能地保持好奇和友善的态度。

感知焦虑情绪的存在

如果你想要改变焦虑的情绪，你需要从一开始就和它建立正确的关系，这样你才能去感知这种情绪的存在。在这种安全的关系中，你可以允许焦虑在那里，既不压制它又不理睬它，就像一个小孩子在那里发脾气，你却不动声色地、平静地坐在那里。没有任何脾气又永远不消失，也没有任何脾气永远保持在一个程度上。用持续的、正念的、平静的、友好的意识去感知焦虑，焦虑最终会一点点地平息下来，即便它不离开，而你安静地坐在那里，你的感觉也不会再像之前那样挣扎。

小贴士大用途

你不需要直接迎头面对焦虑，这里有几个步骤你可以练习一段时间，练习几天、几周或者几个月都可以。

（1）仔细观察当你感到焦虑的时候通常会做出怎样的反应。如果你一直都感觉很焦虑，留意你对这种情绪的态度。

（2）多以正念的态度去面对焦虑。

（3）用几分钟的时间去感知焦虑，尽可能地友善、热情，通过呼吸感知它的存在。

（4）注意这种感觉有没有伴随其他症状，比如颜色、形状和外观。你身体的哪个部位有明显的反应？这种反应有没有随着你的正念意识增强或者减弱？在逃离焦虑和陷入焦虑之间找到一小块空间，用友好的、同情的意念全神贯注地去感知这个边缘地带。

（5）当你观察一棵树或者一朵花的时候，你会有一种友好且好奇的感觉，用同样的态度去观察这种情绪上的感觉。进入各种各样的情绪，通过呼吸去感知它们，把它们当作你的老师，欢迎这些情绪，就像你张开双臂欢迎你的客人一样。

步骤（1）～步骤（5）并不是一场竞赛，而是一个过程、一场旅行，用你自己的步伐去完成的旅行。步骤（1）和步骤（5）有着同样重要、同样深刻、同样深度的意义。记住，这几个步骤只是一种指导，指导你在合适的时候走进焦虑或者其他什么情绪中去，用面对它们的方式去感知它们的存在。依靠你与生俱来的智慧，指引你的内心之旅。

克服上瘾

当一个人对酒、药物或者赌博等上瘾时，看起来是很难控制的。上瘾会影响家庭、工作或学校的生活，这会导致很大的问题。

如果你正遭受上瘾困扰，记住你并不孤独。比如在美国，2300万人都对酒类和药物上瘾，超过 2/3 的人严重酗酒上瘾。

好消息是，我们有办法解决。如果你试着克服上瘾但是没有成功，不要放弃。我可以帮到你。正念是克服上瘾的最好方式。

不开玩笑！危险

你不确定是否已经遭受上瘾困扰了？如果你对某物上瘾，你几乎是不会承认的。但是承认和接受你上瘾了是改变的第一步，可以问自己以下几个问题。

（1）你比过去更频繁地使用某种物品或参加某种活动吗？

（2）当你不再使用这种物品或者参加这种活动时，你会不会感觉有点强迫或产生戒断症状？

（3）当你使用这种物品或采取某种行动时，你有没有向别人撒谎？

如果回答是肯定的，那么你要考虑咨询健康专家，获得针对性评估和合适的建议。健康专家会给你各个方面的支持，许多机构会帮助你应对上瘾。研究证明，认知行为疗法（CBT）和动机增强疗法（MET）是非常有效的措施。

不开玩笑！危险

正念本身是一种非常传统的练习方式，其历史可以追溯到 2500 年前。但是就临床领域而言，正念是克服上瘾的非常新的方法，虽然目前这种方法是比较积极的治疗方式，但是相关的案例实证目前仍在早期收集研究阶段。

学习应对上瘾的正念方法

一旦你对某事上瘾了，你的行为会处于正念的对立面：它会处于自动运行状态。下面的案例描述了每当你吸烟时，如何无意识地进入了上瘾状态。

（1）上班时，你坐在工位上，感觉有点儿瞌睡和疲惫。

（2）你特别想吸烟，这是你身体的物理感觉，但是通常你不知道这种感觉在身体的哪个部位。

（3）你马上想："我需要吸烟。"（你通常不会有意识地激发这种想法，这只是你大脑的自然反应）。

（4）你发现自己很快站起来，手里拿了一包烟和打火机，走出大厦（通常是无意识的，几乎不会有意识地做出选择）。

（5）你走出去，然后点燃一支烟，吸一口，很快而且自动地发生（你可能陷入其他的思想里）。

（6）你因为这种强迫得到了满足，瞌睡感顿时消失。你获得了一种巨大的满足感（大脑中释放了多巴胺），这一过程会在几小时内循环。

在上瘾的状态下，正念为你提供了一种理清思维和情绪的方式，并且给你一种选择，而不是依赖成瘾所做出的自动强迫反应和行为。

你会发现，当你有做某事的强烈欲望时，这并不意味着你必须这样做。你可以体验这种欲望，让它渐渐消失。

打开上瘾之门的正念钥匙

管理上瘾欲望最好的方式，被称为冲动冲浪（Urge Surfing）。这是一种满足上瘾反应行为的方式。当处于"自动驾驶"模式时，基于强烈的欲望行动，最终不会给你帮助。通过冲动冲浪，你不必基于所体验的欲望或渴求行动。

上瘾和大脑

现在，多数科学家认为上瘾是一种长期的疾病。因为上瘾会改变大脑的结构和功能。正如一块泥土经过挤压会变形一样，人在上瘾后大脑的内在结构也会发生变化。

如果经历了快乐的体验和之后的行为，大脑同样会发生改变。当你经历高兴的事情，大脑会释放多巴胺。比如享用一顿美食、收到钱或者服用药物，都会导致多巴胺被释放。多巴胺释放的浓度、速度、依赖度越强，上瘾的机会也会越大。

药物会导致大脑中大量多巴胺的释放，也会改变大脑中的记忆、动机和生存系统。这就是你想要某个东西的欲望逐步变成强迫的过程。上瘾比单纯的欲望更可怕。

多巴胺的大量释放会激发愉悦感，并且驱使你的大脑。你的大脑不是为了应对大量的多巴胺而设计的。当你的愉悦系统过度被刺激时，你体验愉悦的能力会逐步消失，在某种程度上甚至会损坏。你需要更多的物质或行为，以得到相同的愉悦感。

这样一来，强迫就会接踵而至。你的记忆提醒你过去经历的愉悦感，你被迫通过采用更多的物质或采取进一步的行动来重新创造这种体验。

这就是为什么上瘾会有巨大威力，而仅仅靠我们日常的意志力是很难奏效的。

播放音频

听一下音频 20 关于冲动冲浪的内容。当你形成某种冲动的欲望时，你可以采取以下措施。

（1）寻找一个舒服的姿势。你可以坐着、躺着，或者慢慢地走路，可以采用任何你喜欢的姿势。看看是否能让身体放松一点儿，释放所有压力。做一次深呼吸，慢慢地呼出气息。

音频 20

（2）注意，你有一种想吸烟、喝酒、赌博或者任何其他形式的冲动。

（3）让身体保持正念状态。将专注力投入你的身体感觉。你在身体的哪部分感到了这种冲动？是身体中某个特殊的部位还是全身都有？冲动的具体感觉是怎样的？

（4）让思维保持正念状态。注意并承认某种想法现在正在你的思维中升起，是一种熟悉的想法吗？是消极的想法或者判断性的想法吗？看看你是否能从这些想法中后退一步，就像你是这种体验的观察者，而不是陷入这种思维。观察这些想法，像泡泡一样飘散。

（5）让感觉保持正念状态。注意冲动的感觉。感觉可能非常不舒服。没有什么好坏，这就是感觉的本质。注意你的判断，比如"我喜欢这种体验"或者"我不喜欢这种体验"。记住感觉本身并不危险或者并没有什么威胁。

（6）让现在的体验自然发生。看看你是否能不释放掉它，或者不被迫做出无益的反应行为。保持这种体验、冲动、欲望、强迫，保持此刻的感受。

（7）注意欲望在发生什么变化。或许欲望在你内心深处增强或者减轻，或许保持不变。

（8）如果欲望增强，想象一下，就像大海里的波浪在靠近沙滩。波浪越来越高，但是一旦到达顶峰，就开始下降。把你的冲动想象成波浪。它会持续地增强，但是又自然地回落。它不可能一直增强。看看你是否可以随着波浪的起伏，保持对此刻的冲动的感知。驾驭波浪。你也可以想象自己在进行冲动冲浪。利用好自己的呼吸，持续进行冲动冲浪。在冲动的浪潮上冲浪时，可以把你的呼吸当作支撑你的冲浪板。

（9）注意整个过程你如何管理这种冲动的冲浪。无论你的某种冲动、情绪或思想多么强烈，你可以随时使用这种方法。

小贴士大用途

当你处于欲望的中心时，思考一下你究竟想要什么？或许不是某种你想要的物质或行为；或许是你感觉孤单或充满压力；或许你想要从某种环境中挣脱出来的自由；或者只是想要此刻的一种情绪？

把冲动想象为一个孩子正在发脾气。如果你给孩子一块糖，他会很快安静下来。但是他学会了通过尖叫得到奖赏。所以过不了多久，他又会发脾气。那么有什么办法呢？对他好一点，但是不要给他糖，最终他们会停止发脾气。如果下次他又开始尖叫，你只需要拥抱他，但是不要给他糖了，他早晚会停止，最终也会安静下来。在不给孩子糖的情况下，对孩子友善其实是在不满足冲动的前提下应对冲动的一种正念方法。

记住比较好

每次当你驾驭自己的冲动，你的欲望就会变弱。如果每次用吸烟或喝酒满足你的欲望，那么你会强化你的欲望。每一次小小的努力，都会逐步变成巨大的改变。

小贴士大用途

如果你想增强你的意志力,可以尝试下面的方法,这是 Kelly McGonigal 在畅销书《自控力》(*The Willpower Instinct*)中描述的方法。

(1)充足的睡眠。如果可能,可以睡 8 小时。

(2)每天进行冥想。

(3)练习。即便几分钟的行走也是很好的,你不必过于紧张,保持正念行走,会更有力量。

(4)慢慢地呼吸,一分钟保持 4～6 次完整的呼吸。这会在你需要时增强你的意志力。

管理上瘾复发:探索成功的惊人秘密

一位吸烟者对我说:"我已经吸烟 20 年了,我戒烟几百次都失败了。"

大多数人都希望在短时间内戒除成瘾,但是经过了困难或者非正念时期,他们又重新开始上瘾。这是可以预料到的。每个人都是普通人,都会犯错误,回到对药物、酒或其他东西的依赖上。

当你上瘾复发时,你会采取什么措施呢?多数人认为,如果偶尔上瘾复发,会慢慢好起来的。但研究结果表明,恰恰相反。

我们发现了管理好上瘾、最终长期戒除成瘾的一个秘密：自我怜悯。例如，如果一个人在喝酒时可以更多地谅解自己，那么他对酒的上瘾复发度就会降低。

当你上瘾复发时，如果你对自己更加友善和宽容，就更有可能让这次上瘾成为仅有的一次性行为。但是如果你打击自己，这么想："我真愚蠢！不能戒掉喝酒，我永远都不能"，产生这种更坏的感觉。你的感觉越坏，你在上瘾中的错觉就会越多。

这是一种应对上瘾的强大方法。当你成功地对某物质上瘾，比如药物，戒掉几天之后，你可以每天恭喜自己。但是当你上瘾复发时，告诉自己你犯了一次性错误，马上你就会进入戒掉药物的正常阶段。提醒自己，你已经有 4 天没有服药了，而只有 1 天服药。所以你已经成功了 4/5，这非常好！

看看你是否可以在不依赖某种上瘾物质的情况下，坚持更久；看看是不是可以更长时间地驾驭冲动；看看是否可以在这些日子里进行冥想，或许只是简单地抽出几分钟时间感受一下自己的呼吸。对自己好一点儿。

第14章

安抚身体

正念真正用于身患严重疾病的人身上，最初是从美国开始，后来又渐渐在英国流行起来。医生在治疗许多传统疾病时往往比较费力，他们转而使用正念对病人进行减压的临床治疗，效果非常好，正念帮助病人成功地应对了各种疼痛、焦虑和压力。

随着病人开始渐渐投入正念，他们开始以一种不同的视角来看待各种病痛和挑战。尽管有这样或那样的医疗问题，他们开始更积极地思考，感觉更好。疾病当然不会消失，正念的意图也没有让病痛消散。但是病人发现了一种全新的方式应对疾病，他们开始调动自己的情感和智慧去积极地应对，而不是充满恐惧和不安。

本章将探索为什么正念会给身患慢性疾病的人带来益处，并且讲述了许多开始练习正念的不同方法。你当然没有必要为了练习正念而去患上什么疾病，但是成千上万罹患严重身体疾病的人都通过正念冥想减轻了病痛。

感受完整性：从内心深处抚慰

"Heal"（抚慰）这个词和古英语文字 hal（Whole，完整）高度相关。"Health"（健康）一词其本义即"Wholeness"（完整性）。

体会一种感觉：完整性对你而言意味着什么。当你读到本章时，你持续地思考。正念就是培养你的这种能力，你不断地去感知，无论你感觉自己的身体怎样被分裂，都要感受完整性和自由度。这是一种解析抚慰真正含义的全新视角，会让心态更加平和，让你感觉更好。

身体疾病，或者说不舒适感的到来其实并非仅仅是身体问题，也是一个精神问题。正如本章中我强调的那样，你的思想和身体不是分离的，而是一个整体。当你遭受某种疾病时，你不但需要关照自己的身体，更需要关照自己的精神，这样才能让自己更好地应对困难。你还需要考虑，无论你的身体出现什么问题，都可以随时感受完整性。每个人的身体最终都会消亡——那么，你应该怎么去生存和生活？是不是应该更有尊严和幸福地活着，而不是充满焦虑和压力，让自己的精神四分五裂？

记住比较好

当你进行正念练习时，你在从事"爱"的活动。你对自己充满友善和关爱，情绪和缓，但思想坚定。你正在和自己对话、交流，很好地关照自己、体贴自己，让自己充满健康感和幸福感。

在正念冥想过程中，你有时会在某种程度上感到完全融入自己深入而内在的完整性。于是，你开始感到一种深度的放松、平和与安定，而此前你从未有过如此感受。当你和自己的完整性相遇，你会感到一种深度的抚慰和情绪的安宁，你会给自己的内心一些假定：无论情况如何，凡事都会顺利发展。你的某种疾病、你的身体、你的思想、你的情绪，随时都在出现和消失，它们不是所有，它们只是完整性的一部分而已。所以，类似这样的思想——"这全是我的错""我简直一无是处"都只是一种思维，不是事实。当你感受到这种内在的完整性时，你的疾病会渐渐地减弱。你会对当前和未来更加乐观。你会渐渐改变对某种疾病和遭遇的看法和态度，在接受正常医疗治疗的同时，你以一种更加超脱、自由和轻松的方式去对待疾病，给自己留出更大的空间尽力抚慰自己。

小贴士大用途

正念会让你从一个更宽广宏大的视角去看待问题，比如如果由于某种疾病你感觉情绪低落，难以控制自己，你深陷其中难以自拔，那么你会感觉失落、孤独、苦闷和惊慌。但是，你可以从一个更广的视角去看待相同的问题；要知道，你和其他人一样，难免遭受各种疾病。你可以同时意识到，你当然在遭受某种疾病，但同时，你也非常健康。尽管你背部可能微恙，但你身体的其他部位是不是状态良好？正念会打破你的定式思维，让你从完整性视角去对待问题。于是，你会很好地体谅自己——毕竟你是一个人。

精神和身体是相连的

设想，你可能非常害怕蜘蛛。傍晚时分，当你下楼时，在昏暗的地板上发现了一个像蜘蛛一样的东西。你会想："蜘蛛"！于是你开始心跳加速，甚至冒虚汗。你不太确定是否应该继续前进，你怕万一惊动蜘蛛。你的思维会非常狂乱。然后你又仔细地端详了那个东西一会儿，看看是不是看错了。你打开灯，发现只是地板上的一块斑迹！于是你彻底放心了。

当你看到地板上有个蜘蛛形状的东西，你身体开始发生一系列连锁反应。之所以有这样的变化，是因为你的思维对那个东西进行的解析——换句话说，完全是因为你的思维在作怪。当你意识到那只是地板上的一块斑迹，一系列导向安定情绪的反应又开始出现。其实，那个东西一直保持原样地待在那里。你身体反应的变化是由你对某种体验的好奇心引起的，然后你打开了灯。怀着某种意念和好奇心，当你发现事实，以一种全新的视角去解析，依据事实去看待它，而不是依据你的想象去解析它。

当你更有技巧地使用你的思维时，你可以更积极地去创造，而不是让抚慰的过程封锁或麻木。高强度的压力会使你的免疫能力减弱，而任何创造性的减压方法都具有非常积极的效果。

小贴士大用途

下面一个简短的练习，清晰地展示了你的思维和身体之间的联系，你可以试试。

（1）让自己舒服地坐下或躺下，如果你愿意，把眼睛闭上。

（2）设想，你很饥饿，想吃点自己喜欢吃的东西。你可以闻闻食物，把它放在盘子里。花几分钟时间，想想食物的样子和味道。你拿起几块食物，开始吃。想象一下美食进到嘴里时的香甜美味。

（3）注意一下自己身体的任何变化。你在流口水吗？你现在感觉有想吃某种食物的欲望吗？你感觉自己的身体有什么情绪出现吗？你身体的某个部位感到紧张或者放松吗？

这一练习（或我们谈到某种你想吃的食物时）又一次印证了这一事实：你的思维可以直接对自己的身体造成影响。在这一练习中，你使用自己的思维，创造了大脑中的某种影像。于是，你的身体开始发生各种生理变化。或许，你甚至会起来去做你一直在想象的那道美食。同样，用正确的方式使用自己的思维，可以为你的身体带来积极、抚慰的影响和力量。

安慰剂效应

安慰剂药片是一种起安定作用的物质，通常是用糖制成的，其实里面没有任何实质的药物。每次当科学家想测试一种新的药物时，它们通常会把这种药物和安慰剂去比较。令人惊奇的是，许多研究证明，病人在服用安慰剂之后，和服用真正的药物相比，感觉会好很多。这是怎么回事呢？答案其实在于你自己的思想和信念。如果你相信安慰剂药片可以帮助你，积极的信念可以让你加速治愈的过程。

下面是关于安慰剂的一些有趣的发现。

（1）如果你相信安慰剂是一种止疼剂，安慰剂便可以自然地激发你身体里一些有止疼作用的物质，并将其注入血液。这甚至和小剂量的吗啡有同等效力！

（2）价格昂贵的安慰剂比价格便宜的效果更好。我喜欢这一事实！科学家进行了一项实验，他们把病人分为两组，对第一组病人说他们服用的安慰剂价值 2.5 美元，而对另一组病人说他们服用的安慰剂价值 10 美分。然后科学家对他们在手上进行了轻度的点击，那些认为自己服用了更贵药物的病人感觉疼痛感更弱。

（3）病人通常认为自己在进行外科手术时，被使用了安慰剂，事实上并没有。根据文献记载，由于伦理原因，真正使用了安慰剂的外科手术只有 5 次。2002 年科学家进行了一项研究，180 个患有关节炎的病人被随机地进行了外科手术，有的使用了安慰剂，有的则没有。24 个月之后，没有任何迹象表明使用了安慰剂疗法的病人其疼痛感要比没有使用的弱多少，又或者效果好多少。

"安慰剂效应"如此强大，它很好地佐证思维如何实质地影响了精神抚慰的过程。

承认自己的局限性

在这个世界上，你的时间和能量其实都有限。如果你的生命和时间没有局限，那么你将永生；如果你的能量没有局限，那么你永远也不需要睡觉。所以，你应该怎样最好地使用自己的时间和能量呢？如果你不停地做加法，做更多的事情，那么你将耗尽自己。你最好停下来，思考一下自己的局限性，并承认这一点，同时时刻利用好自己的这些局限性，让自己以更健康和正念的方式思考和行动。

在我职业生涯的某一个阶段，我认为我可以做任何事情。于是，我不断地承担各种各样的工作和责任。我感觉做了更多的事情，但最终感觉好像收获更少了。终有一天，我感觉筋疲力尽，精力越来越少，于是一有时间就开始去练习冥想，慢慢地坚持去做。突然有一天，我从睡梦中醒来，我觉得"确实够了"——为什么我要牺牲掉自己的健康和幸福，仅仅为了多去赚那一点点钱？于是，我开始给自己"松绑"，不再尝试做那些没有意义、多余的工作，我开始用更有效率和创造性的方法去做那些我应该做的事情。这样一来，我充分地享受对自己的挑战，并试探性地探索自己的局限性，但我不会过分地这样做。

不开玩笑！危险

我们提倡接受或承认自己的局限性，并不是说要你感觉到被打败了，这是两码事，不要混淆概念。比如当你遭受一种长期的身体疾病时，你不应该在剩余的生命中自暴自弃、任由其发展；接受自己的局限性，意味着让你接受自己身体确实不太好这一事实，然后需要开始采取一定的措施，按照医生的建议去改善自己的状况。你或许需要某个团体，或者你的朋友和家庭的帮助，你要记住，你的疾病不会神奇地自愈，因此，你需要渐渐接受自己的局限性，并采取一定的方法改善疾病的状况，一定会有效果。

接受局限性，让我想到了蜜蜂的例子。当蜜蜂被困在屋里时，它会持续撞击关着的窗户，它以为它可以努力穿越过去。如果蜜蜂能看到窗子的局限性，那么它不会这样做，不会不断地撞击窗户，直到撞死为止。当你发现自己不停地在撞击某个极限，你会很失望，所以你要意识到这一点，并尝试寻找一种全新的方法——不要一直向窗户飞，外面的视野更宽阔。

从你的疾病中解脱升华

从你的疾病中解脱升华，也就是说要把你自己和你的疾病分离开，而不是把你自己定格在疾病上。这样一来，你不会过分沉溺于自己的现状。

智慧语录

身患癌症的 Dana Jennings 在《纽约时报》的博客上撰文说：

"身患癌症，你也可以微笑，尽管这可能不容易，但可以让你真正拥有自己，而不是拥有疾病。善意和温暖的微笑，可以提醒自己，你并不是你的疾病"。

"你不是你的疾病"。微笑可以是提醒自己这一事实的一种方式，冥想则是另一种方式。某些日子可能比其他时候更好。在某些日子里，你可能感觉不好，但没过几天，你就感觉神清气爽，所以不妨等几天，等到自己情绪好一点儿。记住"我并不是我的疾病"，这非常有用。

最近我练习正念冥想的时候，感觉身体越来越轻，精神也很愉悦。我感到深度的平和与完全的松弛，一切都非常顺遂。这段时间，我没有沉溺于自己的身体，感到各种体验都非常松弛和顺利。事实上，我感觉好像我就是真实的自己。这样的体验提醒我，我的身体不像我平时想象得那样僵硬和真实，我并不是我的身体，但是我能感知到自己的身体。

我可以是自己的感知——感知到思维、感觉、我的身体和周围的整个世界。当你怀着对完整性的感知，你会体验完全的自由，你会从一系列遐想（比如"我病了"或"我很不完整"等）中解脱出来而投入彻底的自由中。在这一情况下，你对孤独的理解也会发生变化。Alone（孤独），从英文的词根上讲，可以被解读为 Al-one 或 All-one（统一性、完整性），其实这才是 Alone 一词的本意。这会让你完全摆脱孤独感和奋力感。

不开玩笑！危险

不要使用正念冥想刻意去达到某种愉悦的体验。在冥想中你经历任何体验都没问题——冥想并无好坏之分。完整性的感觉是你在此时此地的真实本质，而不是某种奇妙的冥想体验。体验来了又走，时刻变化，但无论你是否想意识到，你的意识一直存在。每次提醒自己回到此时此刻，这样你会立刻回到自己对完整性的感知中。

使用正念管理疼痛

剧痛，是一种持续时间较短的强烈痛感，有时存在达 12 周。药物对于剧痛的治疗比较好。慢性疼痛则可以持续 12 周以上，医生在治愈此种疼痛时也感觉困难。许多人认为，慢性疼痛是目前被低估的最大的健康问题，它不但对病人的影响颇具杀伤力，对于现有的医疗体系也是一个巨大的负担。

WHO（世界卫生组织）研究发现，全球有 1/2 ～ 2/3 的慢性病患者都很难像一般人一样正常地运动、睡眠、做家务、参与社交活动、驾驶、行走或进行性行为。

不止一项研究发现，在经过了为期 8 周的正念训练后，慢性病患者发现自己的痛感得到了明显的减轻。这一结果非常令人吃惊，因为正念是让你走进自己疼痛的地方，让感觉存在于那里，而不是让你和疼痛去做任何抗争。本部分将详细阐述这一方法如何起作用。

疼痛和痛苦的区别

疼痛是不可避免的，而痛苦是可以选择的。疼痛是你无时无刻都会遇到的一种感觉。事实上，疼痛通常是非常有用的一种感觉——如果没有疼痛，你会一直伤害自己，而没有任何知觉。举个例子，当你的嘴部被牙医麻醉时，你会很容易咬到自己的面部内侧，甚至有时候都流血了，但是你没有任何知觉。

痛苦是不同的。痛苦是你自己制造的某种遭遇，而你自己经常并不知道。比如你有关节炎的痛苦。每天早上你一醒来，有时突然间你会感觉关节炎带来的某种刺骨的疼痛。之后，你的思维开始解析这种体验："倒霉的病痛，为什么是我呢？或许是因为我吃了什么个健康的食物。太不公平了。我简直懊恼极了！这完全是我的过错。将来怎么办啊？"毫无助益的判断、解析和预测，都是使痛苦产生的导火索。

一个有用的公式，说明了疼痛和痛苦的区别：

$$疼痛 \times 抵抗 = 痛苦$$

换句话说，你对疼痛的抵抗、斗争、否定、规避越多，你经历痛苦的感受会越强烈。这不是说降低你抵抗疼痛的倾向是很容易的，抵抗是人对疼痛的自动反应。但是通过本书中介绍的工具和方法，你可以学会如何减少这种反应，从而让自己从痛苦中解脱出来。

应对头痛

就像我写的这样，我的头很疼。那么我应该做点什么呢？正念就是感知，所以我要感知到自己头疼的感觉。我发现，我的肩膀由于疼痛变得紧张，于是我把它们呼吸进来，疼痛一点点开始融化。我也时不时地休息一会儿，喝一点水。我知道，我并不是头疼。疼痛会到来，过一会儿又会消失。疼痛的体验只存在于此刻。我不需要"忍受"疼痛，因为即便我忍受，疼痛依旧存在。忍受是没有必要的，它会引起额外的不必要的紧张。我可以试着感知头部疼痛的形状、大小、色彩和质地。我将疼痛呼吸进来，由此激发一些抵抗力，让我渐渐放松。我知道，疼痛会不时地出现，我释放掉疼痛的欲望，它便会渐渐地消散。

这个例子可能会对于你使用正念应对疼痛感有某种启示。你应该将注意力投入疼痛和困难上，对其投入好奇心——但是不要摒弃它。我想，这和安抚一个哭泣的婴儿有异曲同工之处：如果你生气，往往无济于事。你需要对婴儿投入足够的专注力，尽管听他哭泣时可能不太舒服，但你会慢慢地满足他的需求。

被他人启发

我之前有一些深受慢性疼痛折磨的学员，他们谈了一些关于使用正念方法的效果，这或许能对你使用正念应对疼痛有所帮助。

"我一直遭受慢性疼痛——如果一天中我活动 1 小时，我的身体第二天就会非常疼。我的慢性疼痛已经持续了 6 年，正念成为惟一帮助我缓解疼痛的方法。我不能移动我的身体，而大多数疗法都多多少少需要移动。通过"身体扫描"或正念呼吸，我不用移动，可以躺在地板上进行冥想训练。这真是一件美妙的事情。最后，我感觉到有些累，但我好像释放了许多留存在身体里的压力，它们已经存在了几周甚至几个月"。

"我的脊背下侧一直很痛。每次我移动的时候，这种疼痛会延伸到我的腿部。我感觉好像一天 24 小时、一周 7 天疼痛都存在。但在经过正念训练以后，我发现当再运动的时候，一天中的某一时刻没有疼痛感了。这对我真的很重要"。

记住比较好

疼痛也可能是情绪性的，比如哀伤、孤独、悲恸、焦虑、气愤的感觉。而痛苦则是由你应对这些情绪的方法而引起的。如果你对它们充满了好奇，总是怀着欢迎的态度，而不是总想驱散它们，或者对抗和阻止它们，你就不太会产生痛苦感。但是，如果你通过服用药物逃避这些情绪，比如吸毒或过量饮酒，你可能会增加自己的痛苦感。

所有试图规避疼痛的努力都不会让疼痛消失，只会暂时地将它麻木。规避疼痛的感觉和情绪，在短期内可能有点帮助，但是长期看，恰恰维系和助长了它们的强度。其实，疼痛完全可以被管理和控制，你需要专注地观察你正经历的思维和感觉——你开始专注于疼痛的体验这一事实，正是你掌控和转变痛苦体验的开始。

智慧语录

印度著名的正念导师 Nisargadatta 在晚年时曾遭受了喉癌的疼痛，他有一句名言："疼痛是身体引起的，而痛苦则是精神引起的。如果没有精神，那便没有痛苦。疼痛是人类生存和身体健壮所必需的，但并不一定会导致你的痛苦。痛苦是由于过度的沉溺或抵抗引起的，这也是你不情愿继续前进或调整的一个标志。圣人的生命中是体会不到痛苦的，所以如果你像圣人那样生活，便会远离痛苦。圣人不想让事情和其实质有什么不同；他知道这一点，但他会考虑所有的因素，疼痛是难以避免的。他友善地对待难以避免之物，因此，他便不会感觉痛苦。他如此了解疼痛，但疼痛伤害不了他。如果可以，他会尽力去做需要做的事情，让消失的平衡感再度浮现，他会让事情顺其自然"。

应对疼痛

明确你的目标对于练习正念非常有帮助。你的目标不是减少疼痛的感觉，而是留出空间去体验疼痛的自然状态，承认你不是疼痛，而是疼痛的观察者，你可以灵活地转移自己的专注力，为过丰富而有意义的生活采取行动，这对于你是最重要的。

当你利用正念应对疼痛时，有几个问题需要注意。

（1）疼痛只存在于此刻。你只需应对现在这一刻。如果你对当天、当周、当月、当年的其他时间心存忧虑，你会开始给自己制造痛苦。

（2）压力会增加痛苦。当你感知到疼痛，并想象呼吸从疼痛部位流入流出，压力会渐渐消散，由此减少疼痛感。但是，如果压力一直存在，那也没关系——你的意图是所有你能控制的东西。全力感知疼痛区的感觉。注意疼痛在身体的哪个部位。它是否有形状、大小、质地和色彩？

（3）努力地减少疼痛不会奏效，就像你努力放松下来反而会更有压力一样。以和缓而坚定的态度承认和接受自己的疼痛，你的痛感会逐步减轻。

你可以采用下面的冥想方法，减轻疼痛。

（1）选择任何一个你感觉舒服的姿势，保持几分钟。

（2）感受自己呼吸的感觉。怀着豁达、仁爱和感激的态度，感受自己的呼吸，尽你所能。

（3）留意每时每刻的疼痛怎样吸引了你的注意力。不要对自己进行任何批评。要知道，这只是一种困难的经历，你需要将意识轻柔地引导到呼气和吸气的感觉上，你可以使用鼻子、胸部、腹部或任何地方呼吸，感觉哪里容易就专注到哪里，持续几分钟。

（4）现在，将你的注意力拉回到疼痛自身的感觉上。这可能让你有点儿害怕，或者你不太愿意将注意力转移到疼痛上来。但是，如果你之前从未这样做过，那么为什么不试试呢？想象一下，你的呼吸正从疼痛部位的中心流入流出，你慢慢地靠近，很舒服地向痛点移动。

（5）当呼气和吸气时，你发现说下面的话会有些帮助。你也可以把这些话录下来，语气好一点儿，节奏慢一些——如果你愿意，还可以加点儿背景音乐，然后，回放一下自己的录音。

吸气，我感受到我正在吸气；呼气，我感受到我正在呼气。

吸气，我意识到疼痛；呼气，我意识到疼痛。

吸气，我意识到疼痛；呼气，我知道我不是我的疼痛。

吸气，我意识到压力；呼气，我知道我不是我的压力。

吸气，我意识到愤怒；呼气，我知道我不是我的愤怒。

吸气，我意识到悲伤；呼气，我知道我不是我的悲伤。

吸气，我意识到焦虑；呼气，我知道我不是我的焦虑。

吸气，此刻我正全情投入；呼气，我正处于此刻。

吸气，我知道我就是意识；呼气，我知道我非常自由。

你可以对以上语句进行修改，任何让你感觉舒服的语句都可以用。大胆去试。每天至少练习一次，看看效果如何。

思维的蝴蝶

《潜水钟与蝴蝶》（*The Diving Bell and the Butterfly*）是一本书，作者是 Jean-Dominique Bauby，后来它被拍成了电影。Bauby 曾经是法国 *ELLE* 杂志的编辑，他在残疾之后写了这本书。在写作的过程中，他仅靠眨左眼去传递信息，他的伙伴根据他眨眼的信息对应字母表的字母，写出单词。在书中，他对生命中最平凡的事物进行了深入的探索，将其长久困扰在身体中的感受解析出来，就好比他的身体被一个潜水钟罩住了，但是他的思维像一只蝴蝶一样自由洒脱。这本书对于你所拥有之物，而非未拥有之物进行了深入的价值探问——尽管常有疼痛和痛苦不期而至，但生命本身是何其珍贵！正如一位评论家所言："通读此书，你会深深陷入对生命的热爱"。

在疾病治疗时使用正念

在正念减压法临床治疗体系中，有一个很流行的理论："如果你能很好地呼吸，你就会发现凡事进展很顺利，而不是很糟糕。"你甚至不必费力坐直，或者刻意地从正念中体会益处。正念是对思维的训练，因此，无论你的身体情况如何，你都可以训练自己的思维。

正念可以被用来帮助那些患有癌症、心脏病、糖尿病和各种慢性病的人。当你有这些身体疾病时，正念可以如何帮助你呢？下面是一些方法。

（1）正念提供了一种帮助你建立内在的抵抗力的方法，这样你就不会被那些在遭遇困难时朦胧出现的决定所"绑架"。当你身体或情绪不好时，对自己的治疗做出选择本身是一种额外的压力。通过正念，你可以培养更清晰的思维。

（2）正念提供了一种与身体之外的感觉连接的方法，会让你感觉更踏实。疾病可能会对你造成身体影响，并导致你的体形发生变化，当你观察镜子中的自己时，你对自己的形象和自尊心可能会产生质疑。

（3）正念的根本要义就是让你意识到你不仅仅是自己的身体、思维和心态。你和自己随时变化的思维和情绪是两码事。你不仅仅是自己的疾病。通过正念练习，以及通过冥想而进行的自然的自我探索，你会开始以一种全新的视角去看待自己，在此视角下，你的疾病也不再是一个很大的问题。

（4）正念觉知会帮助你观察无益和不真实的思维，从而消除它们带来的效果。如果你生病了，不仅自己会感觉压力倍增，你的家人和朋友也会有这种感受，你需要更冷静和更多的支持。有些人甚至相信，他们的疾病是由他们的压力所造成的。这种想法会导致病情加重。

（5）正念可以帮助你对生命和死亡有更深入的理解，从而让你感知到人生更深层的意义。严重的疾病会让你和死亡的预期面对面。面临死亡会让你思考生命中最重要的事情，以及人生中什么才是最有价值的事情。

但是，疾病也并不总是带来消极影响。令人吃惊的是，研究表明，当一个人在疾病晚期时，往往表现出一些积极的影响。一些病人说，他们在这时会对平时司空见惯的事物看得更透彻和深刻，他们会更好地享受所关注之事，对自己的亲人和伙伴有更积极的态度，而且更加知道如何全心去爱。因此，高强度的压力并不总是带来消极影响，极限的病痛或疾病状态会让你更深刻地认识自己，以更宽阔的视野去认识周边的人和事，在这种状态下，你的心态会更加平和、宁静。这种优先级前置的现象和个人经历往往会在人们遇到巨大的精神痛苦时出现，被称为创伤后成长。

记住比较好

即便在你遭遇疾病时，你仍然可以用两种方式培养正念：要么练习正念并进行冥想，要么无论在面临任何环境时都保持正念心态。当你躺在床上等待医生时，你可以尝试享受深度、正念的呼吸。当你在等待化验结果时，你可以慢慢地来回走步，感受一下脚步的感觉——这就是"正念行走"。当你将要对自己说消极、严厉的话时，你可以尝试对自己说一些自我友善的话，或者想想此刻你并不孤独——因为世界上有许多人和你处于同样的境地，甚至境况比你更糟。如果你发现自己没有时间和动机去进行冥想，也不必打击自己，简短的正念练习就非常好。

疗愈过程

当你坐下来进行冥想时，在一天中你试图管理的任何疼痛和身体不舒适感都会变得异常明显。正念练习是允许和管理这些不舒适感的，而不是完全让你自己从其中分神，你可以用积极的方式去应对它们。

正念可以让你有更强大的感觉。即便你身体的某些部位不能活动，你可以在思想中采取某种活动，让自己更好。用这种方法，当你感觉在生活中没有能量时，你可以更加积极地应对。正念就像一个救生圈，让你可以维持自救。这是多好的一种解脱方式！

我不能保证正念能治愈你——但是你有机会做到，所以值得一试，特别是这些练习会让你感觉更好。

小贴士大用途

本书中讲到的所有正念练习方法都能帮你应对某个时期的疾病，你可以选择任何喜欢的一种。下面的练习可以帮助你减少压力，加速自愈过程。

（1）"呼吸正念"。你可以练习让注意力专注于呼吸。如果你发现实在太疼了，很难把注意力集中到呼吸上，你可以数一数呼吸的次数，或者每次呼吸时对自己说"入"和"出"。让自己感受到呼吸天然和本质的能量，让它以自然的律动融入自己。在你呼吸时，或许会发现身体有些紧张，不能正常呼吸。你要接受它，把压力呼吸进来。如果压力开始消散，非常好；如果没有，那也无所谓。

（2）"身体正念"。当你身体有点儿不适，以正念意念感知身体的状态是非常重要的。将和善、仁慈的情绪注入你的体验，尽你所能。有时你会感觉疼痛难忍,不要排斥它,尽力接受它。以一种中立的态度对待疼痛,不要做任何事,也不要有任何感觉。除了仁爱的情绪,你也可以为体验注入好奇心,尽力去做。如果你能更体贴、更温和地去对待自己和疼痛的关系,那么你的愈合速度会越快。如果你感觉瑜伽、拉伸或太极练习可以帮助你加速愈合,你也可以去练习。

(3)"思维和情感正念"。在冥想练习中,你可以欢迎和接纳自己的思维和情绪,而不是抵触它们。当思维和情绪出现和消失时,全力感知到它们。很多时候,当你发现自己过度沉溺于某种思维中,你需要使用呼吸来调整自己。观察一下思维的本质。它们具有很大的破坏力吗?它们总是与疾病相关吗?你是不是过于关注未来的不确定性?你的情绪现在如何?看看到底是身体的哪个部位呈现出痛感,让呼吸平复它们。相信你自己的能力,完全可以自愈,以整体性去感知自己。

(4)"存在正念"。感知到自己的存在感,感知一下"我存在"的状态。释放掉各种意识,比如你的身体、思维、情绪、健康、疾病、欲望、恐惧,等等,只专注于自己的存在感及"我存在"的状态。如果你发现自己在某种思维中迷失,记住,你的思维只是在你的意识上跳舞;你的思维和感知就像大海上的波浪,而你是整个大海。让思维尽情地涌现,不要抵触和对抗它们。就像云彩不会阻挡天空,成为天空的分散因素一样,思维也不会阻挡你的冥想进程,不是冥想的分神因素。顺其自然就好。

第15章

教孩子正念

当你开始练习正念并感受到其带来的助益时，或许你会考虑如何教育自己的孩子也投入正念中来。正念可以让孩子变得更加沉静，更加专注。正念是很自然的一个过程，孩子在很小的时候就可以进行训练。本章中你会接触到很多很有趣的练习，学会如何教育自己的孩子进行正念；另外，你还能了解到一些很有价值的正念式家庭教育方法，可以让你的家人在面临挑战时微笑应对，并用一种奖励的艺术来培养孩子。

孩子和正念：天然联系

一个年幼的孩子天生便是正念专家。婴儿就像一位"迷你冥想"（Mini Zen）的大师！在婴儿还没有学会说话以前，他们会依循事物的本源性去观察事物。比如一串钥匙、一个灯泡或者其他人的眼睛，对他们而言，都充满了灵感和启发！他们所做的所有行为都是自发的。某一时刻他们会哭，但过不了多久他们就彻底遗忘了过去的体验，开始哈哈大笑。他们饿了就吃饭，累了就睡觉，想走路的时候就走两步。他们的思维里充满了好奇感——他们永远抑制不住探索的热情。他们天生便充满了爱与欢欣，你从他们天真无邪的双眸里就可以洞见一切。婴儿非常乐意顺其自然，也就是处于"being模式"。他们会四处张望，随意地晃动胳膊和腿脚，这足够了。他们天生爱玩，而且从不把事情过于当真。孩子不会把自己当作独立的个体，他们想到什么就会做什么，一切随心、随意、随性。其实，婴儿的许多特质都是正念坚持的原则。

孩子比较难做到的就是管理自己的情绪。他们往往根据自己的思考或感受行动，而不经过深思熟虑。如果愿望得不到满足，他们往往会懊恼、号啕大哭。孩子其实也不喜欢情绪失控，如果他们尝到了专注于此刻的甜头，那么也乐意被引导投入正念练习。正念给了孩子一种选择，让他们用更加智慧、积极的方式去应对生活中大大小小的挑战。

因为孩子的心理普遍比较敏感脆弱，正念方法对于他们的幸福人生有持久、强大、坚固的意义。如果我们能够培养更加智慧、仁爱的孩子，那么我们可以创造更加智慧、仁爱、幸福的世界。

随着婴儿渐渐长大，他们的个性开始慢慢彰显，于是开始失去一些专注和沉静的感觉，他们可能很容易从一种思维游离到另一种思维，开始去寻求娱乐的源泉而不是像过去那样持续对某事专注。从他们5岁或者更大一点儿开始，你可以教他们进行一些简单的正念练习，让孩子从过度活跃的思维中解脱出来，让他们了解更多如何沉静下来的方法。通常，当孩子感觉焦虑不安时，他们会很喜欢沉静下来，当然，也很可能会喜欢并寻求正念练习这样的方法。

当孩子渐渐向青少年时期发展，他们会遭遇体内涌起的大量荷尔蒙，并和外部世界激发的各种需求做斗争。他们对事情的态度开始变得认真起来，个性开始主导其成长，并开始压抑其情绪。在孩提时期向成人时期转变的这一挑战性阶段，他们作为孩子的天真无邪开始渐渐消散，几近梦幻。一些简单的正念练习，比如持续几分钟的正念呼吸，可以帮助他们专注思维，而不至于在事情不按其预期发展时，使他们的情绪过度失控。

正念怀孕和正念分娩

怀孕和分娩通常充满了兴奋，也充满了恐惧。但是有一件事是确定的：怀孕是一次情绪的过山车运动。

怀孕是一个既快乐又痛苦的体验。在怀孕期间，通常不推荐药物，这会更难以应对疼痛感。研究证明，正念练习可以辅助慢性病的治疗，医学家也正在研究管理疼痛的正念方法。女性最常见的一个担忧是，她们会有失控感，而且无法应对。正念练习可以帮助女性从她们的消极思想和情绪中把身体的疼痛感分离出来，这会引发一系列积极的连锁反应，减少身体疼痛感。

正念的价值也可以延伸应用到分娩上。研究发现，一些女性可以在没有采取疼痛抑制措施的情况下管理好分娩。进一步研究发现，这些女性在分娩时有更加积极的体验，而不是对分娩有抵制情绪。她们会使用这样的词汇：比如"心流体验""活在当下""疼痛是你的朋友而不是敌人"。这些其实都是正念方法，而这些是女性自然拥有的。研究发现，所有的女性都可以学习这种技能。

正念提供了一种分娩期间的中间路径：让女性处于正念状态，意识到分娩的体验；但是如果他们需要减轻疼痛感，就不会进行自我判断。正念给怀孕带来的另一种帮助就是对抑郁的管理。在女性怀孕、分娩和之后的一段时间，有超过 1/10 的人都会有些抑郁。通过正念，可以阻止孕期抑郁症的发生，学习正念的过程是管理挑战性感觉的最好时间。

如果你处于怀孕状态，可以采用下面 3 个方法。

（1）慢下来。怀孕是让一切放松下来的最好时期。不要让自己负荷太重。下午打个小盹儿，也可以多睡一会儿。一旦孩子出生，你就要忙起来了。每次只做一件事。如果可以，享受放松的感觉。

（2）充足的睡眠。如果你需要非常挣扎才能睡下，这在怀孕期间是很正常的，可以做一下"身体扫描"冥想。在躺着的时候进行正念身体觉知练习，可以非常放松。将自我怜悯的态度注入正念练习，换句话说，在冥想时，要怀着一种喜爱自己和孩子的感觉。

（3）调整常规日程。如果你在早上习惯了进行长时间的正念练习，现在感觉有些挣扎，调整一下常规日程。当孩子出生时，你需要调整常规习惯，这样做是非常好的一种练习方式。30 分钟的正念瑜伽可能需要转变为 5 分钟的拉伸练习，然后在一天中当你能适应它们时，进行 10 分钟的"身体扫描冥想"。

男人可能不太能够直观地感受到女人的产后抑郁，为了保持更融洽、幸福、和谐的夫妻关系，我们往往建议夫妻共同接受正念培训。

教孩子进行正念

在你尝试教育自己的孩子学习正念之前，要思考一下具体怎么样施加教育。这是一件非常重要又兼具挑战性的事情，你应该从一开始就怀有一种正确的态度，这样会让你避免造成无谓的失落感。你可以试着采用以下方法教孩子进行正念。

（1）心态尽量平和。孩子不太喜欢太认真地去做事情，所以你要尽量带着一种娱乐和游戏的心态，这非常重要。同时，你要时刻记住，正念练习的目的是什么，并解释给自己的孩子（参阅下一部分，了解具体的练习方法）。

（2）每次练习时间尽量简短。孩子集中注意力的时间没有成人那么长，因此，你需要适当调整每次练习的时间，让孩子真正能够参与其中。

（3）少说多做。不要总是去说冥想有多好、会怎么样帮助你。最好多进行冥想训练，让孩子切实能够从你这里学到更多方法，而不是总是听你一味地说教。

（4）记住，某些日子可能比其他日子更适合冥想。不是让孩子刻意去做冥想，而是让冥想状态渐渐来到他们身边。在一些日子里，你会感觉冥想对孩子毫无影响——但是在另一段日子里，孩子突然会安静地坐下来，一点儿都不分心，没有任何理由。

（5）不要施加强制力。如果你的孩子不想进行冥想，不要强迫他去做。这会让他产生对冥想的消极情绪。冥想不像学习钢琴或数学那样，而是需要我们怀着好奇心去练习，而施加强制力不会激发正确的态度。相反，我们应该保持一种创造力，并用完全不同的其他方法去尝试（参阅本章后面讲到的练习方法）。

树立榜样

孩子从你做到的事情中学习到的东西远比从你说的事情中学到的多得多。孩子喜欢模仿其他人，特别是模仿他们尊敬的人。如果孩子看到你在进行冥想，他可能会对你在做的事情非常好奇，他会想你为什么要做这个呢？这样一来，你就激发了孩子进行冥想的兴趣，而你完全不必强迫他去冥想。

不开玩笑！危险

如果你自己本身对正念练习得很少，而希望自己的孩子会从练习中受益，那么你会花费大量的时间去说服孩子如何从中受益，而且可能无功而返。孩子会发现，你采取了毫无助益的方法去应对压力，对于一些琐碎的小事你无谓地生气和沮丧。于是，孩子也会参照你的这些反应，并开始无意地模仿。

如果你规律性地练习正念，而且实打实地花时间、精力和心力将正念用于自己的日常生活，那么你的孩子也会向你学习。他会观察在你焦虑不安时如何平静下来，当事情变得糟糕时你如何投入"迷你冥想"，当你需要果敢坚定时如何果断地做决策和行动，而其他时间又如何让思维处于松弛和愉悦状态。如果孩子发现你做出切实的努力去培养正念的态度，他很可能也会模仿。即便他有时候也很难沉静下来并且控制好自己的行为，但正念所带给他的积极的态度和记忆会在他内心深处留驻，随着他渐渐变老，正念的正能量会逐渐显现。

用孩子的思维去指导

当你刚开始教孩子时，不要企图一开始就让他进行长达 30 分钟的正念练习。刚开始时，你甚至都很难让他用葡萄干进行"饮食正念"（参阅第 6 章，了解更多有关"饮食正念"的知识）。如果孩子感到厌倦，他会立刻停下正念练习，转而去做自己更感兴趣的事情，这时你去说服他来深入探索厌倦的情绪，或者让他对探索厌倦情绪的根源感兴趣会很艰难。

不开玩笑！危险

如果你对孩子练习正念预期过高，那么你肯定会失望。所以，你要合理地调低自己的预期，对孩子任何微小的进步都要感到欣慰。归根结底，冥想是感知和存在于此刻，因此，任何时间都是极有价值的，比任何虚无都要好。

边做正念游戏边练习

孩子喜欢游戏。游戏可以让你的孩子集中注意力，同时让他们乐在其中。当孩子的注意力开始集中起来，你可以尝试让孩子进入你描绘的一幅简短而指引性的画面中，大概持续 1 分钟，这段时长足够了。我了解到一些学校正在这么做，孩子们对冥想有很高的热情——他们不仅仅沉醉于娱乐所带来的愉悦中，更对这种体系下焦虑和压力的释放十分享受。

你可以使用直觉来判断究竟该用什么游戏合适，但是你这么做的时候要勇敢一点，可以尝试一些最初你有点质疑的方法。只有亲自去尝试和行动，你才能知道结果如何。有些游戏可能适合年龄大一点儿的孩子来做——你可以多使用一些合适的道具，并尽可能多地用成人的语言，逐步延长冥想练习的时间。

你可以选择让一个或多个孩子来进行这些练习。

和整个宇宙连接

这是一种很好的可视化练习方法，它可以帮助孩子连通周围的整个世界。这也是向孩子介绍的一种非常有趣味性的正念练习方式。这个方法可以让他们释放自己的能量、保持专注和镇定。

（1）让孩子站立，保持双脚距离与臀同宽。

（2）让孩子向天空伸展，好像可以触碰到云彩，做几次深度的吸气。

（3）让他们呼出气息，然后去触碰自己的脚趾头。

（4）下一次呼气时，让他们想象一下，整个世界都环绕在他的两臂之间：大地、云彩、天空、地球、太阳和所有的星星。当他们深度吸气时，可以把整个宇宙举到头上。

（5）当他们呼出气息时，松动手指，把整个宇宙释放出来，对你、周围的人和世界投入大大的微笑。如果他们呼出气息、做出释放动作时，可以发出有魔力的声响。

（6）让他们重复这个循环过程 3 次，每次都感觉到把更大的宇宙举起，然后更深地释放。让他们想象自己和整个宇宙融为一体。

（7）再重复一次这个过程，但是更加镇定和缓慢。

（8）完成后，让他们给自己一个拥抱，感受自己的呼吸，想象一下自己和整个宇宙更加平静、深度地连接，成为一体。给他们一些时间，观察呼吸的自然感受。

泰迪熊

这一练习鼓励孩子进行腹部呼吸，并让孩子将注意力聚焦于呼吸上。

（1）让孩子平躺到地板、地毯或者床上。

（2）将一个泰迪熊放到孩子的肚子上，当它随着孩子的呼吸升起和落下时，让孩子感知泰迪熊。

（3）让孩子对泰迪熊升起和落下的时间间隔投入好奇心。他能否让泰迪熊升起和落下的速度更慢一些？他对这一过程的内心感受是怎样的？

风车旋转

这一游戏是让孩子专注于呼吸的一种方法。和单独感受呼吸的过程相比，风车彩色纸片旋转的视觉效果更有意思。

（1）给孩子一个彩色的纸风车（玩具风车）。让他玩一会儿，然后告诉他们，你会和他们一起练习保持好奇心。

（2）让孩子尽量柔和地吹动风车，看看情况如何，然后尝试把纸风车吹得更慢。这一过程他们的感受如何？

（3）让孩子尽可能用力地吹动风车，看看他们能吹得多快。所有的彩色叶片呈现出怎样的效果？这一过程中他们的感受又如何？

（4）让孩子做一次长久或短促的呼吸，看看纸风车能转多久。

（5）让孩子正常地呼吸，观察一下纸风车转动的效果如何。同样，询问他们这一过程中感受如何。

（6）让孩子放下纸风车，在没有风车的情况下感受自己的呼吸。询问他们，是否能够在没有纸风车的情况下仅仅感受到自己的呼吸，并且仍能感觉安宁和放松。

怎样的天气都是晴天

当孩子发脾气的时候，可以做一下正念练习，让他们承认自己的感觉，创造一种在自己和自己的感受之间隔离的感觉：这是一种非常重要的正念技能。

（1）让孩子保持一个舒服、放松的姿势坐下或躺下，闭上眼睛。

（2）让孩子分享一下他们的"内在天气"。也就是说，让他们可以根据自己的感受去描述各种天气情况。如果他情绪不好，那么描述得可能是下雨、乌云、打雷，或者出现情绪的龙卷风。

（3）让他们尽量详细地描述天气情况。这会让他们接纳自己的感受是一种分离的感觉。

（4）如果可以，让他们从情绪的天气中离开，这样可以让他们看清糟糕的天气，而且离他们的距离并不近。如果他们做不到，让他们感受情绪的另一面，看看天气是不是会有什么不同。

（5）邀请他们做三次缓慢、深度的正念呼吸。随着呼出气息，他们缓慢地把糟糕的天气呼出去：不是强推出去，而是为自己创造空间。

和世界做朋友

这种练习可以让你的孩子获得强大的力量，这是一种第 6 章讲到的站在孩子视角的慈心冥想。如果你的孩子发自内心地喜欢这一练习，他们或许每天在睡觉前都乐意去做。他们会睡得更沉，感觉更安宁，第二天会更加精神饱满和焕然一新。每次在你给出一些指导后都暂停一下，让孩子有充足的时间感受冥想带来的体验。练习步骤如下。

（1）如果孩子能做到，让他们保持一个舒服而放松的坐姿或卧姿，闭上双眼。他们可以使用自己喜欢的枕头、坐垫或毯子。

（2）让孩子回忆一下他们感觉快乐的某件事情。他们或许会记起和小伙伴一起玩过的某个游戏，或者最喜欢抱的某个毛绒玩具。根据孩子的年龄去调整他们的喜爱之物。

（3）让孩子把双手放到胸前，想象一下温暖、平静和欢乐的感觉从胸中涌起，并渐渐扩散到整个身体，甚至整个屋子。

（4）首先，让孩子想象一下，这种欢乐和温暖扩展到每一个家庭成员，然后扩展到他们的每一个朋友，班里的、学校里的和社区里的所有朋友，甚至扩展到他相处并不怎么愉快的一些朋友。最后，扩展到整个星球上的人、居住在不同国家的人、地球上所有的动物和植物——包括在天上的和在海里的。

或许一些孩子在祝愿自己不太喜欢的人或动物时，感到有些困难，比如蜘蛛或某些同学。你可以给他们解释一下，爱与仁慈，应该是针对所有鲜活的生命的。就像他们自己想得到快乐一样，其他人也同样希望过得快乐。

小贴士大用途

可以用不同的词语做实验。比如，你可以使用朋友能量、爱之光、平安、欢乐这样的词语。更好的方式是，让孩子用他们感觉最放松的词语。

"泡泡冥想"

我已经将这种冥想方法应用到 10 岁以上的孩子身上，他们都非常喜欢。你也可以将这种方法应用于年龄更小一些的孩子身上——你可以稍微简化一点表达的语言。练习步骤如下。

（1）让孩子保持舒服的姿势坐下或躺下。你可以提供枕头和毯子，让他们更舒服一点儿。你不必让他们直直地坐着去做这个练习。如果他们可以，也可以闭上眼睛。

（2）你可以对他们说："想象一下，你手上有一个很小的闪光的泡泡，而且不会破。继续想象，你把泡泡放在面前的地上，看着它渐渐地变大，大到你可以走进去。事实上，泡泡就是一个宽敞的房间。然后，你走进泡泡。现在，想象一下，你可以马上随心所欲地去装饰泡泡的内部空间。你可以铺上地毯，用你最喜欢的颜色、方式和色彩装饰墙和天花板。无论何时，你可以在里面放置任何你需要的东西，比如游戏机、贵重的电视等任何你想要的东西。无论何时，只要你需要，都可以吃到你最喜欢的食物。想象一下，任何你想看到、听到、闻到、尝到的东西，都可以在泡泡空间里获得。在自己的泡泡空间里，你切实地感到放松、舒服和安全"。给孩子充足的时间，真正让他们享受为自己创造的泡泡空间。孩子往往会非常喜欢按照自己的想象去布置他们的泡泡空间，所以，你可以慢慢地延长时间，比如超过 5 分钟。

（3）对你的孩子说："现在，你已经创造了自己的泡泡空间，并非常享受，你要继续掌控好你自己的泡泡。你开始慢慢地走出自己的泡泡，发现泡泡渐渐在缩小，直到你又一次把泡泡拿在手里。想象一下，泡泡变得越来越小，你可以让它在手上和胸前滚动，你的心脏也可以感受到它的律动。你可以安全地保存好你的泡泡，任何时候当你想走回泡泡里的时候，你都可以走进去"。

（4）让孩子慢慢睁开眼睛，结束冥想过程，描述一下对整个过程的感受。

"画画冥想"

这一练习可以训练你的孩子用正念意念感知事物的形状、色彩、光线和投影。如果孩子对于闭上眼睛进行冥想有点儿排斥，那么这种方法对他们的训练是非常有帮助的，因为画画的感觉和冥想是完全不同的，而孩子可以借此训练用强烈的好奇心专注于细节的能力。

这一练习步骤如下。

（1）让孩子随便挑选一个房间里的物体来画。他们可以边看边画。

（2）当他们画完了以后，你可以让他们对比一下画作和实物的差异。哪些和实物比较相近？哪些又和实物差别很大？记住，这不是一次绘画比赛，而是一次实验，只需看看会有什么效果。

（3）如果孩子愿意，你可以让他们重复做一次这个练习，看看他们第二次投入更多的专注力以后，画作会有什么改善。

"身体扫描冥想"

相对于自己的身体而言，孩子会对他们周围的世界更感兴趣。"身体扫描冥想"

会让孩子将注意力投入自己的身体，并训练自己在某一时刻将注意力投入身体的某个部分，然后观察自己的注意力从某一部位转移到另一部位。这种保持和调节注意力的能力可以应用在他们的日常生活中。

小贴士大用途

"身体扫描冥想"的步骤如下。

（1）让孩子在一个安静的地方平躺下来。如果他们愿意，可以闭上眼睛。

（2）让他们对身体的每一个部位命名，从脚趾头开始，渐渐到达头部。在对每一个部位命名之后，让他们告诉你身体那部分的感觉如何。在为那个部位命名之后，他们可以将注意力移动——这会让他们感觉有些变化，并让练习也更有乐趣。

（3）当到达头的顶部，可以慢慢地开启一个铃声，让孩子把手慢慢抬起，直到他们完全听不到铃声为止。铃声的响起，可以将注意力从一个很聚焦的点，转向更宽泛、广阔和开放的空间。当铃声完全归于沉寂时，你可以让孩子专注一下，他们会很自然地聚焦于安宁和沉寂中，从而更平稳安静，焕然一新。

你也可以让孩子用更加可视化的方式去做"身体扫描冥想"，可以让他们想象一束安静的光束进入身体的每一个部位，让他们更好地觉知和感受身体每个部位的感觉。

用正念支持青少年

青少年并不容易。如果你回想一下以前的那些岁月，你会回忆起一系列挣扎的体验：飘忽波动的情绪、父母的失望、老师的愤怒、可怕的考试，以及为了适应环境不断的斗争。

青少年总是很严苛地判断自己，他们会问一些问题，比如"我为什么这么胖""为什么我的鼻子上有一个巨大的斑，影响了我的约会""为什么我不能漂亮一点""为什么她不喜欢我"，当有这么多想法绑架了大脑，青少年的生活自然会充满坎坷。

青少年的大脑会经历比儿童和成人更多的紧张情绪，这是自然发展的结果，因为情绪就是为创造波动而设计的。在 Daniel Siegel 的《头脑风暴：青少年大脑的能量与目的》（*Brainstorm：the Power and Purpose of the Teenage Brain*）一书中讲到，青少年的大脑已经进化到随时准备从家里离开的程度。所以青少年的情绪波动不是他们的错误，而是大脑工作方式的问题。

小贴士大用途

抽出几分钟思考一下，你在青少年时期，遇到过哪些挑战。正念会怎样帮到你？你希望怎样引入正念？

年轻人的精神健康问题引起了社会广泛的关注，这不仅仅表现为他们对精神健康觉知不足，糟糕的是，全球年轻人的自杀率也在与日俱增，尤其是 15 ～ 19 岁的青少年，他们成为自杀事件的主要群体。我认为，面对这些警告性的数据，作为社会的一员，我们需要做出有意义的行动。

向青少年推荐正念

正念对青少年有很大帮助。青少年面临各种波动的情绪，正念可以帮助他们将自己的感知连接到此刻，由此对情绪进行更好的控制。

当向青少年推荐正念时，不要意图让他们产生更好的行为。如果你有这样的态度，可能会适得其反。将正念推荐给青少年群体，有更好的理由。

记住比较好

正念不是为了更好地感觉，而是通过感觉让他们变得更好。

青少年需要你向对待成人一样对待他们。不要忘了！你给予他们更多的尊重，他们也能更好地倾听你的心声。

你可以向青少年推荐简短的正念练习。大约 10 分钟的练习是比较好的方式。稍微长一些的 15 ～ 20 分钟的更放松的练习方式也可以接受，比如"身体扫描冥想"，可以躺着做。

随着时间的推移，本书中提到的许多正念冥想方式都适用于青少年群体。

下面这些注意事项可能对你有助益。

（1）使用正确的语言。我认为"正念"是一个比较好的词，而"冥想"这个词比较晦涩，可能让青少年有些排斥。也有些人将它视为"放松"，正如我在第 1 章中讲过的那样，正念并不仅仅是放松。如果你向青少年解释正念和放松的区别，他们可能会感兴趣。

（2）使用例子，并进行和他们有关的角色扮演。想象一下你沟通的对象是青少年群体（或者青少年个人），他们对什么事情比较感兴趣。告诉他们一些在练习正念或冥想的著名人士，比如 Oprah Winfrey、Arianna Huffington、Bill Ford（福特公司的董事会主席）、Hugh Jackman（"金刚狼"扮演者）、Russel Brand 等。

（3）像对待成年人一样对待他们。根据我的经验，如果你能更多地像对待成年人一样对待青少年，他们会更好地对你做出反应。当你利用正念展现出内心的平和，你自然不会强迫任何人做什么事。当你自己处于正念状态，你会设立一个标杆，为他们设定一个跟随的榜样。

小贴士大用途

你可以尝试使用下面针对青少年的简短的练习方式。

（1）正念三部曲。3 种感觉：注意一下你能看到周围的什么，你能看到哪 3 种不同的东西？观察一下它们的颜色和形状。

（2）现在听。你能听到哪 3 种不同的声音？注意一下节奏和音量。

（3）现在感知一下身体的具体感觉。你能获得哪 3 种不同的感觉？这些感觉带给你什么感受？

利用这 3 种感觉，你能快速、容易地进入正念状态。

帮助青少年减轻考试压力

作为一个青少年，想要没有考试的压力是很难做到的。但是如果青少年沉浸在考试的巨大压力中，这会让他们陷入焦虑和失望。如果你想帮助青少年管理考试的压力，正念是比较好的方法。

你可以向青少年介绍如下几种正念方法。

（1）向他们介绍这本书或者其他正念的书籍。你可以介绍其中几个章节的内容让他们看。

（2）给他们介绍本书中的几个正念音频让他们试听，可以先从 3 ～ 10 分钟时间的练习开始。邀请他们在一个舒适的环境中练习正念。

（3）帮他们找一个恰当的时间，早上、下午或者傍晚时分都不错。

（4）介绍简短的"迷你冥想"，让他们一天中可以练习几次，尤其是当他们感觉到比往常有更多的压力时。

你可以在青少年考试日之前的准备阶段向他们介绍以下"正念"技巧。

（1）睡眠就像你在晚上给你的手机充电一样。如果手机充满了电，那么它会高效地工作。所以，务必要准时睡觉。不断地改变练习方式看起来很诱人，但是你越缺少睡眠，大脑记忆事实的能力会越差。

（2）早上，进行简短的正念练习。你可以练习简短的"身体扫描冥想"，或者听本书中附带的简短的正念练习音频。

（3）不要在最后一分钟修改练习内容。在我的经验中，如果最后一分钟修改，我只记住了最后一分钟的内容，之前所有的记忆都丢失了！如果你确实在最后一分钟修改，看看是否对你仍然奏效。

（4）在考试之前，做一下迷你正念练习。在开始做试题之前，做 3 次有意识的深呼吸。当别人都开始做题了，你感觉打开试卷还是充满了压力，再做 3 次深度的正念呼吸。然后回到第一个问题。考试就像建房子，你需要提前抽出时间建造坚实的地基。第一个问题就是你的地基是建立在什么之上。

（5）如果你感觉答题有困难，不要恐慌。现在停止几分钟，重新整理一下自己。感受一下坐在椅子上的身体，以及在地板上的脚，感知自己处于此刻的状态。把笔放下，把双手张开、合上几次，注意一下有什么感觉。然后怀着不一样的心情，进入下一题，仔细读下一道试题。不要放弃！

（6）对待你的考试，就像你是一个病人。当你去看医生时，你希望医生马上冲过来，仔细听你的问题并准确地给你答案吗？你当然希望医生能用充足的时间倾听。如果考试太匆忙，必然会影响你的分数。所以充分地利用你的时间，用平时一半的速度，阅读每一道试题。看看这是否能帮你更精准地回答问题。

呼吸练习

7/11 呼吸练习对于青少年克服考试的焦虑是非常简单而且有效的方式。事实上，年轻的孩子和成年人都可以从中受益。这种呼吸技巧可以使你放松，如果你观察呼吸的感觉，这种练习本身也是一种正念体验。

小贴士大用途

你可以在任何地方进行这一练习，比如在公交车上、火车上，在家里坐着、躺着，甚至在缓慢地行走时都可以。下面是具体的练习方法。

（1）当你吸气时，在头脑中数 7 下。以自己感觉呼吸舒适的速度数数。

（2）当你呼气时，数 11 下。

（3）重复步骤（1）和步骤（2）。

（4）无论思维何时走神，都要谅解自己，微笑并继续练习。这很酷！

（5）5～10 分钟后停止练习，很快你会感觉非常放松，你的大脑会非常清晰！

当你做正念呼吸练习时，注意以下细节。

（1）吸气时的速度要比呼气时快一些，因为吸气相对僵硬，呼气相对柔和。

（2）和其他练习一样，这种练习也需要时间。多练习几次之后，效果会更好，渐渐地你会感觉很快乐，甚至有点儿轻度上瘾，这是很棒的！

（3）如果你乐意，在进行这种练习时，你可以设想自己处在一个非常平静的地方。如果你让自己有意识地投入体验，这就是我所说的正念观想。

（4）如果 7/11 模式对你不太有效，那么你也可以使用其他数字模式，比如 3/4 或者 5/5。

将正念引入学校

在全世界范围内，正念被引入学校这一趋势正在加速。

如果你是一位监护人，并且乐意看到正念在你的孩子的学校被实施，你可以尝试组织一次和相关负责老师的谈话，或者问一下是否有其他老师对正念有兴趣。如果能遇见对正念有热情的老师，并且向他提出你的建议，或许会帮助他实现这个想法。在学校里分享有关正念的好信息、高质量的图书和文章，就像浇灌这一想法的种子。如果幸运，这种想法就会变为现实。老师或许会说服管理层采用这个好主意，或者管理层自身也会开始采取措施、在学校里发起行动倡议。

如果你就是一位老师，乐意学习正念教学方法，并希望将此方法传播给其他老师或学生，看看你是否可以找到教师训练项目，可以通过线上或线下两种方式进行。（当然，你需要先进行正念练习，并体会到正念带来的挑战和助益，然后才能更好地和其他人分享正念的方法。）

正念家庭管教

我觉得家庭教育可能是这个世界上最有难度、压力最大，但或许又是最重要和最义不容辞的事情。作为好的父母，他们不仅仅给孩子提供衣食住行这些基本所需，更要启蒙和培养孩子的心灵。鉴于你从小从你的父母那里接受的启蒙和教育，尽管你想在某些方面有所改变、有所提升，但你总会受到过去的一些教育理念和家教方法的影响。在许多细微之处，父母难免会重复他们所接受的一些家庭教育方法，从而教给孩子一些不太有助益的行为，形成一种恶性循环。幸运的是，正念式家教可以打破这种恶性循环。

让孩子感知此刻

那么，正念对于家教到底有何帮助呢？投入正念状态的父母会感知和觉悟到他们自己的行为及对孩子的行为。这对于孩子的成长和培养是十分重要的。其实，孩子非常喜欢专注。对于孩子而言，专注力即代表了他们的热爱。如果他们对某事没有投入足够多的专注，那么他们会举止不当，直到他们开始专注起来——即便他们被责备，也比被忽视要好很多。

专注力对于孩子而言是基本需求。如果你对自己都很难专注，又怎么可能对其他事情投入专注力？正念可以帮助你培养提升专注力的技巧，并让你学会更和谐、更平静的家庭教育方法，让孩子更好地成长。

下面是感知到此刻的正念式家教可以带来的益处。

（1）你可以满足孩子的需求。通过活于此刻，你可以更好地、更自然地满足孩子的需求。你要观察到孩子是要吃东西、睡觉，还是要玩；或者，孩子是否需要一个拥抱。每一刻都是不同的和鲜活的，昨天运转很顺畅的事情今天可能就不行了。孩子每天都在成长——活于此刻，可以让你更好地看清这一点。

（2）你可以满足自己的需求。通过意识和觉悟到自己身体在此刻的感觉，同时观察到自己对不同事情的反应，你可以更好地和自己相处。教育孩子是非常劳累的事情，当你过于劳累的时候，要停下来，不要只是不停地制造困难而不是寻找解决方案。当你意识到如何和自己相处时，就可以感知到此刻的情绪和状态，这样才有可能采取合适的行动加以应对。

（3）你会激发感激之情。活于此刻，可以让你对所拥有之物投入更多的感激之情，而不是因未有之物失意或焦虑。在投入正念状态之前，你或许会对还有许多事情没做而深感焦虑，或许也会对孩子的行为非常失望，总有各种事情和理由让自己焦虑不安、失望难耐。但是，活于此刻可以让你看到事情更积极的一面，你也会更清楚地知道应该做些什么。你会发现孩子非常健康，家庭非常和睦；或者，天气很不错；或者，你有许多支持、帮助和认可你的朋友，等等。

（4）你会全新地去看待事物。活于此刻的正念式生存的另一个重要理念就是培育"初心思维"的态度（了解更多"全新发现"的知识，可以参阅第4章）。这就是说，你要全新地去发现和看待事物，就像第一次看到它那样。孩子会充满惊奇和好奇地去环视房间里或者所到之处的一切。如果你也能怀有同样的心态去生活，那么你会很自如地应对每时每刻遇到的崭新的家教挑战。

（5）你会把自己从焦虑中解脱出来。如果你在生活和家教的过程中能够感知到此刻，那么你会完全释放对过去的遗憾和对未来的担忧。过去和未来之事都不存在于此刻。既然这样，如果你不去想过去和未来，那么还会有什么问题困扰你呢？所有的担心、忧虑、恐慌、失意，都是因为你离开了此刻、此时此地的感觉而涌现的。所以，当意识到这一点，你对待忧虑的态度，应该是每次把事情放到一天中去考虑，或者更好的态度是，每次只考虑一秒。或许你过去总会担忧，孩子明天、下周、下个月或明年会怎样。而所有你应该做的事情，就是努力地感知并活于此时此刻，完全释放已经发生之事或可能发生之事。

正念家庭管教的几个技巧

下面是练习正念式家教的几个技巧。

（1）为了孩子，进入此刻。你可以给孩子的最好的礼物就是处于此刻。当你处于此刻，那么仿佛你面前的所有事物都是自己的老师。孩子会观察你，并在一定程度上模仿你。

（2）在爱与训诫之间保持平衡。如果你对孩子过于宽容，那么会宠坏他们；但是如果你对他们过于严格，那么他们又会很冷漠和闭塞。因此，你需要在两者之间寻求平衡，对孩子好的表现和态度给予赞美，不要一味地批评他们。

（3）相信你的直觉。你最想做事情的感觉要比你的逻辑性思考更加智慧——你的直觉反映了你的所有潜意识认知，这种特质已经存在了上千年。因此，在做出决策时，你不妨将大脑的思考和内心的感受进行结合。

（4）在不同的情景中寻求平衡点。你不能在所有时刻都按自己的方式去做，当然也不能全都按孩子喜欢的方式去做。或许，在两者之间取一个折中的方式，无论对谁都会好很多。

（5）从孩子的角度思考问题。如果大多数时间总是由家长来主导，情况会怎样？如果家长总是以自己的愚蠢决定主导孩子的思想，那么孩子会怎么想？如果你是孩子，那么你希望自己的父母怎么对你？

（6）每天抽出一点儿时间进行冥想，即使是很短的一段时间。不要强迫你的孩子做相同的事情，而要诚实和简洁地回答他们关于冥想的问题，如果可以，和他们做一些正念游戏。

（7）练习正念式倾听。像倾听美妙的音乐和自然之声那样，倾听你的孩子。投入柔和的注意力去倾听，并给予必要的回应。倾听孩子，就像进行正念冥想。

（8）观察孩子的行为，并同等程度地去观察你自己的行为。就像孩子喜欢去做他们喜欢的事情一样，看看你有多喜欢做自己喜欢的事情。

（9）关照自己。要确保自己吃得适量，睡得充足（我知道这很难），而且要做运动。你或许需要想出一些创造性的方法，将这些项目加入你的日程表。

（10）心态平和一点。你没有必要太严肃认真地对待事情。如果你在对孩子的教育过程中犯了错误，不要过于苛责自己——看看你是否能大笑一声，或者至少微笑一下。毕竟你是一个人，你的孩子也是。

穆拉·那斯鲁丁的故事

在整个中东地区，那里的很多孩子都非常喜欢穆拉·那斯鲁丁（Mulla Nasruddin）的故事。在这些故事里，那斯鲁丁看起来非常傻，但是这些故事又似乎包含着很深刻的智慧。下面是几个例子。

（1）一个漆黑的夜晚，那斯鲁丁在街灯的照射下趴在地上。邻居经过，问他发生了什么事情。那斯鲁丁说，他的钥匙丢了，所以正在寻找。邻居帮他一起找，但最终也没找到。最后，邻居问道："你到底把钥匙丢在哪里了？"那斯鲁丁说："就那边。"他指向了门前。邻居反问道："那你为什么在灯下面找啊？"那斯鲁丁回答说："因为这里有光啊。"

（2）一天，那斯鲁丁来到他最喜欢的咖啡店，说道："月亮比太阳更有用。"一位老人问道："为什么呢？"那斯鲁丁回答说："因为我们在夜里比在白天更需要亮光。"

（3）一个朋友问那斯鲁丁："你多大了？"他回答说："五十了。"朋友奇怪地问道："但你两年前就这么说啊！"他回答："是啊。我需要信守我之前说的话啊。"

（4）那斯鲁丁对他的朋友说："有一天我在沙漠里，遇到了恐怖并嗜血的食人族，我让他们整个部落的人到处跑。""你怎么做到的？""很简单。我就跑，然后他们在后面追我。"

（5）那斯鲁丁很少在公共场合讲话，有一天，他极度慌乱地站上了演讲台，非常紧张地说道："我，我，我的朋，朋，朋友们，今晚我来，来，来到这里，只有上帝和我知道我要对你们说什么。现在，只有上帝知道了！"

（6）那斯鲁丁坐着和邻居聊天，突然他的儿子拿着一只鸡出现在路上。那斯鲁丁问："你从哪儿得到的这只鸡？"他的儿子说："我偷的。"那斯鲁丁转向他的邻居并骄傲地说："这就是我的儿子。他会偷东西，但是他不会撒谎。"

第五部分
十大建议

本部分内容包括：

了解日常正念练习的 10 点技巧；

学习可以真正帮助你的 10 个不同的正念方法；

了解正念的 10 点常见误区。

第16章

正念生活的10点建议

正念其实非常简单，其最重要的要旨是培养此刻的意识，困难之处在于，如何持续性地进行正念练习。本章将介绍一系列简短、简单的方法，指导你如何将正念的原则融入日常生活。不要低估这些方法的价值——它们看似非常简单，需要的时间也比较短，但许多都被证明卓有成效。你可以亲自尝试一下，至少抽出几周的时间运用这些工具，尽量不要带着任何判断性的思维去练习。

每天抽出一些时间静下来

每天抽出一些时间静下来，是我给你的最重要的建议。每天抽出一些时间来进行正念训练，对我而言，其重要性再怎么强调也不过分，我建议每次持续的时间最好是 10 分钟或更长时间。通过每天专门地进行正念练习，你可以强化让自己更加清醒和觉悟的思维能力。

如果想更好地投入正念状态，你需要每天进行练习；这就好比你想要更健康，就需要每天都运动健身一样。如果你每周只进行一次训练，那么你可能不会有太大的收益。你的思维会比你的身体更快地回到起初的状态。

每天的正念练习内容，可以是静静地坐一会儿，感受一下自己呼吸的感觉；或者做瑜伽练习；或者在开始工作之前，坐在外面，静静地看着树木和飞鸟，喝一杯温暖的饮料。

下面的方法可以确保你每天记得进行正念练习。

（1）你可以在相同的时间练习，并形成规律。按这种方法设立正念练习的日程表，就像每天刷牙一样，你不必刻意想着要专门去做这件事。

（2）不要对自己要求太苛刻。如果你感觉 10 分钟时间太长了，那么可以按自己可控的时间来练习。你可以渐渐建立自己的训练时间表。

（3）可以在你的镜子、冰箱、计算机或手机上设置提示。当你看到提示的时候，可以做冥想练习。

与人接触

当你第一次见到某人时，短短几秒，你就对她形成了某种判断。你或许会觉得，她太胖了或太瘦了，你不太喜欢她的发型，她让你想起了某个你不太喜欢的人。你的思维会在瞬间对她进行分类，这就是为什么第一印象在面试时这么重要的原因。当你对某个人做出第一次判断时，你会寻求一些证据来佐证你的理论。如果她不以恰当的方式看着你的眼睛，或者不对你表示感谢，那么你会把这些作为对她印象的证据，而你的观点很难改变。你会在自己的脑海里创造一个形象，你认为这就是你认识的那个人的形象，其实这仅仅是你自己对她的判断而已。

当你遇到某人时，你要和自己的感觉而不是观点连通。用自然的方式看着那个人的眼睛，听听她要说什么，而不是总在想着你自己想说什么。你要满怀好奇的心态，并且提问，而不是过于沉溺在自己的观点里。站在别人的视角看问题——站在别人的立场上，看看你会怎么样，你感觉怎么样，你又想怎么样？

记住比较好

正念是用温暖、友善、好奇和开放的态度集中注意力，将这些态度投入人际交往中，看看会发生什么。

欣赏自然之美

John Muir 有一句名言："通向宇宙的最清晰的路径，就是穿越森林荒野。"

大自然有一种自然引导你进入正念思维的方式，而无须强迫你。设想一下，当你行走在苍老的树林，树木沿着蜿蜒的小径密密地散落，你闻到芳草的幽香，听到鸟儿欢乐地歌唱，绿植和鲜花随意地垂落在你脚下，你抑制不住地感知到此刻的美景所带来的欣喜和愉悦。另外，园艺劳动也是一种融入自然、体验Flow状态的良好方法：当你专注于除草和种植等劳动时，你亲身经历从播种到发芽，再到开出美丽的花朵和结果的全过程，你会深深地享受劳动所带来的丰硕果实。

小贴士大用途

如果你的家里有一座花园，或者你的家在某个绿地附近，你要为此而庆幸。你要多抽出点时间来和大自然融入一体。大自然是美妙绝伦的，你也是大自然的一部分。当你还在孩提时期，你可能非常喜欢在大自然的环境里玩耍，你会在水湾里跳跃嬉戏，或许也在泥浆里打滑玩闹。那时候，你的感觉是何其敏锐，如果可能，或许你会抽出一整天时间去探索和尝试各种新奇的玩法。所以，你可以尝试重新回到无忧无虑的孩提时代，全力感知那种感觉，到自然的环境中去游历和体会，无论你的感知会怎样地呈现。

有一个非常著名的养老院案例，在一家养老院里，所有老人的房间里都放置了盆景植物，但他们被分成两部分：一部分老人仅仅与花朝夕相处，另一部老人则被告知护士会全程照顾他们。那些有责任心去浇灌植物的老人，明显比其他老人要活得长久。通过这一研究得出一个结论：责任心会使老人培养起一种控制感，从而使他们活得更长久。另外，不要仅仅用一种被动的方式去观察大自然，我们还要去投入种植的劳动中，尽力使植物健康生长，并且形成日常规律，这样可以提高我们的健康指数，从而延长生命。

改变你的惯常做法

人类是习惯性的存在。如果你想一下今天已经做的一些事情，它们可能和你之前做过很多次的一些事情是相同的。保持正念的方法就是改变你的日常习惯。是的，你必须要早起、穿衣服、工作等，但是，你不必用相同的方式去做所有的事情。你用什么方式度过自由的时间呢（如果你很幸运有自由的时间）？你是不是总是有同样的爱好呢，比如观看同一类型的电影、阅读相同题材的书、会见相同类型的人、运用相同模式的思维？答案或许是肯定的。

你可以试着改变你的惯常做法，以激活自己的正念意识。当你进入自己惯常的生活方式时，你的思维就进入了睡眠状态。你很难发现周围发生的好的事情，也不能创造性地思考。

只需要对惯常做法做出一点小小的改变，你的大脑就会醒过来。你轻柔地让自己走出舒适区域。在这种激活的清醒状态下，你会立刻进入正念状态。

比如，我今天在冥想练习之前喝了一杯茶，我以前通常不会这么做。这是一个很小的改变，但是它让我保持在此刻的练习状态，这对我的一天起到了立竿见影的积极效果。

小贴士大用途

你可以选择下面这些方法，让自己走出"自动驾驶"的生活方式。

（1）会见一位你多年未见的朋友。

（2）驾车上班的时候，全程不开广播。

（3）下次当你去书店或者图书馆时，随机地挑选一本书，阅读一章。

（4）可以在晚上下班时间，学习一种新技能，比如绘画、摄影或陶艺，这是让自己离开舒适区的理想方式。

（5）早上切换一下惯常的行为：先吃早餐再洗澡，或者先洗澡再吃早餐。

（6）今天随机地做一点善事，比如给你的同事泡一杯茶，或者从地上捡一些垃圾，或者对一些植物或者你的宠物给予一些额外的关爱。

发现此刻的奇妙

昨天已成历史，明天充满神秘，今天则是礼物，这就是为什么我们要享受此刻的原因。

此刻，是你唯一拥有的时刻，而且你正在拥有。我们对过去的记忆也产生于此刻的想象；而我们对未来的设想，则是成形于过去的经历，并投射到未来的现时影像。因此，事实上，只有此刻，才是我们可以获得的存在。

如果你现在正遭遇着某种困难，可能会感觉此刻一点儿都不美好。没关系。记住，你不要对未来过于担忧，只需要处理好现时此地所面临的事情就好，不管是什么事。这样一来，现在的时刻就会变得好多了——因为你不会被遥不可知的未来所左右。

小贴士大用途

要真正享受此刻的愉悦，你需要充分感受自己的感觉。你可以体会自己的视觉。注意一下你面前的各种不同的色彩。你要反思一个事实：色彩的体验其实源于你身体的某种生化反应，然后转化为电脉冲，投向自己的大脑，导致一种神奇的体验，叫作色彩。如果你第一次看到色彩，那情况会怎样？你会怎样向一个从未看到过色彩的人去描述这种体验？不要对你看到的任何物或人去命名——你只需要体会到光的感觉就好。当你看到第一个地方时，你要对自己拥有眼睛而充满感激。你要用孩子般天然的目光去看周围的世界。

小贴士大用途

真正连通此刻的另一种方法，就是专注于自己的呼吸。当你呼吸时，可以想象以下话语，如果你感觉它们对你有助益。

（1）吸气时：我正处于此刻。

（2）呼气时：这是多么美妙的时刻。

如果你不喜欢感受自己的呼吸，可以感受自己的在地板上的脚、倾听一下你周围的声音，或者好奇地望向天空几分钟。大胆实验！找到自己最喜欢和最投入的方式。

倾听消极情绪

当你感觉心情低落、失望和愤怒时，你是否仍能享受此刻的愉悦感？在这些情况下，不要向你正经历的体验中注入另外一些不同的情绪。你要留在此刻，并尽你所能地开放面对自己的情绪。记住，所有的情绪都有开始和终结，因此，你要把自己作为一个暂时的观察者，去看待各种感觉。此外，你要把自己和自己的情绪分开去对待。情绪会时起时落，但是你要保持平稳和平衡的情绪状态。

想象一下，某个人突然来到你的门口，不停地按门铃。你决定忽视门铃的存在。门铃不断地响起来，你有点儿不耐烦，尝试了各种方法让自己从门铃上转移注意力。但是，你为何不直接把门打开，见一见按门铃的这个人，那你会停止所有对抗的消极情绪，直面你的恐惧。你坦然面对不愉悦的情绪，而不是逃离（这是一种充满理解的响应）。

直面并靠近情绪，而不是被迫让它逃离，通常会达到消除情绪的效果。其实，消极情绪需要你开启正念心态去应对，因此，你就直接这样去面对——你要感知到消极情绪，不要花太多时间逃离，要怀着仁爱、好奇、开放、非判断性的态度去体会，尽你所能。从中学习和体会，看看长久下来，你能从消极情绪中观察和探索到什么。

第12章和第13章详细阐述了正念如何帮助你应对消极情绪。

思维并非事实

如果你有某种想法，比如"我是一只会飞的、粉色的大猩猩"，你当然不会相信，因为这是一个疯狂的想法。那么，你为什么会相信"我很无用""我不会变得更好""我不能坚持了"这样的想法呢？这些也都是想法，是从你脑子里蹦出来的想法。所以，不要相信你想到的任何事情。你的思维总是在不断地做出假设和相关性，但都不是真相。"现在我感觉不太好"可能是真的，但是"我总是感觉很压抑"未必是真的。"她没有尽到她的义务，我很生气"可能是事实，但"她总是不帮我"不一定是事实。

思维只是从你大脑里出现的某种文字、图像和声音。但是大多数时间里，你都深陷自己的思维，相信思维就是事实，但是，你不必这样！

当你在正念中学会观察思维的本质时，你会意识到，不管你做多少正念练习，思想总会从你的脑海涌现。即便有人持续不断地练习了几年冥想，他们也会有各种各样的想法。思维不会自动停止的。但是，你需要改变你和思维之间的关系。你要把想法仅仅看成是想法，而不是事实，这会为你带来很大的改观。如果你产生了"我很可怜"这样的想法，而且你相信任何随时产生的想法，那么你很可能会感觉失望和沮丧。但是，如果产生同样的想法时，你对其投入正念的态度，那么你会把它们仅仅视作想法，而不是事实。这会给你的思维带来很强烈的刺激，你会看淡它的存在，并且继续做自己所做的事情，你不会受其影响。这就是自由！自由，或者心灵的平静，并不是让你停止思考，而是把想法仅仅看作想法，不要对其投入太多关注，不要相信它们是现实。现实就在此刻，而不在思维或意念中。你是观察者，沉默的见证者，这样，你便会获得自由，思考彻底，感受完整。

记住比较好

如果你规律性地练习冥想，就会很自然地从你正在思考的想法中后退一步。一般而言，如果你产生了某种想法，就会根据它马上行动，特别是当你还没有完全意识到这种想法的时候。在正念状态下，你会观察这种想法，并不采取行动。你把想法视作一种模式，一种穿越你思维的能量。

每天心怀感激

感激是最棒的态度！感激之情就是，你满足于你所拥有之物，而不去想得到你未有之物。但是通常，人们往往想得到他们没有的东西，而不满足于他们已经拥有的东西——这样一定会导致不满足感。你可以马上培养感激之情，想象一下此刻你手里的这本书——要知道，这个世界上，还有千百万人没有条件拥有一本书。因此，想一想你能阅读的这个事实——还有数以百万计的人们难以获得阅读的体验。

感激是正念的要素之一。正念并不仅仅意味着聚精会神，而是一种充满温暖和仁慈的态度和意念。当你做饭的时候，要意识到你有多么幸运，可以拥有食物，而世界上许多人都没有这么幸运——这就是正念。

当我情绪有些低落时，我会练习感激正念，渐渐地这成了一种暗号。这时候，反思几分钟，然后试着去回忆 5 件让我充满感激的事情，由此让我换一个全新的视角去对待问题。

小贴士大用途

下面是一些培养感激之情的方法。

（1）怀着感激之情睡觉。在睡觉之前，花一两分钟思考 5 件让你充满感激的事情。这些事情可能非常简单，你无须对此充满特别强烈的感激之情。你只需默默地回忆每一件事情，看看对你的睡眠有怎样的效果和影响。

（2）说"谢谢你"。这是一个很简单但能量强大的行为。说"谢谢你"是一种同时包含了感激和仁爱的行为——你明确了对他人的态度，对他们的大度宽容充分地认可。

（3）做一件感谢他人的事情。你可以发一个写着"谢谢你"的贺卡、一个小礼物，或者做一件小事情，比如因为某人出色的工作给她沏一杯咖啡或帮助她一把。正如谚语所言：行胜于言。

（4）对一些你平时不太感激的事情充满感激。例如，当遇到困难时，你可以对困难和挑战投入感激之情。你可以对可以接触到自来水充满感激，也可以对你能听见声音充满感激，对于你还活着这件事情也充满感激——或许这是最大的奇迹。

智慧语录

关于感激和感恩，有一首著名的诗，节录如下。

当你事与愿违、两手空空时，请你心怀感激。你若是这样，那还有什么是不可向往的？

当你不明事理时，请你心怀感激，因为这样你就会获得学会明理的良机。

请你对人生的低潮心怀感激，在此期间，你将获得成长。

请你对人生的困苦阻隔心怀感激，因为它会给你良机自我提高。

请对新的挑战心怀感激，因为它会增强你的力量和个性。

请对你的舛错失误心怀感激，它们会教给你很有价值的经验。

请在劳累倦怠时心怀感激，因为这意味着你已经与众不同了。

对于好运好事，人人易于心怀感激。

硕果累累的人生常眷顾那些对人生挫折心存感激的人。感恩之心可以将消极人生转变为积极人生。

请你为自己的人生遭际寻求一条通道，心存感恩，这些不如人意就会成为你的福祉。

用正念方式使用科技工具

正如植物和动物会进化到更好的生存状态，并从环境中优胜劣汰一样，科技也在不断地进化。科技的进化成果之一是让人上瘾。随着智能手机的出现，人们可以从早上醒来到夜里睡觉，每时每刻都使用科技。即便你在深夜不睡觉，你都可以浏览 Facebook 的信息或者上网，而你却浑然不觉。

视频游戏是另一种让人高度上瘾的科技产品。有些人花费了大量时间玩游戏，以至于影响到了他们的工作和家庭生活，甚至导致婚姻破裂。

我没有忽视科技带来的巨大进步，但是你需要更好地管理自己的数字设备，下面是一些建议。

（1）每周抽出一天或者半天时间，作为自己的"数字排毒日"，给你的大脑一段放松的时间。

（2）让手机离开你的床。每周选出几个晚上尝试这样去做，最好让你的卧室成为没有科技元素的区域。

（3）保持礼貌。用餐或者和朋友或家人在外面时，关闭手机。挑战一下自己，看看是否能抵挡在餐桌上查看手机的诱惑，即便你的朋友抵挡不住。

（4）不带手机去散步。最开始你或许发现这么做有点儿奇怪，然后慢慢会发现清新许多。我很喜欢有规律地这么做。

（5）记录一下你一天中会查看手机多少次。这是一次正念的内在体验。一般人每天查看手机的次数超过100。一天中大部分时间关闭你的手机，看看这些时间里你有什么更快乐的发现。

（6）驾驭使用科技工具的冲动。当你感觉出现要使用科技工具的欲望，但不是必须要去做时，注意一下身体里的感觉，看看是否能驾驭这种冲动，感受并且放松。每次当你这么做时，你的上瘾程度就会减弱一些，直到这种冲动完全消失。

呼吸和微笑

Charles Chaplin 有句名言："如果你保持微笑，你会发现生活还是非常美好的"。

你可知道，一个人脸部的肌肉和他幸福的感觉息息相关。当你高兴时，你会微笑——你当然知道这一点。但是你是否知道，微笑也会让你感觉更好？现在你可以试试整个过程，无论感觉怎样。当你读完这个句子时，只需要来一个温柔和善意的微笑。保持几分钟，看看微笑能带来什么效果。同时，你可以感受一下自己的呼吸。

小贴士大用途

在感受自己呼吸的同时温柔地微笑。你可以每天抽出 10 分钟时间，或者当你开始日常活动的时候，系统性地使用这一方法。这一方法会让你在做任何事情时都保持正念状态，无论你在刷盘子、写报告，还是排队时都是如此。每一刻都是回到此时此地和此刻的机会。你无须做其他任何事情——你的呼吸和微笑是最容易携带和使用的东西。

有时你会觉得不太愿意微笑，因为你感觉有点做作，没什么可高兴的事。当你高兴的时候才会微笑，而现在你并不想微笑。我想告诉你的是，试一下。是的，最开始你会感觉不太自然，但这种不自然感很快会过去，你只要多尝试，即便有时候可能感觉很奇怪，看看持续一段时间之后会发生什么。就像之前一些人对我说的："在你成功做到之前假装去做就好。"

记住比较好

正念不是强迫自己感觉更好，而是将好奇感带入你的感觉和思维中，并且从其中获得信息，无论你做什么事都如此。意识到思维和感觉，要比努力改变你的思维和感觉更重要。

第17章
真正帮助你的10个方法

正念会为你带来无穷无尽的愉悦感，我希望你自己能感受到。一旦你形成了规律性的正念习惯，那么你会发现正念会让人上瘾！在本章中，我会告诉你正念所带来的一些益处，其中许多都是被大量的科学研究所证实的。

训练大脑

科学家认为成年人的大脑的连接和结构框架都是固定的，因为要改变大脑的连接是一件相当复杂的事情。

现在，真相大白了：你的大脑可以改变！科学家研究了小提琴家的大脑，他们发现，小提琴家的大脑中负责手指灵敏度的部分要比其他人尺寸更大。他们还研究了英国伦敦的司机，司机需要了解各种复杂的道路网络和伦敦10000条不同的街道（"知识"）。科学家将出租车司机的大脑和"普通人"的大脑进行了比较后发现，司机大脑中负责地理位置的部分要明显大很多。而且，司机工作年限越长，他们大脑的变化越大。

这一现象表明，通过训练和每天简单的练习，大脑的物理结构可以改变。重复性的活动比任何其他事情都容易改变大脑的结构。大脑会因为个人经历的不同而发生改变，这一发现成果被称为神经重塑（Neuroplasticity），这给每个人一个巨大的启示——你可以在任何年龄，通过训练改变自己的大脑！

在一位寺院住持的帮助下，神经重塑领域的权威教授 Richard Davidson 对已经有过 1 万小时正念冥想经历的僧侣的大脑做了扫描和分析。他们所做的正念冥想叫作"慈悲正念冥想"（Compassion Meditation），和第 6 章中讲过的"慈心冥想"（Metta Meditation）有些类似。通过这种正念冥想训练，僧侣的大脑完全发生了改变，他们大脑中和积极心态相关的左侧靠前的部分（左前额叶皮层）被激活：事实上，它们完全超出了正常尺寸！科学家之前在其他人的大脑里还从未发现过如此巨大的部分，他们发现，僧侣的整个大脑经过了重新连接架构，从而变得更加积极。这一事实证明，正念和慈爱都并非固定地存在，而是可以经过训练习得的技巧。

僧侣的大脑变得非常积极，是因为僧侣大部分时间都在冥想。但是你和我呢？我们没有时间去进行长期的冥想。那么，花少量的时间去进行正念冥想是否有帮助呢？比如，每天进行 30 分钟正念冥想，持续两周，大脑是否会发生变化呢？

当然可以。科学家还对短时间的正念冥想进行了研究。人们被随机地分成两组，第一组按照认知行为疗法去训练，让他们以更积极的态度去应对挑战；第二组按"慈心冥想"（正念，爱，仁慈的冥想）训练。结果发现，与第一组相比，第二组的一些人，其表征心理积极性的大脑部分活跃程度更高；另外，他们对自己也更加热爱。在两周的训练中，卓有成效和助益的改变确实发生了。

因此，正念冥想确实可以改变大脑。而且，你的训练越多，大脑中表征积极性部分的改变就越大。

改善人际关系

有多项研究表明，当人们开始练习正念冥想时，他们的人际关系会趋于明显改善。这一点在许多方面得到了验证。

正念可以驱散压力。当你感觉受到恶言恶语的威胁，或在工作、生活中遇到挑战时，你的身体和思维会做出紧张和压力的反应，你会变得不太理解他人、过于敏感、充满判断性。很明显，这会给你的人际关系带来很糟糕的影响。当你的朋友问你有什么不对劲时，你很可能会表现得很冲动，或者很情绪化地去做事。正念会让你在日常生活中放松下来，让自己尽量避免做出毫无助益的反应。

记住比较好

正念会拓展你的能力，让你接受自己每一刻的体验。当你形成了接受他人的立场，你会把这一立场转化为对人际关系的改善。当你学会了如何接受他人的过失（没有人是完美的！），你会给予他人更多的理解，并且更多地看到别人的长处和积极的一面。

判断心理并不是良好人际关系的助推器。研究发现，冥想者比其他人的判断性心理少得多，他们更加关注于此刻，即便他们在不处于冥想状态时也是如此。这就能解释为什么当你开始冥想时人际关系可以得到改善了——你能更加感知到别人在说什么，而不是浪费精力对他们做出判断。

正念会为你自己和他人带来高度的同理心和仁慈心。当你培养起更强烈的关爱的态度时，自然会有更高的专注力，并能够从别人的视角去看待问题。最终，爱的感觉会成为所有重要人际关系的核心，当冥想中注入了更多爱的力量时，人际关系的质量自然会步步深化。

激发创造力

你的创造力完全取决于你的思维状态。如果你的大脑负荷过重，被各种观点和见解塞满，那么你不太可能激发什么创造性和有远见的思维。创造性思维需要释放旧的思想，为新的思想让路。正念冥想是你不假判断地感知到自己的思想，因为不假判断性，所以崭新而独特的思维方式才会显现。在大多数的创造力练习中，我们总是强调，不要去判断思维，而是让它们自然地流动——在一种叫作"无选择意识"（Choiceless Awareness）的正念训练中，你也会这么去做，第 6 章已经介绍过。

2012 年出版的《意识与认知》杂志的一项研究首次揭示，那些处于正念状态的人能更好地解决具有挑战性的问题，这些问题的解决一般都需要认知的转变和创造性思考。

记住比较好

经过长期的练习，正念可以让你有一个更加宁静的内心状态。当你渐渐培养起具有感知力的思维时，你会开始拥有强大的创造力及充满知识的潜意识。通常你只有在睡觉时才会拥有丰富的创造力，这时你几乎不对自己进行任何控制。当你处于冥想状态时，创造性思维会源源不断地涌出。我的大多数好主意都是在冥想时形成的。通过给我的思维充分的空间和充足的机会保持其自然状态，我的创造力日益强大，新鲜的想法一个接一个地涌出。

减少失望情绪

研究表明，许多失望情绪是由两种情况引起的：一种是重复性的消极思维（反刍）；另一种是一味去回避不舒适的思维和感觉，而不是去坦然面对它们（经验性回避）。正如第13章所描述的那样，作为以正念为基础的治疗法的一部分，正念冥想会有多种方式帮助你减轻压力，具体如下。

（1）培养你面对困难情绪的能力，而不是一味回避它们。研究发现，回避困难情绪，反而会导致你重新陷入失望和沮丧的情绪中。通过有规律地练习正念，你可以渐渐培养起一种接受、慈爱和好奇的态度，从而养成一个健康的情绪状态。

（2）将你的情绪状态转变为"being 模式"。这种模式已在第5章中表述过，它可以让你成为自己起伏出现的失望情绪的见证者和观察者，而不是让你不断产生消极情绪。你可以从内心的情感体验中后退一步观察，从一个更广的视角去审视你的情绪状态。这种视角的转变会让你认清消极和失望的情绪并非总是一成不变的，它会彻底颠覆你过去的思维模式，比如从"我很失望"转变为"失望的感觉现在存在，但不会永远存在。所有的感觉都有开始和终结"。

（3）帮助你理解思维的模式。当你进入正念状态时，你会看清楚思维是如何进入非意识状态的"自动驾驶"模式，从而导致消极思维的恶性循环，失望情绪也随之而来。当你意识到思维的这种模式渐渐成了习惯，你便开始了用全新的视角去认识和对待问题的第一步，为减少压力埋下伏笔。

（4）培养更健康的思维习惯。如果你反复地重复和纠缠，那么失望情绪会加强。正念会激活你此刻的注意力，从而切断消极情绪的恶性循环。这种专注力会让你减少激发重复性纠缠的内部情绪。随着正念渐渐成为一种习惯，当你有轻微的悲伤情绪出现时，你有可能做出的反应是聚焦于身体的感觉，而不是纠缠于强烈的失望情绪本身。

你可以再次阅读第13章，了解如何用正念对抗消极情绪。

减轻慢性疼痛

正念可以帮助你减轻慢性疼痛，这听起来让人有点震惊。Jon Kabat-Zinn 博士发起了一项正念减压法（MBSR）的调研，研究结果表明，正念可以为遭受慢性疼痛病患者带来助益。

在这项调研中，90 位慢性疼痛病患者接受了为期 10 周的正念冥想训练。专家发现，这些原本深受疼痛、消极身体反应、消极情绪、焦虑感、失落感纠缠的患者，其疼痛感都得到了明显的减轻。患者还参与了一些其他活动，比如每天自己准备用餐和驾驶，而这些活动是他们之前不愿去做的。渐渐地，他们使用对抗疼痛药物的数量开始减少，而自我认同感则在加强。和另外一组接受一般疼痛治疗方案的患者相比，接受 MBSR 疗法的患者改善效果明显要好很多。

接下来的 4 年，患者对 MBSR 疗法的继续坚持表现出更加令人兴奋的效果。大多数慢性疼痛病患者表示，他们的身体和情绪得到了继续改善。超过 90% 的参与者继续训练一些形式的正念冥想，这是改善他们身体和情绪的主要原因，效果让人有些不可思议。这 4 年对正念的坚持，让他们产生了巨大的改变。

正念带来一系列积极影响的部分原因是，通过正念训练，你渐渐学会接受身体的不良感觉，而不是抵触它们或者假装不舒适感并不存在。让人不可思议的是，你的接受感反而使压力减轻了。你渐渐学会如何去感受疼痛，并且去体会每时每刻的感觉，而不是回避它们，让肌肉一味地紧绷。你可以让疼痛区周围的肌肉放松，这样可以减轻压力。

为生命注入更深层意义

在我开始正念训练之前，我发现生活有点儿空洞和空虚。我有朋友，也有家庭，有一个舒适的居住场所，还有不错的工作，但是我总感觉生活中缺了点儿什么。生活好像有点儿折磨，缺少趣味和生机。我仍清晰地记得第一次参加冥想课程时的情况。老师很平静地给我们讲解了意识的本质，以及如何通过规律的冥想练习使我们更好地觉悟。对觉悟的强大需求让我爆发出深深的共鸣，于是，整个冥想过程成为十分有意义的事情。但是，刚开始练习时我没有给自己设立太多规矩，我发现如果不设立一个规律的练习日程，那么冥想似乎没什么效果。随着练习的深入，老师给了许多好的建议，我的运气也还不错，这样我就能一步步深化自己的冥想体验。冥想练习让生活更有意义，也更加真实。

记住比较好

接纳与承诺疗法（ACT）是一种流行的正念干预方法，其目标是帮助你过上一种富足和有意义的生活，同时也能帮助你找到自己的核心价值观，同时采取符合价值观的行动。在 ACT 框架下，你会采用正念方法，接纳并引导消极的情绪和感受，这会导向更高的心理灵活性，收获更强的生命活力。你可以阅读第

13 章，了解有关 ACT 的更多知识。

管理压力和焦虑

压力和焦虑有细微的差别。压力是你对于威胁情景的反应，焦虑是对这种压力的副作用。焦虑的恐惧感更强，是对压力本身的反应。正念可以帮你克服这两种情绪。

压力是生活的组成部分。生活中的挑战是导致压力产生的因素。有些压力是良性的，比如当你开始一段新的恋爱关系、应聘一个新的有趣的职位，或者参与竞技运动时，这时的压力没有什么坏处。但是如果感觉压力太大而且势头不减，就是比较大的问题。慢性和偶发的压力往往会导致许多健康问题。

我们可以做下面的默读祷文（或者沉思祷文），用正念的方法去管理压力。

"请赐给我平安，让我接纳不能改变的事情；请赐给我勇气，让我改变可以改变的事情；请赐给我智慧，让我知道二者的区别。"

改变你能改变的事情，接纳你不能改变的事情，这一点非常重要。所以应该采取明智的行动。如果你的老板总是表现得无厘头，那么你可以考虑辞职了；如果你感觉上下班乘地铁太厌烦，那么可以尝试换一种方式（比如走路）去工作。你可以改变导致压力产生的压力源，从而降低压力等级。

对于那些你无法改变的事情，你可以试着改变和它的关系，比如，如果你不能辞去自己的工作，那么你能不能对你老板的行为方式投入更大的好奇心？如果你的工作已经临近最后期限，那么注意你的消极情绪可能是："这个工作我完不成了！"你可以把这种情绪变为："我注意到，我正产生完不成工作这样的想法！"这样一个小小的改变，可以改变你的立场，让压力缓释。

当你感觉到压力正在变得越来越大，可以做一下简短的"迷你冥想"，第 7 章我们有详细描述，它会帮助你创造心理空间，从而以最好的方式做出对挑战的响应。

智慧语录

全球著名的压力研究者和心理学家 Richard Lazarus 教授对压力进行了这样的定义："压力是人与环境之间的一种特殊关系，人们往往是在超出了自己的情绪资源，并危及自己的幸福感的情况下对其做出界定"。我喜欢这一视角。这一定义解释了同一场景为什么对你是有压力的，而对其他人没有——你所能抵御的压力程度，取决于你是否能应对相应的压力场景。

正念可以在许多方面和很大程度上减轻压力。例如，你的老板可能很容易不冷静地发脾气并经常训斥你，即便有时你已经尽力做好工作他也还是如此。这时正念可以怎样帮助你呢？下面3种方法可以帮助你。

第一，你要用正念态度去意识到，你已经感觉到了压力这一事实。你可能感觉到，在着手工作以前，你的下巴有些紧张或者你的肩膀耸起，但是通过投入正念注意力，你会渐渐放松下来。然后，当你的老板训斥你时，你会更好地意识到自己可以做出的选择。你会感知到你什么都不说，或者用辱骂言语做出回应，或者暴怒地处理这3种处理态度可能导致的后果。所有的这些反应都是自动做出的，而且会让情况变得更糟。而如果你能感知到你的反应，那么会彻底改变这一切。你会自然而然地开始从对消极情景做出反应，转变为用更大的智慧做出反应。你开始用更加创造性的方法去思考，比如你可能会更果决地做事，或者站在一个不同的部门或工作单位的角度去看待工作。

第二，通过规律的正念冥想训练，你会让自己的身体和思维有休息的时间和空间。你不是一味地花时间去做事并总想获得什么，而是为你自己留下空间，让事情顺其自然地发展。这种"being 模式"是非常积极并具有建设性和创造性的，它会让你通过放松而不是一味地紧张来提升自己的内在情绪品质。

第三，你开始从一个不同的视角去看问题。比如，今天早上虽然你的车坏了，但在你等修理工的同时，还拥有了喝一杯茶放松一下的机会。或者，当你不得不排长队办理银行业务，但至少你还有充足的钱去生活，你比那些身无分文的不幸的人要宽裕很多，当你排队等待时，甚至也可以利用这个机会去进行正念练习。

正念可以帮助你对抗焦虑。在生命的旅程中，每个人都会有焦虑的时候，比如在一次面试或考试以前就会如此。但是，如果你面临困境时总是处于焦虑状态，那么这种感觉会渐渐成为日常生活习惯的一部分。如果焦虑过于频繁地出现，那么会很容易让你过去做的事情变得一团糟。

焦虑感和忧虑感其实都是基于人们对未来的思考而出现的。你可能会担心下一步、下个月或者明年会发生什么。你的思维会飘忽到对未来消极结果的预测上，于是就会产生许多挑战性的情绪。正念反对这么做，它鼓励你应该活于此刻，你每时每刻都要感知到自己的存在，并且不加任何判断性。你会渐渐从一些消极和危险的情绪中释放自己，转而感知到此时此刻的丰富情感世界。

小贴士大用途

当你感觉到要面临引起焦虑的某个情景时，你会本能地规避这种情景，但是我不建议你这样做。你的思维尝试规避你的焦虑感，但是规避的策略只会火上浇油。你越是规避焦虑，焦虑情绪越会主导你的生活，焦虑感反而会更强。更健康的一种应对策略是，把注意力转向你的挑战：靠近它而不是规避它。使用正念方法，接纳焦虑情绪，并对它保持好奇心，心里要清楚，它会自然而然地消失。

焦虑和担忧都是人对于未来的一种想法。你会对未来 1 个月或未来 1 年可能发生的事情做出某种思维的关联。你的思维会做出对未来的某种消极的预测，这就是消极情绪产生的原因。正念则相反，它鼓励你专注于此时此地，怀着专注当下和不判断的正念心态，你会渐渐把自己从各种危险和消极的想法中释放出来，让自己投入此时此刻对于现实的感知中来。

记住比较好

正念会让你从自己的思维和情绪中退后一步观察。你渐渐学会尽量少地去判断自己无时无刻出现和变化的思维，并且意识到思考只是思考，而不是事实。于是你的思维会渐渐失去能量，从而减少焦虑感。

研究结果令人惊讶：你努力地阻止焦虑，反而会增强焦虑感。而更好地投入正念状态则可以改变你和思维之间的关系，你会对思维更有同情心和接受感，而不是总想消除它们。因此，和完全阻止焦虑的思维相比，采用正念方法的效果会更好。阅读第 13 章，可以了解更多使用正念对抗焦虑的知识。

管理上瘾

你对什么上瘾？咖啡或者香烟，购物、赌博、上网，又或者你对阅读某一系列的书上瘾？对酒、药物或赌博上瘾，会给你和你喜欢的事情带来不良的影响，而对于正念的初步研究发现，正念可以对此产生积极的效果。

例如，《药物与酒精依赖》杂志发布了 2011 年的一项关于正念对控烟效果影响的小型研究。研究者对 88 位吸烟者进行了一项实验，把他们分为标准方法戒烟和正念方法戒烟两个小组。4 个月后，正念方法戒烟小组中 31% 的人成功戒烟，而标准方法戒烟小组中只有 6% 的人成功戒烟。也就是说，采用正念方法比采用标准方法戒烟效果要好 5 倍（超过 500%）！

正念之所以有这么强大的效果，原因是你学会了如何根除你的欲望。在一项研究中，研究者发现了管理欲望的 4 个流程（RAIN 法则）。

R：意识到（Recognize）你正体验一种欲望，让你自己柔和地经历这种体验。

A：接受（Accept）此刻自然的状态，不必分心或者切断你的感觉。

I：对你的体验做一下调查（Investigate），问一下自己："我的身体里现在正在发生什么"？

N：记录（Note）你的体验，或许你感受到压力、紧张、疼痛、压迫、灼热，意识到这些只是身体的感觉，很快会过去。驾驭体验的波浪，直到它过去。

了解关于正念与上瘾的信息，请参阅第 13 章。

调节饮食习惯

你是否能意识到你所吃的东西？你能品尝每一口的味道，并且在吞下去之前细细地咀嚼吗？你是全神贯注地聚焦于所吃之物，还是一边吃饭一边看电视、看报纸、看书？你是否能把食物当成处理不愉快情绪的一种方法？

如果你感觉肚子里很空，可能会通过吃饭来填满这个空间；或者每次当你感到忧虑时，会抓一块巧克力吃；或许当你面临压力时，你会打开冰箱门，或者少吃东西来增强控制感。正念则为你提供了完全不同的一种方法，而不是通过吃饭或者不吃饭来调节和应对你的困难及不舒适情绪。

记住比较好

正念式饮食是更好地意识到准备食物和吃饭的过程，少一些判断，更好地接受你当前的吃饭习惯。正念式饮食还会让你意识到你的身体传达给自己的信息，并且教会你使用意识来决定吃多少。通过增强的意识，你能以更加智慧的心态决定吃什么，不吃什么。你能品尝到每种食物的美味，享受饮食的整个过程。怀着强大的意念，你可以更好地感触到身体的饥饿，并能察觉到什么时候吃饱了。正念式饮食甚至能够让你保持健康的体重。

增强幸福感

每个人都希望幸福一点。所有你所从事的行为，都是为了让自己达到更快乐和幸福的愿望。可问题是，怎样才能最好地增强快乐和幸福感呢？事实证明，只是一味地努力保持积极的思维似乎没什么用——你需要形成一些规律性习惯，用更真实可靠的方法提高自己的幸福感。

从事幸福感研究的积极心理学家和科学家认为，正念就是答案。正念可以训练你的大脑自然而然地变得积极，并且增强其弹性。弹性，是以健康的方式处理压力和危机的一种能力。它让你更快地进入愉悦状态，而不是事后纠结。它还会增强你将来处理困境的能力。规律的正念练习可以改变你的大脑结构，增强你应对困难时的心理弹性。

通过有规律地练习正念，你会发现幸福感和愉悦感是一种内在心理的调节过程。你可以拥有这个世界所有的金钱和权力，但是如果你的思维是消极的，而且你认为思维是真实的，那么你不会感觉到快乐。反之，你拥有的物质可能很少，但是如果你的思维处于自然的开放、接受和积极状态，而且你每天都练习正念，必定就能拥有更深入的幸福感。

记住比较好

幸福不仅仅是感觉快乐。幸福是过上一种富足而有目标的生活，追求生命的价值和意义。古希腊哲学家称之为积极的幸福（Eudaimonia）或者丰盛（Flourishing）。在追求幸福的路上，难免遭遇到苦痛的感受，没关系，这就是生活！正念可以帮助你退后一步，接纳自己的消极思维和情绪，让你收获更加完整的人生！

小贴士大用途

介绍一个可以帮助你获得幸福的简单的正念练习方法。每天看一位陌生人，并且在意识中想："希望你快乐，希望你幸福。"这会让你用不同的视角看人，在意识中产生积极的愿望。这也会让你微笑！

第18章

揭秘正念的10点误解

当我对一个朋友说，我在教授正念，他对我说："我觉得正念对我没什么用。我脑子里已经充满了各种各样的思想，老兄！"正念当然不是让你脑子里塞满什么。如果你想弄明白正念的真正内涵，那么你可以好好读读本章，做一做"思维清空"练习：你可以借此机会清空头脑中对于古代科学、现代科学及正念艺术的任何误解。

正念全部关乎思维

你或许听过这么一句话："What is mind? Doesn't matter. What is matter? Never mind"。（什么是思维？没关系。什么是关系？别计较）

作为人类，你拥有思考的能力。事实上，不管你是否喜欢，你每时每刻都在思考。思考就像呼吸，在人们生命的历程中，无时无刻不在发生。有专家预测，人类每天会进行多达 6 万次的思考！正念，并非全部关乎思维；它是让你从思考中后退一步，而不是停止思考。

正念（Mindfulness）一词，或许用全心全意（Heartfulness）来代替更为妥帖。在古代东方语言，如梵语（Sanskrit）和巴利语（Pali）中，表征思维（Mind）和内心（Heart）的词语是相同的，因此，单从 Mindfulness 一词来看，或许存在某些误解。那么，Heartfulness 究竟有什么深意呢？如果你拥有一颗开放、温暖的心，那么你或许就拥有了仁爱、和气、关怀、接受、理解、耐心、信任、愉悦、诚实、感激、松弛、爱和谦卑。或许你很难同时拥有这么多状态，但是，我和你分享的这些词汇，都是进入正念状态时的体验，你可以渐渐体会。其意义是，你可以让一种或更多种这样的内心感受注入自己的正念意念；你可能不能在同一时间融入全部的体验，但是久而久之，你可以将更多善意的态度注入自己的思维和意识。

记住比较好

正念不是一种冷静、严肃的意识。一个小偷在计划偷一个东西前，需要集中注意力，但是这不是正念。正念是每时每刻都充满善良和好奇的心态及感知。

有些时候，当你处于正念状态时，会感觉自己过于苛责自己，你在努力地挣扎，这样对自己不太好，而且你会发现自己的意识中没有任何温暖的感觉。不要过于苛责和虐待自己，你的失望和消极情绪会渐渐消散、停止。你只需要用正念的心态去感知任何正在意识到的事情，随着时间的流淌，一些仁爱和积极的意识会自然形成并壮大。你不要过于强迫自己——你的强迫意识越少，对自己越好。

小贴士大用途

一些人认为，正念就是要让你无时无刻不去思考任何你正在专注的事情。这是不对的，比如你用正念心态感知自己的呼吸，这意味着你正感知到自己身体内的呼吸状态，而不是总在一直想着呼吸这件事情。

焦躁不安的人不适合练习正念

你是一个忙碌、活跃，或许有点儿焦躁，总是不停地做事的人吗？如果你是这样的，正念听起来或许对你有点儿不适合。但是实际上，正念是根除焦躁、达到内心深处宁静的最好方式。

许多正念练习方法和冥想练习方法都是告诉你如何慢下来的方法，但这不是目标。目标是要通过练习培养自己更深层次的意识和温暖的情绪，并感知到你周围正在发生的事情。无论你安静地坐着还是处于移动状态，你都可以做到这一点。

焦躁感不是你性格中固定不变的部分，正念可以重新激活你的大脑。如果你规律地练习正念，从每天抽出几分钟练习开始，你会慢慢学会不对焦躁感进行反应。你会发现焦躁感升起，最终又渐渐消散。你会发现你的生活正被焦躁感所驱使，而你不必这样。随着练习向前进行，焦躁感会被一种内在的宁静感和满足感所取代。

我不能确保这种练习是一件非常容易、快速上手的事情，但是你可以从日常的5分钟的"呼吸冥想"正念方式开始。如果你想克服焦躁感，你可以试一下。

如果你发现坐几分钟实在太困难，你可以尝试一下正念移动。每次拉伸的时候，关注你身体的感觉。当你在公园里跑步的时候，体会脚趾的感觉。

正念是积极思考

面对任何一种状态，你都可以以积极或消极的心态应对；但是，以乐观的心态应对，要比悲观的心态更有助益。通过有规律的正念练习，你能更好地感知到自己的思维模式，积极或消极。当某种消极思维产生时，正念会帮助你认清自己的习惯性反应。你会用不同的视角去看待事物，用积极的或更加现实的视角去对待问题，看待影响。正念不是让你遵循积极思考的定律——你只需要将好奇的感觉注入体验中。

我不建议你和消极的情绪去抗争。和自己的思维抗争，只会带来搏斗的疼痛，最终你会增强自己的消极意识。你和思维搏斗得越激烈，消极思维反而会越强烈地存在。

无论你正体验消极的思维还是积极的思维，正念强调的是让你从思维中后退一步。思维就是思维，不是事实。你不可能完全控制思维——你能做的事情是观察、后退一步、不要对思维迅速做出反应。按此做得越多，你会感觉情绪的控制力越强，无助感和失落感越少。第5章详细阐述了如何从思维中释放自己。

只有圣人才能做到正念

并非只有圣人才能掌握正念。正念，或者正念的意识是人类普遍具有的自然属性和技能，也是生命的一种基本要素，就像眼睛、耳朵、肚子是人类身体的一部分一样。投入正念状态就是投入感知状态，感知，不属于也不能从属于任何宗教。

但是，正念确实被许多圣人和其追随者进一步传承和发扬光大。因此，如果你想，可以阅读和研究一下历史经典中关于正念的知识，这和你拥有任何宗教信仰无关。你可能也会在其他的宗教和哲学中发现正念的影子，比如印度教、道教、不二论等。但是，如果你亲身实践正念，并且通过你的体验进行探索和学习，那么你会发现和收获更多。

智慧语录

当代著名的哲人 Nisargadatta 有一句名言：“最伟大的导师就是你自己的内心。”佛陀也有言：“不要轻信我说的话——你要通过自己的体验认识自己。”

正念并非一种宗教或信仰体系。如果非要说正念是什么，它是一种生活方式。美国麻省大学医学院静观正念中心将自己的使命定位为“觉悟和同情的世界”。如果你真要为自己的正念训练定一个目标，我觉得可以是培养自己更好的觉悟和同情的心态。

如果你有自己的信仰，或者你对自己的信仰十分笃定，你可能也需要寻找一些方法或体系来增强自己的注意力，释放一些虚无或消极的思想。因此，你无须为了让正念成为自己有价值的训诫而放弃自己的信仰。投入正念状态，就是觉悟到自己内心的感觉和状态——无论你是否有信仰，都可以进入正念状态。

正念只适用于困难时刻

正念一般被用于减轻失望情绪、慢性病、焦虑感、上瘾复发、压力、高血压等症状，甚至也被用来管理压力和治疗癌症。此前在这些领域的研究结果非常令人振奋：正念完全可以和各种治疗方案一起发挥强大功效。

但是，正念不是只适用于困难的时候。可以试想：你不会只在经济萎靡的困境时才存钱；在平时境况还不错时，你也需要存钱，这样当你遇到财政困难时，你才会有充足的现金去应对危机。事实上，当境况还好时存钱，要更容易和有效。同样，当你过得相对还不错时，你也可以制订正念练习准则，从中获益。当你遭遇困境，你自然地可以用正念技巧去应对挑战，调动内部的丰富能量应对危机。

当我最初开始正念练习时，部分原因是管理压力，但我从未想到练习所带来的巨大影响。例如，如果我要面对一小部分人说话时，我会很挣扎；现在，我很幸运，当我面临几百人演讲时，我都充满自信。这不是因为我的勇气骤增，而是因为正念带给我的强大力量。虽然一开始，你练习冥想可能是为了解决一个问题，但如果你坚持下去，冥想会为你生活的很多方面带来助益。

当你开始理解和练习正念时，你会渐渐体会到它带来的益处。有时候，一些人会自然地停止冥想：随着生活的好转，你渐渐解决了问题，你可能渐渐忘记了冥想……直到灾难或挑战又一次来临时你才会想起它！然后你再次投入冥想练习，困难再次迎刃而解。让冥想状态随意地开始和终止，也是很自然的过程。但久而久之你会发现，如果没有一个日常的计划，你的生活就像过山车一样不稳定。而有规律的冥想，则会让你纷乱芜杂的生活更加顺畅和井井有条。

正念是一门技巧

技巧，通常是为了达到某种目的而采取的一种快速的方法，比如当你生气时，从 1 数到 10 可以帮助你安定自己的情绪。你或许有打好高尔夫的高超技巧，或者也可能有减少对话冲突的技巧。技巧有达到某种结果的功效，但是也有其局限性。如果你过分沉溺于某种技巧，你不会有好的创新的办法去做事。有时候，你或许会对某种技巧表现出抵抗性，所以你不愿意尝试做一些不同的事情——这时候，技巧会阻碍发展和进步。

正念不是一种技巧，因为从本质上而言，正念不是为了达到某些目的。这可能是一个颠覆性的思路，因为或许你早就习惯了为达到某些目的而去做事。你为什么总是不厌其烦地为了达到目的而做事，但最终一无所获呢？正念有其功效，但如果你为了达到某些目的而去训练，那么你不能充分发挥正念的潜力。一个好的科学家不会为了获得某一结果而去做实验——科学家所想的事情是通过观察结果去发现事物的真理。如果科学家一味地想得到某一结果，那么很可能这一实验是由某个医药公司赞助，你会对这一结果非常谨慎，因为它很可能有失公允。同样，如果你进行正念仅仅是为了达到某些目的，那么你也会心存偏见，而且你绝不会全身心地投入其中。

记住比较好

正念所坚持的理念是让你感知到自己内在和外在的体验，无论是什么样的体验。

不可思议的是，正念会深化和改善其他技巧的质量。如果没有感知，你就不能很好地使用某一技巧。你的感知越差，所使用的技巧越不会奏效。比如，当你使用某种技巧通过释放消极思维来减少压力，但是你没有感知到自己的思维时，你可能不会成功。

这本书确实讲了许多有关正念的方法和技巧，但是归根结底，正念本身不是一种技巧。

记住比较好

正念的理念是释放所做之事。正念是让你做真正的自己，无论你怎么想自己，都要做真正的自己。做自己并不是一种技巧。你可以什么都不做。不做就是释放所有的技巧，顺其自然地让结果发生，保持其自然状态。

正念对我没用

一些人或许出于误解和过去旧有的观念，对正念没什么热情。在许多人对冥想者的传统观念里：冥想者盘腿而坐，或许还燃上香，毫无目标地审视自我，仿佛洞见高处，参透未来。其实，真正的正念者并非如此。正念对任何人都适用，只要他想更好地感知自我、更好地觉悟自我、更好地活着、更好地与他人交际。正念冥想当然是一套更规范、更严谨的正念训练体系，并能使人更好地投入，但是，当你每次走路，或与同事交谈，或进行体育运动时，你也可以稍微投入一些专注力。当你在沙发上休息时，可以尝试在打开电视以前，花几分钟感受一下自己的呼吸。这些都是让你的生命更加觉悟的简单方法，它可以让你从"自动驾驶"模式中释放出来。正念不像一些人想象得那样高不可攀，或者神乎其神。

或许你会觉得，你不能做到正念，因为你没有耐心，总是充满压力，总是焦虑。但是，正念可以很好地提高你这方面的能力，它会让你变得有耐心、仁爱、专注、镇定并充满幸福感，所以，你正是进行正念训练的最佳人选！如果你说你不太专注，做不了正念，那就好比说，你太不健康了所以你不能做运动。如果你一点儿运动都不做，你永远都不会健康。但是，最初，你要从简单的训练开始——可以每天尝试一下简短的时长5分钟的冥想训练，步步深入。或者，每天在走路时，尝试一下几分钟的"行走冥想"。可以参阅第6章，了解更多关于"行走冥想"的知识。

一些人认为正念是某种和宗教有关的很怪异的东西，或者很虚无的理念。当然不是，正念是深入地感受自己的呼吸，或者仔细地聆听周围的声音，或者细细地品尝面前的食物。正念是"仁爱的感知"（Kindly Awareness）的同义词——因此，从这个角度而言，它一点儿都不神秘。你可以用任何态度和思路去对待正念——在这个游戏中没有游戏规则。一些人带着精神信仰或宗教的目的训练正念，这就好比一些人因为宗教而烧香——但这不意味着，仅仅有宗教信仰的人才能烧香！

正念冥想就是放松

放松练习通常是为了松弛身体的肌肉，放松的目的是减少一点儿压力。因此，放松有一个很明确的目标，你会用各种各样的方法去实现这一目标。

正念是不同的，正念的目标是更好地觉知你的思想、感觉、感受、冲动和记忆，以及你周围的世界。在正念状态下，你会用正念态度去靠近消极思维和困难情绪，而不是规避它们。所以这和放松是有很大区别的，对吧？通过正念练习，你会知道思维和情绪只是出现的一种体验，落到你的意识上，你需要退后一步，成为自己体验的被动"观察者"，而不是成为主动的"行动者"；你会从抗争、压制、调整的体验中脱离，采用接纳、观察、允许的方式让它们自然而然地存在。

在你进行冥想时，放松通常会相伴而来，但也并非必然。当你初次进行冥想训练时，你在结束时或许会感觉更有压力。当我第一次开始冥想时，我付出了很大的努力做好它，我的注意力过于紧张，身体也因为努力想专注起来而非常紧绷，我想让思维自然地流动，但是最终无济于事。这导致了我更加紧张，但这也是学习过程中的必经之路。

记住比较好

冥想有时可以让你释放掉潜意识里一直深埋着而且难以释放的某种情绪。当你面对自己心中的"魔鬼"时，这一过程可能让你感到很大的压力。但是，你越早释放掉这种情绪，对自己就越好。当这种情绪出现在你有意识的思维中时，这种感觉会渐渐消散，有时你甚至可以让自己多年来一度处于紧张状态的某个身体部位松弛下来（第10章讲述了更多如何通过正念应对疼痛情绪的内容）。

正念不能用于医疗或入药

正念不能代替医疗或入药。如果你遭受了需要临床治疗的某种疾病，你需要谨遵医嘱。但是，你除了可以采用一些常规的医疗建议，也可以使用正念训练来加速自己的治愈过程。正念可以帮助你管理自己的压力等级，可以帮助你降低血压，激发身体的免疫功能。

最新的循证研究表明，存在抑郁、焦虑等精神健康问题困扰的患者使用了过量的药物，他们需要更精细准确的医疗建议，基于个人实际情况选择个性化的医疗方案。

医生有时候会让病人参与正念减压法（MBSR）课程，包括 MBCT 课程（正念认知疗法）或者 ACT 课程（接纳与承诺疗法），让病人通过使用正念对心理进行积极的调节，从而促进身心健康，激发幸福感。这种方法可以抚慰内心深处的情绪，提高应对压力的弹性，事实证明这种方法十分有效。

记住比较好

许多生活方式的改变，可以让你拥有更加愉悦、健康的身心状态，比如体能运动、有规律的社交、花时间成为关怀的倾听者、健康饮食、整点入睡、多一点儿时间去做志愿者、减少饮酒和食用垃圾食品等。每天进行一点儿正念练习，即便每天抽出几分钟，你会更好地调节心理状态，做出更明智的决策，过上健康和幸福的生活。你可以参阅第 3 章，了解怎样培养良好的生活习惯。

正念复杂又枯燥

你对正念的看法，取决于你在头脑中产生的对正念过程定义的规则：冥想应该是放松的、有启发性的；我的思维应该是空白的；我应该感到很舒服；我不应该太情绪化；如果我每天不练习，冥想可能不会太奏效；如果我感觉很困难，那么可能我的方法不太对。

记住比较好

你首先需要感知到头脑中对正念定义的那些规则。任何关于"必须"或"应该"的事情都是你思维中定义的死板的规则。但是，生命中的任何事情都会依循其趋势和规律随时变化和发展，于是你一次又一次地发现，你内在设立的规则不断地被打破，而失望感和枯燥感往往不期而至。

正念非常简单，但是并不容易做到。简单之处在于，正念只是让你感知和集中注意力；而不容易之处在于，正念需要形成规律性练习的制度，而且你要相信这一过程所带来的强大能量，无论你的思维有多么狂野。

正念有一些非常简单的原则就是强调尽量少做，而不是多做；尽量少想而不是多想；尽量顺其自然地让生命渐渐流动，而不是和自己思维不时产生的困难纠缠和较劲。

这里有一些让正念尽量变得简单的例子。现在，如果你能感觉到手里这本书的重量，那么你便处于正念状态；如果你走出了所在的这个房间，并感受到脚踩到地面的感觉，那么你也处于正念状态。所以，正念是很简单的。但是，困难之处在于，你需要去应对自己当前的习惯性思维模式。而无论你在这个星球上存在了多久，这种习惯性思维模式都在日渐增强，因此，自然而然地显示出巨大的能量。当你把这本书放下、出去走走时，你可以注意一下，在你彻底陷入思维、感觉、回忆、失望和欲望的海洋之前，这段时间会持续多久。

如果你发现正念有点枯燥，你有以下几种选择。

（1）缩短练习正念的时间。

（2）对你的枯燥情绪投入好奇感。

（3）释放掉枯燥的情绪，每次释放的同时，重新专注于此刻。

（4）将枯燥感当作生命体验的一个组成部分，并保持冥想状态——枯燥感很快会被驱散。

记住比较好

归根结底，无论你在进行正念时遇到多大的困难，无论你偶尔会感到多么困惑或枯燥，你内心深处会有一种强大而深刻的力量，告诉自己你不会为其所动。作为人类，意识或感知是一种很神秘的存在，它远远超出科学能够解释的范畴。在我们的生命长河里，感知或意识永远都会存在，它们是我们生之为人的本源所在，散发出无限的魅力，并引人探求。即便当你陷入黑暗的羁绊、晦涩的思维、惊恐的场景或情绪中时，你的意识仍然处于某种程度的觉醒状态，无论是内心深处还是外部表象，你的意识都在顺其自然地渐渐流淌和变化。